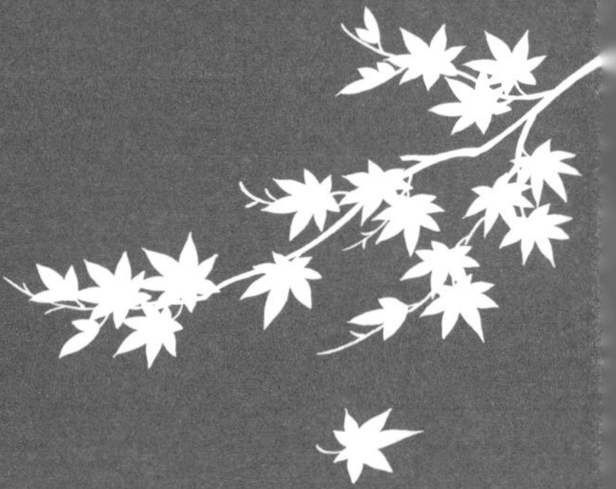

學會用情

當老莊遇見黃帝內經

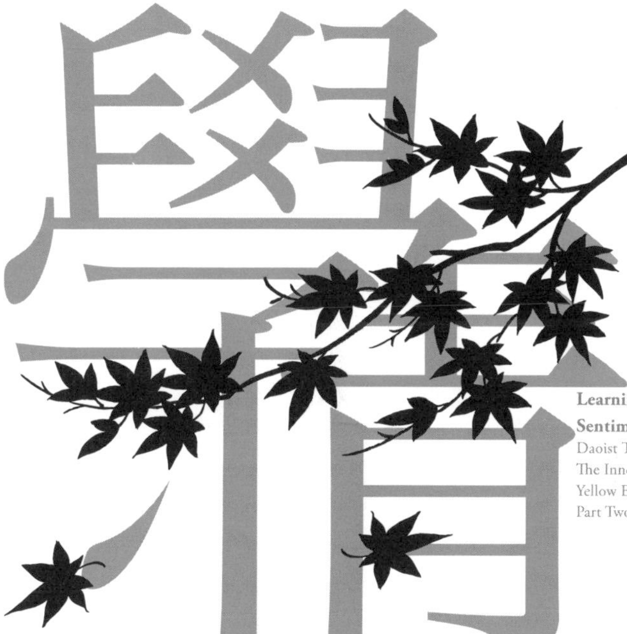

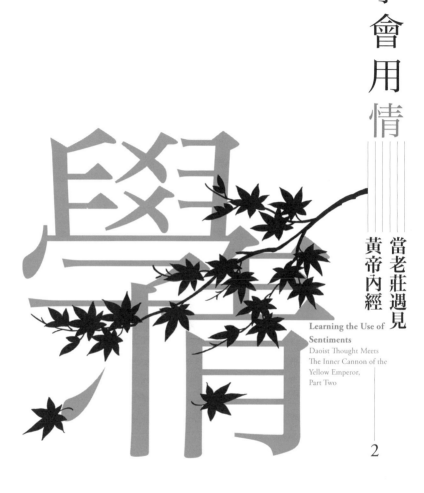

Learning the Use of Sentiments

Daoist Thought Meets The Inner Cannon of the Yellow Emperor, Part Two

2

蔡璧名

Biming Tsai

Learning the Use of Sentiments

Daoist Thought Meets
The Inner Cannon of the
Yellow Emperor,
Part Two

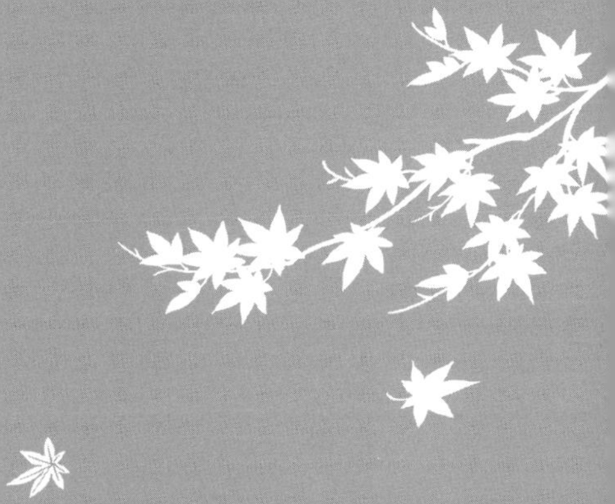

推薦序

不會迷路為花開

詩人・藝術家・有鹿文化社長／許悔之

收到出版社寄來《學會用情：當老莊遇見黃帝內經2》的書稿，我隨身帶著，開心閱讀。

為而不爭、不恃、不住、不有，就得自由自在——不論是老莊或者是佛家，都提醒我們，「執著」最苦！世間最難不執著者，情感、金錢、名聲、己身……，每個人程度不同；於其中，情感，最與每個人相涉。

蔡璧名教授在這幾年成為臺灣文化界的傳奇之一，是因為她曾遇疾厄，但透過「武、醫、道」合一之自體療癒，把老莊思想活潑的運用在生活實踐裏、生命知覺中，使得老莊不再是著述、理論、思想而已，而成為「道源」——源源活水澆灌心君，如土為水濕潤，可以掘井，可以生出花草樹木，生生不息，源源不絕。

心住身中，主宰一切，是為心君。我讀著《學會用情》的書稿，看到蔡璧名教授描繪的「情之為物」、「如何用情」，覺得學會用情，就會找到在「時間、空間、人間」裏面的自適之道。

這本書，用老莊之說，談面對「情山欲海」而如何「舉重若輕」，所以閱讀過後，覺得胸臆之中雲淡風輕，皓月當空。

忽而看到腳下，繁花隨風搖曳，弄花香滿衣，不會迷路為花開。

推薦序

談感情可不可以不失去自我本性

臨床心理師／洪仲清

最近看一部偶像劇，女主角跟男友談了幾年的感情，對未來有清楚的規劃。要存多少錢？為了省錢要怎麼約會、怎麼生活、怎麼工作？什麼時候買房、結婚、生子？一般要步入家庭的年輕男女要注意到的大小事，他們都詳盡地列出注意事項與時間表。

女主角一直配合著男友的規劃，直到女主角被提醒：這是不是她要的？這是她的計畫，還是男友的計畫，還是他們的計畫？

當女主角開始向內關注，覺察自己的情感與需要，才發現自己根本不知道自己要什麼？這時候兩人的關係，即便有幾年的感情基礎，也就開始起了波瀾！

「你今天愛上一個人，追求一段美好的愛情，可是你不會因此讓注意力一味向外奔逐，犧牲掉自己的心身。你永遠是自我生命的掌舵者，而心神，就是你規劃整個人生的主帥。」

老師提醒我們，「治心」的重要性，不僅僅有益於聖人治國，對於個人的安身立命也有扎穩馬步的效果。

偶像劇的劇情，我個人視為是很好的警世教材。各種欲望交織撞擊，一有挫折不如意，就是飲酒貪杯、徹夜縱情、拳腳相向……

當然，一齣能贏得眾人注目的收視率大戲，常要有各種誇張的人性表現，還有激烈互動的畫面。可是一個人如果真的像偶像劇裏這麼活，不但經營不好關係，更是容易失去自我根本。

「人理當保全生命最真實、永恆的根本，能看重、愛養一己的心神。」

這麼說吧，如果說「心神」這兩字太過抽象，我們先抓住「根本」的概念。什麼是一個人的根本？

就生理來說，就是身體健康，我們注意到生理的需要，適當地滿足照顧，便是養生。關於這個部分，老師的這本著作裏面，教導我們很多。

在心理上的層次，我們關心我們在安全、愛與歸屬、自尊、自我實現方面的需要，並且有節制地滿足，可以說是養心。心理健康，壓力賀爾蒙的分泌也能適量，不至於導致生理損害。

一個人身心健康，做事比較容易專心。回頭注意自己的「需要」而非「想要」，也就能把握操之在己的部分，精力不會虛耗在難以改變的人事物。

如此，觀照注意力之所向，專注在能養護我們的根本，以及操之在己的部分，或許就是持守我們的「心神」。

「……愛情如果一定要愛得你死我活、愛得千瘡百孔、愛得形銷骨毀的話，那還不如各自在江湖裏自由自在地悠游，彷彿忘了對方。……這個『忘』真正的意涵是不執著，因為不執著，所以兩個人在愛情中還是能夠珍愛自己的心神，讓彼此生命中的空氣、陽光與自由非常充足，而不會動輒得咎，隨便就容易踩到對方的地雷，或面對不定時炸彈引爆的狀態。」

然後帶著立身安穩的姿態，進入關係，愛人沒忘記愛自己，不失去自我本性。如此，能好聚，也能好散，既能愛得輕鬆，離開彼此也能因祝福而灑脫。

這本書，從身、心、自我、關係，漸次延展開來，脈絡清晰。然後再從關係一路回溯，滋養自己的根本，讓身心狀態更趨向圓滿。

這種論述方式我是第一次看到，相當喜歡，也學習很多。也期待各位讀者朋友跟我一起向老師學習，然後從大師經典中汲取智慧。

推薦序

不只柔情似水，更要浩瀚如海洋

作家．廣播主持．企管顧問／吳若權

她在大學教書，春風化雨；她寫老莊哲理，浩瀚如海。她為人處事，柔情似水；她應對生命，穩重端莊。

她，是蔡璧名老師。我在書裏讀她，學問淵博精深；我在電臺走道看她，身態輕盈似仙；我在廣播節目訪她，內容厚實如山。

一場生命的病痛，喚醒她內在的靈魂。在知識上，結合中醫與老莊；在情感上，融合自我與眾生。既醫病，也療心。

她，獨自帶領自己，往康復的路上，千山萬水而行。她，心繫多情人間，以文字、演講、影音，提供眾生一條自我救贖的線索，引導所有渴望解脫的心，在當下就能脫困。

繼《醫道同源：當老莊遇見黃帝內經》之後，她再出版新書《學會用情：當老莊遇見黃帝內經2》，表面上是聚焦於世間最常受困的「情愛」主題，提供精闢獨到的見解，其實真正剖析的是現代人因為「情緒」而傷及「肉身」的原理，並且提供身心靈的處方，而且是任何人都能在日常生活中實踐的具體方法。

數十年來，西方靈性思想風潮中提到的觀念「萬病皆從情緒起」，其實在蔡璧名老師所融會貫通的老莊思想與《黃帝內經》裏，華人先哲的古老智慧早已提供更有邏輯的分析與解答。

《學會用情》所娓娓道來的，是對情感之所以惱人的同理。以深度的攝受，取代膚淺的悲憫，卻不因為委婉討好而拐彎抹角，總要一語道中地讓執迷不悟的人瞬間清醒，猶如針灸在正確的穴位，打通淤塞、化解執念。例如，我在閱讀這本書，隨手筆記中寫下的註記：

- 一旦你有無窮的欲望；就有無窮的患得患失。
- 把你所愛的花緊緊壓在胸前；它就凋謝了。
- 愛一個人愛到「走心」；把心都放在對方身上，其實就是魂不守舍，失去自身該有的喜悅與充實。

・哭鬧，表示你失去心的平和，你就是輸了！

用我從書中筆記下來短短幾個字所表述的觀念，對應你在別人臉書、IG看到的紅塵浮世，若心緒有些起伏，句句都是暮鼓晨鐘。

在我的觀察裏，現代人愈是強調要做自己，就反而更迷失自我。很顯而易見的原因是，現代人心裏想的、口中說的「自己」，往往都是和「別人」比較出來的。於是看起來好像很在乎「自己」，其實真正在意的是「別人」。矛盾的是，既然在意「別人」，卻又不肯無條件為「別人」付出，來來回回之間充滿算計，就很容易變成「自私」，於是離快樂愈來愈遠，想得到真愛卻愈來愈難。

即使用盡力氣付出，當對方所回饋的未如預期，就會因為落空，感到特別失望。這是因為你把焦點都放在對方身上，而不回頭來安頓自己的身心。在我所輔導的很多個案中，尤其是女性，常因此而生病。一段戀愛，換來一場大病。身體痊癒了，心傷卻難平。而男性為愛抑鬱、甚或轉為對自己或別人的憤怒暴力，也不乏所聞。

更有糾結者，一生都陷在情緒所引發的身體困境中，從以前到處找浪漫的地方約會，淪落到四處問名醫求診。

拚了命去愛，轟轟烈烈，往往玉石俱焚；而含蓄內斂，只求細水長流，也未必全身而退。這是愛情的弔詭，卻是人生的常態。老莊思想的「認命」，並非消極地委曲求全，而是更積極地接納隨順。

順什麼呢？順其自然。不順則逆，違反自然，顛倒黑白，身心就會出問題。

一樣米，養百樣人；我一樣真心待人，不同的人將以不同的回應待我。無法強求，否則就是控制欲作祟了。想控制一段關係，如自己預期的天長地久，或是不要它繼續時，偏偏對方就是賴著不走……，這些都是欲望，也就是心理痛苦與身體疾病的根源。

幸好，除了精闢的分析，《學會用情》書中提供更多的觀點，是解方。例如，我筆記的另一頁面所載：

- 對世界失望時，把注意力收回來，放在自己身上。
- 侍奉自己的心，就像效忠君王。
- 珍惜，是你能夠最長久保有的唯一辦法。
- 感謝，是最容易原諒對方的方式。

· 維持內心平和，是最值得培養的才華。
· 聖人不積。不要囤積任何名利，才能保有虛空的心靈。
· 當你走心了，讓心回家就好。
· 要有海的器量，保有人的體諒。

印度靈性大師奧修特別強調的「靜心」，其實多少是受到老莊思想的影響。莊子講的「神凝」，其實就是這個意思。你要時時刻刻關照自己的心，不要讓它走失了。一旦發現自己的心迷失在名利、情感、欲望中，就要把它帶領回來。最簡單的方法就是呼吸、吐納，既是調節自己的五臟六腑，不被情緒帶離它該有的節奏，也是與天地宇宙共振，和「自己」、也和「自然」合一！

然後，「自己」就是「自然」，「自然」就是「自己」。

愛到深處，情濃似酒；君子之交，卻淡如水。如果每一段感情到最後，戀人都將是朋友。我們最該學習的，並非只是如何去愛；而是在愛之前，先學會自處。

或許，你跟我一樣，從未奢望，愛過之後還要做朋友，寧願一個人獨自享受寂寞，也不缺這個背離情義的人做朋友，但至少在陌路之後，讓自己無憾、無執、無傷吧。

讀到這裏，我深信你已經開始迫不急待地想閱讀蔡璧名老師的新書《學會用情》，我很榮幸可以提早一覽全貌，在心靈深處獲得洗滌與療癒，同時因為多次在電臺近身訪問，而更加印證書中所言。她所身體力行的，是讓自己回到「嬰兒」的修練，反本全真，身心如鏡，照見自己。我，還在學習精進中。你，也可以試著做到。

自序

開始，學會愛情

如何在濃如酒的愛裏，
保有淡如水的心。
如果不夠愛才會傷心才會嫉妒，
那可不可以學會擁有更多的愛。

想把我太晚起步的開始，獻給還在路上的你。
其實我們真的不是在跟這個帥或不帥、美或不美（富或不富、才或不才）的人相愛，而是一次又一次，不斷跟對方的靈魂對話、碰撞。

所以相刃相靡，淚淌成河。

所以空山靈雨，水流花開。

夠小的時候，世界如此美善，愛情如此璀璨，友誼如此溫暖，是每個小小心靈都可能錯認過的美好世界。只可惜，人間好物不堅牢，彩雲易散琉璃碎。

這世上能遇真愛的愛情嗎？

在跟自覺最心愛的女子下棋下到滿盤皆輸時，他，可不可以不要變臉？——以為深愛彼此的兩個人，為何讓不滿、煩躁、憤怒不斷鏽蝕彼此的愛情，一次又一次讓淚水醃漬難以回春的千瘡百孔的心。

見她佇立聚光燈下、晚會主持臺上輕柔而談時，他，是不是可以不要怒氣衝天地站在黑暗中等待散場，聲明所有權似地抓疼她的手急急撤離災難現場——究竟為什麼？為什麼同行女子生命中的每一幕風光都會成為他心頭的一道陰影，像是世界的一場災難？

這世上真有患難彌堅的友情嗎？

可不可以不要對職場遇難、遭謗的好姊妹說：妳不覺得妳得到的掌聲太多、光芒太過了嗎？

七歲、十七歲、二十歲、三十歲、四十歲還是五十歲過去，就這麼一次又一次自問，一次又一次確認：我，真只是他或她沿途偶遇，可以入眼成歡、守望相助的風景？還是真真切切，是一個有著體溫流著血液具有獨一無二珍貴靈魂，可以用心守護、熱情關懷和徹底擁抱的人？

沒有?!韶光漸漸，長路漫漫。是世界太累還是感情太傷，是沒有遇見還是人間沒有，你因此在偕行中倍感孤獨，或有意無意更純粹自由地選擇獨立蒼茫。

是的，許只有獨立蒼茫，依然能望見無限，想像無限。

在你我的一生當中，都有可能出現讓你感覺非常重要、至為重要、無比重要，重要到教你目不轉睛地在意的人。如果妳的他的她正好是妳，他的妳的他也正好是他。那你們，真是非常幸福的。可憐人間，辛苦遭逢，而多不是。

終於是誰從海角天涯向你走來，彷彿亙古長夜的星子就此重疊彼此的光錐。「謝謝你啊！」無數次在望向天際的閃動淚光中，你也對兩葉浮萍、難得並世的他說。像回音。

理想的情愛，究竟是只能等待遇見從天而降的神物，還是可以自行產出的能量，或是可以與他（或她）協力製造的兩相贈予？——這本書信將給你精準詳實而教你不會錯認、不再失望的解答。

如果不夠愛才會傷心才會嫉妒，那可不可以學會擁有更多的愛？

究竟如何在濃如酒的愛裡，保有淡如水的心？

舉世沸沸，倡議多元愛情，多元成家。在多元迥異的情愛樣貌裡，需要陶養、可以錘鍊的，均是深情厚愛所由來的心。

我希望今生你能，望見最美好的風景，賞過可愛走獸、棲憩飛禽、參天大樹、開謝繁花。願你喝遍天下甘泉、好茶，嘗盡天下佳肴、甘味，飽覽巷弄書肆裏、落地書櫃間，你饒富興味的每一本書、每齣電影，還有清醒時刻繞梁盡是你最愛的天籟鳥鳴、人間樂音。

更希望在有限的今生，你能遇見無數良善美好的人，深愛你的爹娘、家人、朋友、男人、女人……。衷心祝願你們之間，多愛、少累、無恨、無傷。

今日明日，不管我是你情愛世界裏的醇酒或澹茶、全部或幾分。照之於天，偶開天眼，我都不容許自己的心身樣態，淪為宮鬥戲裏的可憐女子。這世上只有我要定的心（自我能「用心若鏡」的心），沒有我要定的人（無論朋友、情人……你的去來都是自由的，而我的心也是）。

希望你只偶爾惦我或回頭望我，更多時刻邁步前行，走到你今生最想到達之境。

即便已是一生一世，深知在彼此各自永恆的生命裏，仍不過是場短暫相逢。因此不求永遠，感謝擦肩而過裏的每一瞬間，一瞥驚鴻。

海角天涯，願我從此能是你不分逍遙安適、窘迫困蹇，一旦相憶，嘴角便能揚起的一抹微笑。朝暮日月，走向情深似海，愛厚如洋。沒法再遇見更愛的了，經典提供了如許角色，供我用一生去追。

我漸漸分不清經典是身，我是逐身之影；還是經典一直是長夜之月，我在夜夜的隨行裏卸下、忘卻昨日沉沉之身，只幻化成一片月光的輕靈。

這是筆者與《老》、《莊》、《黃帝內經》相遇相知肝膽相照三十年，李耳爺爺、莊周哥哥、黃帝岐伯君臣合力贈予璧名的錦囊。他們，親愛的他們曾經幫助笨拙如我，一步一步學會用情。而今解開錦囊，透過這本小書，請容我一字一句，說予你聽。

二〇一九年十月十三日十六時十六分於孺慕堂

目錄

情

想怎麼愛？
情愛如能經典，
無憾無執無傷

「無憾」，我們都希望在情感世界裏，不要有遺憾，但要怎麼做才能不留下遺憾呢？就我個人而言，如果已經盡心盡力，就沒有遺憾了。根據飛機失事後流出的記錄，很多人在臨死前吶喊：「怎麼辦？我還沒有告訴他，我是多麼地愛他。」沒有說、來不及說，這就是愛卻沒有即時、當下沒能盡心盡力所留下的遺憾。

那怎麼樣才能「無執」呢？我們為什麼需要哲學？為什麼要讀《老》、《莊》？就是希望遇到事情時，可以不那麼固執、不那麼執著。不管是設身處地為對方著想，甚至於要與他人有一體感，這些都是要學習的。既然可以學習，就表示一定有可供依循操作的方法。最後我們問，如何「無傷」？有時候我們會形容一個人「正在情傷」。當你我這樣說的時候，大概都以為那個傷就只是「心神之傷」。有傷，就需要療傷，可是如果你繼續談戀愛，舊傷未癒、新傷又起，傷痕累累，怎麼來得及治療呢？所以，如何在未來的感情裏「無傷」，同時又能治癒舊的傷口？就是本書想要帶給大家的內容！

你說：「這講得太嚴重了吧，愛情是一個讓人非常歡愉的體驗，哪來的傷呢？」首先就透過第一個單元「當思念成疾」讓各位明白：情傷到底能有多傷？你今天的情緒、心神、你心中所有受傷的感覺，也許別人早忘了、不在意了，也許有一天連你自己都覺得已經能放下了，但其實有一個朋友會永遠幫你記住——那就是你的身體。身體會記憶心神的傷，心情的傷會在身體留下痕跡。如果你感到懷疑：「是這樣嗎？我的身體記住了什麼傷？」我們現在就來驗傷，看看當年的那些情傷、神傷在你身上留下了哪些尚未褪去的疤痕？

第一講

「不欲」與「無情」：如何做到欲而無咎、愛而無傷

凡是人都有欲、有情不是嗎？不欲與無情，聽起來好像不太符合人性？其實我們要強調的重點在於：如何做到「欲而無咎」？不要因為有什麼欲望而導致災難；如何能夠「愛而無傷」？我們一樣能勇敢去愛，可是不會受傷。「情」是身為一個人非常原始的本能，我們有欲望、有情感，就像肚子餓了想吃飯，是很自然的事，應該沒有人覺得吃飯是一種罪惡吧？而有情和有欲一樣，是極為自然的。可是就像你想吃東西，卻不希望吃壞肚子一樣，如何在滿足這些情感欲望的同時，不會受傷？

當思念成疾

臺灣歌手潘越雲唱過一首歌〈相思已是不曾閒〉，很美的歌名，意思是我每一分鐘都閒不下來，因為都在想你。你聽到有人思念成這個樣子，會覺得他需要趕快去看醫生嗎？目前可能不會，可是看完這個單元後，你就會這麼想了。

在準備這課程的過程中，我越來越覺得把道家和醫家一起講，真是有意思。在這個價值多元的時代，大家很容易會想：「幹嘛要聽老掉牙的經典啊？就因為《四書》、聖人講那麼多話，有那麼多教條，害我們準備考試念得死去活來、言行還被牢牢規範。如今時代早就不一樣了，我們為甚麼還要聽他們的呢？」可是醫家經典讀來就不一樣，醫家思想從不同的角度告訴我們什麼是好的，什麼是不合適做的。如果今天我說：「各位這麼做，會影響身體健康喔！」相信這樣的內容，大家就會比較樂於接受。所以，第一講的第一個小單元要講的是：「當思念成疾」，當你太過想念他、太過想要他，可能就會變成一種病。

《黃帝內經素問．痿論》說：

帝曰：何以得之。岐伯曰：肺者藏之長也，為心之蓋也；有所失亡，所求不得，則發肺鳴，鳴則肺熱葉焦，故曰：五藏因肺熱葉焦，發為痿躄，此之謂也。悲哀太甚，則胞絡絕，胞絡絕，則陽氣內動，發則心下崩數溲血也。故《本病》曰：大經空虛，發為肌痺，傳為脈痿。思想無窮，所願不得，意淫於外，入房太甚，宗筋弛縱，發為筋痿，及為白淫。故《下經》曰：筋痿者，生於肝使內也。有漸於濕，以水為事，若有所留，居處相濕，肌肉濡漬，痺而不仁，發為肉痿。故《下經》曰：肉痿者，得之濕地也。有所遠行勞倦，逢大熱而渴，渴則陽氣內伐，內伐則熱舍於腎，腎者，水藏也，今水不勝火，則骨枯而髓虛，故足不任身，發為骨痿。故《下經》曰，骨痿者，生於大熱也。帝曰：何以別之。岐伯曰：肺熱者，色白而毛敗；心熱者，色赤而絡脈溢，肝熱者，色蒼而爪枯；脾熱者，色黃而肉蠕動；腎熱者，色黑而齒槁。

沒有學習過傳統醫學的朋友，讀這段可能會有點吃力，不太明白它在說什麼。雖然本系列不是中醫專書，但透過講解《黃帝內經》這一段對某個症狀的描述，相信各位對中醫大概就能有點概念了。

我們常說傳統醫學治病絕對不是頭痛醫頭、腳痛醫腳，而是有一個「辨證」的過程。比方說：你聽到一個人咳嗽，要治療這症狀，首先要透過詢問他是否害怕風寒？是否怕熱？咳嗽時喉嚨是否會癢？咳嗽聲是從喉嚨還是胸口發出？等等問題，透過望、聞、問、切或者再加上腹診（人體腹部、肚子的觸診）的資料蒐集，來判斷是哪一條經絡導致的咳嗽。這就是「辨證」。那麼今天這段《黃帝內經》的文字要講的是一個叫做「痿」（ㄨㄟˇ）的症狀，並透過辨證來探究是哪個臟腑出了問題。「痿」症，顧名思義，就是痿縮之義。我們說一個人身體的某個部分痿縮了，表示他失去了某種能力、機能。如果是草字頭的「萎」，意思是草木枯死，從草木枯死，再看到這個病字旁的「痿」，大概就可以感受到它的意思。就是一個人身體的肌肉痿縮無力、不能隨意活動了。這症狀常常出現在下肢，稱之為「痿躄」，「躄」字下面是足字旁，表示這種痿證是發生在下肢的。

各位可能以為自己離「手腳無力」這樣的病症還很遠吧？但，真的很遠嗎？你坐在椅子上時，看看自己的腳底板是好好地平放、貼在地板上的嗎？我在臺大的課堂上，一個班級裏只有不到三分之一的同學腳底板是貼在地上的。許多同學貼不到一堂課，便覺得累，又想縮起腳來，其實這表示你的身體、手腳已經慢慢失去該有的強健。各位，我們到底是怎麼樣走到這一步的？

現在就透過《黃帝內經》對「痿證」的論述來談談，為什麼會手腳無力到這個地步？〈痿論〉裏把「痿證」分成好幾個類型。首先，黃帝問了，「帝曰：何以得之。」「痿證」是怎麼來的呀?!岐伯就告訴他，第一個症狀是因為肺熱導致的。「岐伯曰：肺者藏之長也，為心之蓋也；有所失亡，所求不得，則發肺鳴，鳴則肺熱葉焦，故曰：五藏因肺熱葉焦，發為痿躄，此之謂也。」一個人呼吸天地清和之氣，是從肺進來，「肺者藏之長」，所謂「藏之長」，是因為肺的位置很高，我們由鼻子吸氣，經過支氣管到了肺，肺吸入的氧氣會發配到榮養臟腑的榮分、護衛體表的衛分，並行氣於諸臟腑。這麼重要的臟腑一旦出了問題，比方過熱，精氣就無法輸布全身，也就會影響其他心、肝、脾、腎等臟腑跟著乾涸，那麼身體經絡需要的津液就不夠了，這個時候，下肢就會發生「痿」，肌肉痿縮無力、不能夠隨意舉動的症狀。

既然知道有一種因為肺熱導致的痿病，當然就要抓出元凶。追溯這個症狀的起因是什麼？岐伯說，是在心情上「有所失亡，所求不得」。在情愛的世界裏，患得患失、要求得不到滿足是常常會有的，不管是在告白之前、交往之中，或者分手之後。

當一個人「有所失亡，所求不得」，就會覺得既焦急又懊惱、很是煩燥。你瞧瞧「焦急」這兩個字，「焦」下面四個點，不是一把火嗎？再看「煩」這個字，左側又是一把火。所以，《黃帝內經》告訴我們，當你「有所失亡，所求不得」的時候，你的肺氣就鬱結、肺就上火了，為了那些「所求不得」，就有了肺熱。肺在傳統醫學裏被稱為「嬌臟」，我們會形容一個需要小心呵護、細心對待的人嬌生慣養，而肺這個「嬌臟」正是個嬌生慣養的臟腑，因為它既怕熱、又怕冷，不能夠太濕、也不喜歡太乾，很難伺候！所以一旦肺氣遭逢熱邪，有了肺熱，「則發肺鳴，鳴則肺熱葉焦」，什麼叫「肺鳴」呢？就是喘息有聲。正常時候我們呼吸是聽不到聲音的，當你忽然聽到自己的呼吸聲，那就是你的肺在發警報說：「注意，我已經太熱了喔，肺熱葉焦了」。

所以各位以後如果向某個心儀的對象告白，在等待對方回應的時候就要特別注意，自己的腳底是不是比較不能著地？四肢是否還和過去一樣有力？——我們身體的狀態常常就像溫水煮青蛙，往往是在不知不覺當中慢慢衰退的。為什麼會不知不覺呢？當你的注意力都在外面，便只注意到愛情順不順遂，而沒有注意到自己的心靈、身體順不順遂。

〈痿論〉的第二段講，「悲哀太甚，則胞絡絕，胞絡絕，則陽氣內動，發則心下崩數溲血也。故《本病》曰：大經空虛，發為肌痺，傳為脈痿。」我們剛剛講到肺熱，接著第二個痿證是心氣熱導致的。而造成心氣熱的元凶又是另一個情緒的原因：「悲哀太甚」。各位，能夠讓你覺得「悲哀太甚」，通常是源於情感、課業、事業、還是身體面向？抑或是一早醒來就心情不好呢？過去我在臺大課堂上問學生，答案是情感面向的占多數，不管是親情、友情、愛情。所以情感必須好好安頓，真的不能不重視情欲的問題。當你失戀痛哭的時候，不要只想到「人不癡情枉少年」，覺得就要這樣大哭一場才快意。當你悲哀太甚的時候，也要馬上想到氣機鬱結，接著就要心氣熱了。心氣會熱到什麼地步？「悲哀太甚，則胞絡絕。」你的心胞絡是包住、護衛著心臟，當你悲哀太甚，當你心這麼亂、這麼痛，護衛著心臟的心胞絡的氣就不通，因為氣急迫而胞絡傷，然後整個氣機都阻塞了。「則陽氣內動」，我們的陽氣本來應該輸布在體表、護衛體外，現在心胞絡裏面的氣塞車了、紊亂了，陽氣就妄動了。妄動之後就可能導致「心下崩」。

有時候聽人家說：「哎呀，他感冒的症狀是流鼻血，我沒有流鼻血，所以不是被他傳染的。」但在傳統中醫的認識裏不是這樣。當你受了風寒，在體內鬱積成熱，這一把火到底會造成什麼地方出血，就要看你身體哪一部分最弱。牙齒本來就弱的人，體內有火時就可能牙齦浮腫、牙齦出血，而眼睛較弱的人就結膜充血、眼布血絲，鼻子弱的人就流鼻血，有些人會有肛門出血的狀況。這就是體內的火要找一個出口。而有心火的時候，心火常常是往下流竄的，變成尿血，也就是所謂的「數溲血」。一旦有尿血的症狀，身體下部的穴脈一定是空虛的，就像女生月經來的時候會比較累，一樣的道理。所以「大經空虛，發為肌痺」，經脈的氣血空虛，脈失濡養所以就四肢「痺」，不太能動、不太靈活，甚至四肢就好像被折斷了一樣，難以舉動。「傳為脈痿」，腳脛骨很軟弱，不太能好好站立，這是所有的痿證共同會有的現象。所以說「思念成疾」，當我們講情傷、心傷，你本來以為只是感情上受傷，心情不好個一陣子就沒事了，船過水無痕。但現在念完這兩小節，相信各位已經知道了，身體會幫你牢牢記住所有心情上劃過的漣漪與掀起過的波瀾。

你可能會說：「我搞迷糊了，兩個症狀都是四肢無力，都是以腳為主，那我怎麼知道到底是肺熱還是心胞絡絕、心氣熱呢？」在這段引文的最後一小段「帝曰：何以別之。岐伯曰：肺熱者，色白而毛敗」。現在年輕人追求白皙，許多東方人都以此為心目中美的標準，常說「一白遮三醜」。我有時夜裏去醉月湖打拳，因為打的時間比較長，回到家照鏡子發現，「哇，整張臉白淨了好多！」隔天早上起來，可能睡覺時忘了關落地窗，有一點著涼，整個人看起來又泛點黃而不那麼白淨光亮了。然而白不全然是好的，一個人肺不好，就會顯得非常蒼白。肺不好的白是沒有光澤的，也缺少白裏透紅的那一點紅潤。接著「毛敗」，頭髮會容易乾裂分叉。舉個例子，乍暖還寒時候是很多人犯咳嗽的季節，不管是風、是寒或者是暑，我們要治「外感」常會用一些辛溫發散的藥，像是麻黃或桂枝。這種藥吃多了毛髮就會比較乾燥，所以設想周全的中醫師會在病人服完外感藥之後，以六味地黃湯做為癒後的調養，服完一劑你會發現頭髮又重回潤澤了。這非常有意思，可見我們的身體會因為當時的體況乃至服藥的影響而不斷變化。所以，雖然為了治病，讓毛髮變得乾了一點，就再設法把它調回來，中醫就是不斷地以「中和」為標的，讓身體維持在最好的狀態。

如果說一個人的「痿躄」是因為肺熱導致的，那他的臉就會特別白，頭髮會有點乾枯；那如果是心氣熱、胞絡絕導致的呢？這個人看起來就是「心熱者，色赤而絡脈溢」，臉色會很紅，所以臉紅不一定是好的，要看是病態的紅還是健康的紅。如果是初學中醫，光靠望診可能看不出來，但透過把脈就可以很清楚。什麼叫「絡脈溢」？我碩班時的一位同學，她臉上、身上那些非常細小的微血管比一般人還明顯許多，全都能看得很清楚，這就是絡脈漲見、孫絡浮現，一種心火旺盛會有的身體現象，透過望診就可以判斷。

傳統醫學很重視「身體感」，就是身體的感覺，很多問診和辨證都是依據身體感。如果你沒學過，通常不知道要去注意身體的哪些感受，所以即使那個現象存在，也往往被你忽略了、沒有被察覺。如果曾經學過基礎的把脈，便會知道：「喔，原來飯前飯後，我的右關脈差那麼多。」但沒學過的人，或者你沒有時常給自己把脈，就不會知道不同時間的脈象差異有多大。或者，你們平常會不會注意自己眼睛是濕潤還是乾燥的呢？通常一般人都是乾到不行了才會覺察，然後去看醫生就被告知：「你得了乾眼症，要點人工淚液。」可是像我學傳統醫學，就會留意到今天眼睛不像平常濕潤，手也較平時乾些這些身體的小細節。所以一樣是手腳發軟，到底是哪個臟腑導致的？當然就可以透過把脈來判斷。

在《醫道同源》書中教把脈時，我們講過右關，現在來談右寸。請各位雙手掌心朝上，把右手腕放在左手掌心上，右手放鬆交給左手托住，接著用左手的中指先摸到右手腕側邊微微凸起的骨頭、橈骨莖突上，然後稍微往內側滑。現在左手食指、中指、無名指並排摸著右手的脈，食指的位置就是右寸的部位。輕輕摸著你的右寸，在皮部脈的位置，如果感覺到跳動，可能是昨晚熬夜，或者是有「外感」了。

如果沒有熬夜，大家可以再進一步做個判斷。穿長袖的人要先把袖子捲起來露出前手臂到手肘這一段。用另一手的手指摸摸前手臂靠近肘窩、快要到和肘窩交界的地方，感覺這裏的溫度和正常體溫比是偏熱？一樣？還是偏涼？健康的人應該是偏涼的。如果摸到自己不是涼的不要太驚訝，生活在這時代，到處都是裝設空調的密閉空間，又免不了經常出入群眾聚集的場所，我們身上要完全沒有外感其實很不容易。除非有很好的、能夠讓你「徹汗」、徹底發汗的運動習慣，不然絲毫沒有外感的人是非常少的。很多跟我學中醫的學生說：「老師，我們認識妳以前，自己感冒了都不知道。常常只覺得整個人昏昏的，好像有東西籠罩在腦袋外面。自從認識了妳，學會辨證了，才知道原來是感冒。」剛剛講的這個測試方法，是老中醫下處方時判斷要不要加石膏的關鍵，而石膏的主要作用就是退熱。現在教的這方法非常珍貴，全臺灣恐怕沒幾位中醫師知道，花大錢也不一定學得到。

所以，如果右寸一搭上去就可以感覺到脈的跳動，表示你的皮毛、你的肺、呼吸道是有火的，也就是肺熱。那麼當一個人有熱象的時候，脈跳動的速度是怎麼樣呢？「一呼一吸，合為一息」（清・吳謙等編：《御纂醫宗金鑑・四診心法要訣》），正常脈的跳動就是一個呼吸當中大概跳四到五次，如果常常練習、熟悉把脈，自然容易掌握所謂脈的正常跳動。從速度上來看，比正常跳動來得快的就是熱象，其中有一種熱是很有重量的，感覺那脈是「洞！洞！洞！洞！」很有力，比方說吃個麻辣鍋，隔天就可以體會一下上火的感覺，或是嗑了很多開心果、黑豆酥，一吃百顆自然也容易上火，這些是實火。但如果脈跳動很快、但很虛弱，那就是虛火。所以透過右寸，我們就可以掌握一個人是不是有肺火，導致肺痿熱。

那怎麼知道有沒有心火呢？一樣可以透過把脈來確認。之前講過右關、剛剛講了右寸，現在要把的是左寸的部位。完全一樣的方法，用右手托著左手，接著右手的中指摸著左手拇指外側下方凸出來的骨頭、橈骨莖突，稍微往內滑，現在中指上方的位置是留給食指的，下方是無名指，三個手指按的點依序分別就是「寸、關、尺」。在左寸的位置，如果輕輕摸著就已經可以感覺到跳動的人，你可能會覺得今天比平常煩或焦急，這可能不是你的修養不好，而是體內的心火影響了情緒。所以說失常的狀態會出現失常的脈相，而失常是有程度之分的，比較輕微的，叫做「氣在亂」，稍微嚴重一點的，就叫做「病」。可是我們通常都是等到已經演變至非常嚴重的程度，比如尿血了，才會驚覺「我怎麼尿血了，好可怕。」才趕緊去找醫生。一旦你學會了把脈，每天醒來第一件事，就可以把自己的脈，留意自己的身體狀態。最理想的把脈時間就是剛醒來的時候，因為可以得到最準確的脈象。這世界上沒有任何中醫師可以如此服務到家，就算你嫁或娶了一位中醫師，萬一兩人吵架，對方也可能不理你，所以自己學會把脈是最妥當的。以後每天醒來，賴床的時間除了作穴道導引的好睡操以外，還可以透過把脈了解一下自己的身體。如果發現有點心火，可以在菜餚裏面放點豆豉，豆豉排骨的那個豆豉，就是一味可以退心火的藥。在傳統醫學的療法，退火必須精準地按經絡去退，不是隨隨便便抓幾味退火藥去退全身上下的火，否則該退不退、不該退多退，那就失去傳統醫家的本色了。

所以不論是第一段的「有所失亡，所求不得」或是第二段提的「悲哀太甚」，重點在於，所有的負面情緒都會讓人生病，至於哪裏會生病？就看這個人什麼地方最虛弱，病邪就會往那裏去，而透過把脈我們就可以辨證。所以真的不能小看「當思念成疾」這個議題。感情的事往往很容易讓人亂心，亂到盡頭可能引發尿血、四肢無力、手腳不靈活，足以影響身體健康到這麼嚴重的地步。那麼當你知道不斷窮索、一直傷心的盡頭是什麼，就會好好思考，是否要放任自己一步步走向這樣的下場？

回到《黃帝內經》文本繼續往下看，第三種痿證的病因更迫切了。「思想無窮，所願不得」，我每次讀優美的《詩經》：「關關雎鳩，在河之洲。窈窕淑女，君子好逑」（《國風・周南・關雎》），這樣的愛情，各位是不是覺得很有美感？可是《黃帝內經》接下來就告訴大家這位君子可能會生什麼病。因為〈關雎〉後面講到「求之不得，寤寐思服。悠哉悠哉，輾轉反側」，我多麼想念她、好想追求她，可是不知道怎麼樣得到她，於是醒著、睡著都想念著她，這讓我連晚上睡覺都翻來覆去睡不好。這不就是「思想無窮，所願不得」嗎？下一句說「意淫於外」，有時候你可能想得更多，不只想見這個人、不只不時想牽他的手，甚至可能還幻想和他發生什麼關係。你說：「只是想也不行？」當然不行。我們練功的人，如果體力上已經累了，是可以透過冥打來練功的。也就是可以坐著把眼睛閉起來，想像自己在打太極拳，也可以有一定程度的功效。既然可以如此正面陶養，負面危害亦然。如果有人跟你說：他跟感情對象發生了最親密的關係，一天五次。那你知道這個人大概很快頭髮就會掉光。我們都知道不能過勞，可是不只是行動上會過勞，想法上過勞的下場更慘。為什麼呢？因為行動就和吃飯一樣，再會吃的人吃飽就不再餓了，可是如果你想像自己在吃飯，吃一千碗也不會飽。就這樣持續想像，其實你的精神、心力也是一直虛耗、虧損的。

「入房太甚」，房事不加節制。其實「思想無窮，所願不得，意淫於外」導致的身體傷害和「入房太甚」是一樣的。我記得大學社團的一位男同學，他私生活行為不太檢點，很喜歡交女朋友，很執迷人數和次數。後來我大四再見到這個人，他頭上的毛髮已經禿過半了。因為一旦太過操勞，不管是念想裏的操勞或是活動上的操勞，都會變得津液不足。津液缺乏會讓頭皮變硬，那就容易掉頭髮。

「宗筋弛縱」，「宗筋」是太陽神經叢，在生殖器附近，中醫叫做「宗筋」，「弛縱」就是無力。「發為筋痿」，這個症狀稱為「筋痿」，又稱為「肝痿」，因為我們的筋和肝臟最密切相關。剛剛講「思想無窮，所願不得，意淫於外」，各位不要以為有這種情況的人外表看起來一定很好色，有些人看起來反而很正人君子，因為他一切只敢在意念中進行，很壓抑，不敢讓別人知道。中國傳統醫學認為，肝臟像樹一樣喜歡通達、喜歡伸展，一旦你有這麼多想像而不敢講、不敢做，就會讓肝氣不通暢，所謂「肝氣鬱結」。鬱結不通當然就會有肝火，肝氣過熱便導致肝陰虧損，起因有可能是由情緒導致的過度壓抑。另一個原因是在房事上太過操勞，或者喜歡在晚上激烈運動。晚上十一點到一點的子時，是足少陰腎經最需要休憩的時候，千萬不要在這時候趕夜路或過度勞動，不然就會有類似房勞過度的狀況，對身體非常不好。第三個原因是過度耗損腎精，腎精是當人有生殖能力以後，身體會有的相關物質，在男生來講就是精液，在女生來講就是天癸，也就是月事的經血。以上三個原因會傷肝，從醫家的觀點，腎是水臟，而肝要造血、需要很充沛的血。當這兩個臟腑營養缺乏、津液不夠了，當然就會發熱。肝與筋是互相表裏、是一體的，關係非常密切，所以當肝氣太熱的時候，筋就會失去滋養，關節與關節之間的潤滑液就會減少，於是「發為筋痿」，筋就容易無力。這絕對不是醫書上的恐嚇或詛咒，而是從東方的身體觀去了解，人的心情和行為會對身體造成的真實影響。

「筋痿者，生於肝使內也」，「筋痿」的症狀發生於肝，是由於房事太過所導致的。既然講到肝臟，現在請各位把一下你的左關，用你的右手托著左手，記得左手要徹底放鬆、放心地交給右手，然後右手中指輕輕地按著你的左關，要是輕輕按已經感覺到跳動的，請你問問自己：這兩天有什麼事讓你光火、不太高興的嗎？或者有什麼事讓你覺得很壓抑，想要發作但是強忍住的嗎？或者你很晚睡，肝血不能回營去造血嗎？各位都有燒水的經驗吧？如果水壺裏面的水還很多，放在火上燒是沒有問題的，可是如果剩下的水很少，再燒下去就危險了，可能整個壺都乾燒燒壞了，甚至繼續把整棟房子都燒了。這就是熬夜的狀態，而這個壺就是你的身體，因此從此改掉熬夜的習慣吧。

所以如果各位聽到有人跟你說：「我好想念你，因為見不到你的關係，我已經三個月沒有好好睡了。」過去的你可能覺得：「我好幸福，被一個癡情的人這樣深刻地愛著。」但學了道家和醫家以後，你會想：「天啊！我是不是該提醒他找個好中醫看看？或去醫院檢查一下？」你的價值觀和對情感對象的選擇會和以前完全不一樣。

接著第四個症型是「有漸於濕，以水為事」，周邊比較濕，或者碰到過多的水，比如淋雨。「若有所留，居處相濕」，或者說這個地方的地氣比較潮濕。各位將來住的地方，要考量濕度高不高。如果你睡一覺醒來，會覺得脖子或頭不太舒服，那表示你的衛氣不是很充足，就絕對不能再住在過潮的地方了。

「肌肉濡漬」，肌肉受濕氣浸漬，這就會影響氣色了，如果皮膚含濕氣，很自然膚色就是黃的。有時候我覺得自己皮膚偏黃不夠白，好像曬黑了，不好看。就趕快跑去打拳，雖然是在太陽下打，可是打兩小時馬上變白，為什麼？因為水分代謝變好了。我發現在打拳時，我喝的水並不多，在兩趟拳之間小口小口地喝，可是卻排掉許多尿，就知道平常在肌肉裏、在臟腑裏有很多該代謝的水分沒有代謝掉。而這樣會有哪些症狀？可能會頭暈、胃腸運化不良，或因為膀胱經蓄熱導致小便不利。健康的人，小便的速度像瀑布一樣；情況比較不好的人，膀胱可能有蓄熱，或是有外感殘留在膀胱經，小便的速度就會比平常慢，或者分段排出，上廁所的時候你覺得尿完了，停一下怎麼還有？這樣的狀況醫書稱之為「小便不利」，在中醫的辨證裏屬於一種疾病的徵兆。

濕氣滯留體內會讓你「痺而不仁，發為肉痿」，「不仁」就是不靈活，肌肉麻木不靈活，這個症狀稱為「肉痿」。這是因為脾胃和肌肉密切相關，一旦有濕熱之邪困住你的脾胃，肌肉就可能因此含濕而麻痺不仁。而當你的脾胃消化能力很差，就容易脾氣熱，這又是為什麼？我們知道當代每個家庭都用電冰箱來保鮮，而沒有人是用電熱箱來保鮮。可是人體的體溫正常狀況下是維持在攝氏三十七點多度，當然就像個電熱箱。脾胃健運是最好的狀況，但消化不良的人，食物會在胃裏待太久，沒法儘快消化吸收轉化成氣、血、津液的話，就會滋生濕熱之氣，對身體當然是不好的。我們總說「胃腸好，人不老」，胃腸是非常重要的。平常各位可以觀察自己四肢的皮膚，看看是不是老化、變黃了？或是觀察自己的鼻子是不是紅紅的？如果是，就是胃腸已發出警訊，那你可就要注意了。

「肉痿者，得之濕地也」，「肉痿」是久居濕地引起的，因此我們要注意居住的空間不能太潮濕。如果真的沒辦法，就買一臺除濕機吧。

最後一種痿證是因為「有所遠行勞倦，逢大熱而渴」。什麼叫「遠行勞倦」？為什麼要講「遠行」？它是一個長時間、長距離的勞頓導致。不要以為這樣的勞頓一定是去什麼遙遠的地方，有的人走很久還是在原地踏步，比方說跑輪圈的松鼠，比方說房中的耗損。你沒有到很遠的地方，但是已經過勞了，這時候身體的感受是「逢大熱而渴」。各位，請注意這些病因的關聯性，遠行、勞倦、房勞讓你很熱，熱就導致身體臟腑的渴，所以要適當地補充水分。補充水分是讓身體不要上火最簡單的措施，如果喝水還是沒辦法止渴、降火，才選擇吃藥。所以當長期過勞或大熱灼身，火氣就來了，而這次的火氣是在腎臟。腎臟是一個水臟，它代謝全身的水分，和膀胱相表裏，一旦腎火亢盛，腎精就會虧損。而就像肝臟相應的是筋，腎臟相應的是骨頭，一旦腎精虧損，骨質密度就變得疏鬆，所謂的「骨枯而髓虛」。你可能會覺得好奇怪喔，這個人單身，不可能房勞過度啊！為什麼骨質疏鬆、骨質密度那麼低呢？一方面當然有可能是沒在運動、沒怎麼曬太陽，另一方面，可能在你從外表也看不出的他的愛情世界裏，那心湖是不平靜的——也許他的內心波濤洶湧、思想無窮，所以就導致骨枯髓減，然後「足不任身」，因為骨髓空虛的關係，腳沒有力氣支撐身體，這也就是所謂的「骨痿」。

「骨痿」會有什麼樣的症狀呢？如果你正好也有這些症狀，聽了不要難過，很多人也可能是因為晚上用功讀書或是熬夜打電動導致的，不是因為私生活淫亂，但殊途同歸。骨痿的症狀是腰背酸軟、難於直立。下肢痿弱無力，面色闇黑，牙齒乾枯。什麼叫「牙齒乾枯」？你們看過老人家牙齒通常比較黃，對不對？不過我也看過那種很年輕牙齒就黑黑、黃黃的，後來才知道是小時候去某家醫院看病，用超過劑量的抗生素給搞壞的。所以同一個症狀可能有孑然不同的病因！既然很多原因都會導致這個症狀，怎麼知道這個人的痿弱無力，是因為腎臟導致的呢？「色黑而齒槁」，他的臉色一定會偏黑，或者牙齒會比一般人來得枯黃、或黑黑的。所以各位，請留心你的臉，珍惜對你發出訊號、跟你說話的頭髮、牙齒，還有指甲。當身體幫我們記錄了曾經有過的心情，並用它的表情發出訊號、跟你說話，請不要聽不見它們的吶喊。

就連長青春痘的部位，其實都是身體在告訴你內臟的訊息，當你右邊的臉長青春痘，就表示肺可能有火；長在左邊可能肝臟有火；長在額頭代表心臟有火；長在下巴就是腎臟有火；長在鼻子是因為胃腸有火，這是非常簡單但精準的辨證。我希望各位讀完這個單元以後，能夠比其他人提早去面對身體各處細小的問題，不要讓它繼續惡化，要趕快改善回來。

「骨瘆者，生於大熱也」，這裏的「大熱」講的是過度勞累，且缺乏營養的補充。曾有一名很優秀的中醫師問我：為什麼有一個病人非常渴，但他一次只能喝一百CC的水？有的病人沒那麼渴，可是一次可以喝三百CC？我們知道身體如果有火，最容易消解的辦法就是喝水，嚴重點的就得吃降火的食物或藥物。可是有一種渴喝水沒用，叫血渴，血不足或者氣血不足。這樣的人雖然覺得渴，喝水卻喝得不多，因為他的身體缺乏的不是水分，而是血分。那要如何補血？補血得要吃有營養的東西。中國古代那個時空環境不是每個人都能吃肉，所以會特別把肉留給老年人吃，就是因為老年人氣血已衰，非氣血之物不足以養之，所以得吃一些掐得出血的東西來補充血分。但吃肉的時候我們還得要留心肉的品質，如果已經冷凍太久，或是化學成分不比養分來得少，那也不好。所以各位發現要保持健康，除了重視心情以外，生活中的各個環節都必須注意。我們順隨太陽週期生活、重視三餐、學習如何做到心平氣和，從來不是為了當個合群、好相處、守規矩的人，而是因為這樣對我們心身是最有利、最健康的。

傳統醫學的存在不是要危言聳聽，《黃帝內經》這一段文本就老實地告訴你，哪些心情會導致什麼樣的病。「當思念成疾」這段提到的痿躄、脈痿、筋痿這三個症狀，都和情緒密切相關。至於另外兩種，肉痿常和居住地的潮濕有關，骨痿可能和夜生活太豐富有關。

這段文本的最後一小節和「當思念成疾」雖然沒什麼相關，但我順帶提及。「帝曰：何以別之」，怎麼知道這個人生的是哪一個臟腑的疾病？如果肺熱的話，「色白而毛敗」，要是你的頭髮變得特別乾，就要知道肺的津液比較不夠，或是上火了。「心熱者，色赤而絡脈溢」，如果你很容易生氣，有可能絡脈、身上細小的微血管便容易出血。「肝熱者，色蒼而爪枯」，肝熱、有肝火的人，指甲看起來就比較沒有光澤。「脾熱者，色黃而肉蠕動」，脾胃熱的人，感覺肌肉有時會跳動一下，好像有蟲子爬過去一樣。「腎熱者，色黑而齒槁」，各位可以去看所有洗腎、腎臟不好的病人，臉色都偏黑。肺不好的人非常蒼白，肝臟不好的人臉是發青的，脾胃不好的人臉是比較黃的。我以前開過供三百位同學修習的醫家課，為什麼開這麼大班？因為學望診需要愈多不同的色票才愈好比較，三百人裏一定有肝臟較差的、有肺臟不那麼好的。可以把全班同學從最蒼白的、最綠的、最黑的、最紅的、最黃的，就這樣按照顏色深淺一個一個排過去、排成色票。這樣同學很容易就看明白了。各位學了傳統醫學理論以後，走在街上看往來行人，也可能會覺得是很多移動的色票。

一般人會認為：「膚色是天生的。」其實並不是這樣。我以前一個助理有憂鬱的傾向，我就帶他去找我的中醫老師，也就是京城四大名醫首席蕭龍友傳人的周成清醫師看病。如果不是因為對老師有足夠的信心，看那學生吃藥後的反應我真害怕極了。他打電話來說：「老師，我吃完藥後，頭劇痛……」我聽了很不解，馬上打電話去請教我的老師。當時我的恩師已是八十幾歲高齡了，聽了就回答：「呵呵，沒讀過『藥不瞑眩（ㄇㄧㄢˋ ㄒㄩㄢˋ），厥疾弗瘳』嗎？」「噢，讀過。」意思是，如果吃了藥沒有感到天旋地轉，大病是不會好的。我就跟我那服完藥頭劇痛的學生說：「沒事，繼續吃吧。」我的老師醫術了得，我也非常信任他。他是四川提督之子，家族世世代代都指派一人學醫，醫術非常高明。果然我的學生暈了一陣子就不再暈了，而原本很糟的，一看就知道肝腎和胃腸都不好的黑黑、青青、黃黃的氣色——明明小我十八歲，竟然被店家老闆誤認為我們年紀差不多的氣色，就在服完兩個禮拜的藥後，再見面時我吃驚極了，他的皮膚變得白裏透紅，亮亮的有了光澤。而本來老是哭、常常不好的心情也不見了，整個人笑嘻嘻的，改變實在非常巨大。雖然這個課程不是專門在講《黃帝內經》，可是當你有了一些傳統中醫的概念後，去端詳鏡子前的自己，就不會覺得偏黃、偏青、偏黑是天生固定的膚色，而會很清楚地知道，這些只是透露著你當下的健康狀況，是可以透過運動、穴道導引甚至服藥等等方式改變的，事實上，我們都可以將自己調整到更好、甚至是最好的狀態。

學習這般具備整體思維的傳統中醫，知道了怎麼樣從外觀來辨認身體的訊息。當你注意到這些身體訊息，就可以去改善它。像是有「色黃而肉蠕動」經驗的胃腸不好的人，可以參考《穴道導引》這本書，每天做一次全身導引，然後餐前加強做任脈功，至少十次。這可以讓你的身體維持在比較好的狀態。我有一個學生有嚴重的脹氣，學了穴道導引後每天加強做任脈功，她告訴我即使是已經脹氣的時候才做也還來得及，可以馬上變得不脹。那麼，如果我們總是因為外在的事情而心情不好、患得患失，是不是也應該花一些時間和心神注意我們的身體呢？

「當思念成疾」這個單元，第一層意義在於，如果你不曾接觸過傳統中醫，可以看到傳統中醫並不是一種「頭痛醫頭，腳痛醫腳」的思想理論。不是看到沒力氣，就直接用

「黃耆補氣，羊肉補形」來對治。中醫不是這樣的，如果已經有個臟腑內熱了，再用黃耆是可能讓患者出血的，就更不用說那些虛不受補的病患了。所以中醫最重要的是一個整體的思維，不是看到咳嗽、看到痿證，就可以決定用什麼藥，重點是要透過望診、問診、把脈等辨證抓出生病的臟腑。這個單元的第二層意義在於，在學習痿證的過程當中，我們知道長期勞頓、縱情聲色、房事過勞、或者居處過於潮濕，都對健康不利。但各位可能覺得這些例子都很特殊，未必會發生在自己身上。但是我們還學到一個更重要的東西——你只要心情不好，或只是因為想念某一個人，竟然就可能導致同樣嚴重的身體狀況，這是在本單元特別要提醒大家的：「當思念成疾」。我們必須學習怎麼樣用情，不只是為了有很好的情感生活，更是希望能擁有健康的身體。

活到今天，如果你曾經為情所困，甚至已經為情傷了健康，有可能是因為你特別善感、特別敏感細膩，甚至是特別有文學天分，所以才感受得到一般人感受不到的纖細。像我小時候就特別愛哭，這對於一個從事文字工作的人而言，也算是一種榮譽，並不是可恥的事。可是因為你易感、你深情，就可能會傷到自己的身體。所以藉由這個單元我們了解到自己每一個舉動、每一個思緒會造成什麼後果，選擇住在哪裏會對身體造成什麼影響，選擇用怎麼樣的心情面對人生，會在身體上留下什麼樣的痕跡與印記。

情傷究竟能有多傷？這一節已經告訴你了，你知道它很傷，之後我們要學習怎麼療傷。當然，人的欲望導致的傷絕對不只這段《黃帝內經》文本說的這樣，下一堂課《老子》會告訴你。

想要，竟是一切災難的根源！

其實情傷導致的不只是個人身體的疾病，甚至可能導致人世間的諸多禍患。聽完醫家講的「當思念成疾」之後，接著在「想要，竟是一切災難的根源！」我們透過《老子》的文字看到古代戰爭的殘忍畫面。

天下有道，卻走馬以糞；天下無道，戎馬生於郊。禍莫大於不知足，咎莫大於欲得，故知足之足常足矣。（《老子．四十六章》）

「國之大事，在祀與戎」（《左傳．成公十三年》），當我們檢視這個世界最大的災難，就是戰爭。兩國之間兵戎相見、人間煉獄般的災難是怎麼導致的？《老子》說：

「天下有道」在天下太平的時候，或是在有道之君治理的有道之世，「卻走馬以糞」，先解釋「糞」這個字，這個字變成排泄物、廣義的污穢之物的意思，其實是兩漢之後的事。「糞」這個字在早期是「棄除」的意思，就是掃除或指被掃掉的東西。這個字也可以通播種的「播」，可以說是往田裏施肥，也可以說是幫助播種。「走馬」是跑得很快的戰馬。所以「卻走馬以糞」簡單講就是，在沒有戰事、天下太平的歲月，我們根本不需要孔武有力、會做戰、跑得很快的戰馬。因為沒有戰爭，這些馬只要幫助農人種田就可以了。可是在天下無道的大亂世，「戎馬生於郊」，「郊」是兩國相交之境、兩國的邊界，也就是打仗的地方。為什麼戰馬會誕生在兩國交戰的邊境？因為母馬也上戰場了，所以小馬才會在這裏出生。正常狀況下是不會讓母馬上戰場的，如果連母馬都要上戰場，足見戰爭之慘烈，那是多麼動盪可悲的時代！

到底這樣的禍亂、國與國之間的戰爭是怎麼來的呢？為什麼人們會失去安居樂業的太平歲月？《老子》追根究柢，找出天下大亂失去太平的根源：「禍莫大於不知足」，人類的災難沒有比「不知足」更嚴重的。當一個人無法滿足於自己擁有的，他想要更多，而那個更多又都得從外在世界求取，比如更高的名位、更多的財貨、更大的領土，當然古代帝王也許還會去搶更多的美女、寶玉。「咎莫大於欲得」，而人間的罪惡，很多來自於貪得無厭，而這些貪、這些不知足都是有待於外的。你想要的東西別人也想要，或是你想要的東西在別人手裏，所以你們就對立起來、開始爭奪了。

這一段話，《老子》為戰爭找出了元凶，人性的貪婪是導致天下大亂的重要根源。所以在哲學教育裏，總是希望一個人能從只顧一己之私，慢慢走向願意為公理公義付出；從固守在自己這一端、這一隅，變成「莫得其偶」，能夠站在「道樞」、「環中」（《莊子．齊物論》）客觀照看。你想要的，如果你也感受得到別人想要；你覺得苦的，如果你也感受得到別人的痛苦，這樣不僅國與國之間不容易有戰爭，人與人之間也會多一點體諒與包容。我們甚至可以說，天下所有的糾葛、衝突都是來自於「欲得」。在感情裏，你想得到這個人，可是你問過自己為什麼想得到嗎？你說：「因為窈窕淑女，君子好逑。」可是你們合適共度一生嗎？什麼樣的人值得你去愛？我們可以列出非常多的條件，可是一個你渴望和她共度幸福一生的人，需不需要具備一個前提：她也愛你、也想和你廝守終生？我們看到情場上有多少人是對方沒有反應，他卻說：「沒關係，只要你願意讓我愛你就好，你不愛我沒關係。」到底為什麼要這麼執著於一個不愛你的人呢？我每次都跟學生說，這世界如果有七十億人口，那你就有三十五億個選擇，當然年齡差距太大談戀愛真的比較困難，那麼三十五億中至少還有三點五億的可能。如果有這麼多人還等著你與他相逢，那你為什麼要因為一個莫名的執著這麼痛苦？堅持於：我就是要這樣。各位想想自己生命中曾經歷的苦難，是不是其實根本就是一種無明、一種茫昧、一種固執？

所以我們要洞察自己的「欲得」，搞清楚這些欲望是怎麼回事。有一回我班上的女學生跟熱戀中的男朋友發生了一點小狀況，她跟我說：她第一次感覺自己也不是非他不可。聽到這句話我滿意極了！為什麼非他不可呢？你又不是先知，怎麼會知道命中註定的那個人就是他呢？一旦放下了非怎麼樣不可的執著，就不會受傷，順其自然，只求盡力，盡力就無憾。

所以你一旦喜歡一個人、想和他在一起，那就對他表白吧！可是你一旦表白了，對方是自由的，他有接受或拒絕的自由。如果他拒絕了，那也許是他的損失，像你這麼好的人，就等待懂得你的好、能珍惜你的人出現，不是更好嗎？這有什麼好難過的呢？你會這麼地難過、這麼地執迷，常常都是因為「不修其內，各求於外」（「戎馬生於郊」條下王弼注）。所以你要用心、不斷追求的是，你知道自己今天比昨天更好了，他錯過就更可惜了。你有一個內在心身的追求，這樣你就不會被外面的事情拖垮，就不會把目光、把心思都放在外面的目標，死生以之都要得到，絕對不要這樣。

這一段我們已經抓出所有國與國之間最大的戰亂、最大的禍患、最大的罪過是源自於「不知足」和「欲得」。你會發現所謂的「不知足」、所謂的「欲得」，其實本來只是個人的小心事，可是小心事一旦處理得不好，就會導致整體生命的混亂。可如果你懂得治理，就可以成為一個很好的情人、一個很好的執政者，你也可以成為好的上司、好的下屬，因為人的欲望、情欲真的是要用一生好好處理的課題，恰到好處是很重要的。這需要很長時間來了解與學習。

上一則從道家學說來認識「想要，竟是一切災難的根源！」這一則我們透過《黃帝內經》，從身體來看。

帝曰：形弊血盡而功不立者何？岐伯曰：神不使也。帝曰：何謂神不使？岐伯曰：鍼石，道也。精神不進，志意不治，故病不可愈。今精壞神去，榮衛不可復收。何者？嗜欲無窮，而憂患不止，精氣弛壞，榮泣衛除，故神去之而病不愈也。（《黃帝內經素問．湯液醪醴論》）

《黃帝內經》是中國最重要的一部醫學經典。各位讀《傷寒論》、知道六經辨證，論述的多半都是生病以後的事，但其實我們並不希望生病以後才來學方劑治病。而《黃帝內經》教我們的是，一個人到底要怎麼樣「治未病」，如何防範疾病於未然，所以我越來越覺得它真的是中國非常重要的一部醫學專著。「帝曰」，黃帝問：「形弊血盡」，病人形體衰敗，血液枯竭，病情非常地嚴重，「而功不立」，可是治療卻沒有辦法見效。每個開藥、下針的醫者，一定都希望病人可以藥到病除、針到得氣，可是為什麼往往沒辦法達到預期中的效果呢？難道這些針藥沒有用嗎？岐伯的回答太驚人了，他說：「神不使也。」

我的書《穴道導引》在臺灣快要出版之前的某天，臺灣中興大學物理系張明強教授給我寫了一封信，當時我與他素未謀面。來信中寫著：「蔡教授，我知道你抗癌成功已經第七年了，我要以你為榜樣，我現在正要進入第一年。」他開始跟我描述他的症狀：他的心臟血液射出率當時只剩下不到百分之十一（正常人是百分之五十以上），下肢嚴重水腫，住院時抽了二十多公斤的水，中西醫都治不了，已經到了心臟衰竭要換心的地步。我當時看到這內容，想著為什麼他的身體可以抽出這麼多多餘的水分？一定是水分代謝系統出了問題。那為什麼醫師開的藥沒有效？表示他本身的神氣已經不行了——所以要治他的神氣肯定得要病人自己練功。參透這一點，我馬上就跟他說：「張教授，我會讓助理寄一份

《穴道導引》的初稿給你，請你收到以後照練，看能不能有幫助。」沒想到他才練了將近一週的穴道導引，心臟射出率就回復到百分之三十八，可以不用換心了。這對醫生來說是一個奇蹟，很少有心衰的病人可以在短期內恢復得這麼快，脫離換心的範圍。

各位看《黃帝內經．湯液醪醴論》這一條就知道，心神比氣還要重要。否則為什麼西醫和中醫都醫不好？為什麼藥食、鍼石都沒效？那是因為人的神氣有某一部分只能自己去調理，有哪個中醫師把完脈以後，還每天監督你是否心平氣和？你是否坐得很直？沒有，還是要靠你自己「緣督以為經」（《莊子．養生主》）、「神凝」（《莊子．逍遙遊》）、「心齋」（《莊子．人間世》）。

回頭來看《黃帝內經》這一段文本。為什麼這個人會藥石罔效，無法藥到病除，甚至連稍有起色都難？岐伯的回答是：「神不使」，因為他的心神狀況，使得這些藥沒辦法到達它該行使的經絡，沒辦法發揮它應該有的功效。黃帝聽了很納悶，接著就問：「何謂神不使？」為什麼心神沒有辦法去行使這些藥？

岐伯就說了：「鑱石，道也」，不論扎針、砭石、服藥，都是為了治病。可是這些東西都只是一條路，而路要有人走才能發揮功能啊！如果「精神不進」，這個人精神已經渙散了，「志意不治」，「志」是心之所向，「意」就是你有意圖，如果你已經沒辦法治理、沒辦法主宰自己的心念意志，那你的病就很難好，「故病不可愈」。「今精壞神去」，這裏的「精」是精神的意思。精神一旦壞去，體內的榮氣和衛氣都沒有辦法正常運行。我們都知道身體各部位會損壞，比如：蛀牙、五十肩什麼的。可是，沒有想到精神也是會壞掉的。而人的精神到底為什麼壞去，元凶就是「嗜欲無窮」。

你有很強烈的欲望，不管你的欲望是專對一個對象，還是對很多對象，但你就是有那種非要不可、得不到你內心就會很煩擾的欲望。為什麼我們不把「自事其心」（《莊子．人間世》）、或者我想把太極拳練好、想讓自己的心沒有負面情緒和多餘念慮，看作是一種必須對治的欲望？因為這些目標操之在己，你甘願去做就行，不會給你添煩亂。可是在自我心身之外的一切想望，卻是不可控制、無法操之在己的。我在臺大對新生演講時曾問在場同學：「各位十年前和十年後的想望有沒有改變？」有個男同學舉手了，他說：「沒有改變，我想要賺錢。」「賺多少錢？」「越多越好！」可是能順利嗎？當然不一定。從求職的那天起，老闆要給多少薪資，取決於你的老闆；即使你自己創業，能不能成功？同樣取決於他人和太多外在因素。因為不可控、不是操之在己，而你又「嗜欲無窮」，自然「憂患不止」了。

《黃帝內經》先告訴我們，一旦你有無窮的欲望，就有無窮的患得患失、無窮的憂愁，那會導致怎麼樣的心理與體內之氣？就是：「精氣弛壞」。我們的心神向來和我們的身體狀況密不可分。不管我們講心神、講心志、講心意，它是什麼樣的存在？《孟子》講到志與氣的關係時說：「夫志，氣之帥也」（〈公孫丑上〉），用將帥的「帥」來說心神。我們全身的氣需要一個領導者，那個領導者就是我們的心神。氣怎麼走是被心神所帶領的。而精是什麼？精是液態的，精的移動有賴氣的引領，氣帶著精走。在我的舊作《身體與自然》這本專書裏面，特別有一個章節談精和氣的關係。[1]

所以為什麼我們常常聽到，家裏本來只是爺爺死了，結果兒女回來爭家產，因為爭得太凶，奶奶一氣之下就中風了、甚至很快也過世了。情緒對氣、精的影響如此巨大。或者當你太煩惱、太悲傷了，第二天一早醒來，會發現原本不乾的眼睛變乾了，原本不渴的嘴巴變渴了，你的身體變得津液不足，該有水分、原本濕潤的部位都變得乾涸了。你的心神，正嚴重地影響你的精氣。這邊用「弛壞」二字，就是沒力了、不夠了、病了。更具體地講，會導致「榮泣衛除」。之前說過人體內的氣，分成榮氣和衛氣。榮氣可榮養臟腑四周，依賴後天食物的補給，人需要吃精緻的穀類；衛氣則保護我們的體表還有四肢，如果

1　詳參蔡璧名：《身體與自然——以《黃帝內經素問》為中心論古代思想傳統中的身體觀》，臺大《文史叢刊》之一〇二，臺北：臺灣大學出版委員會，一九九七年四月。

擔心四肢和體表的氣不夠，就要吃糙米或五穀雜糧來補充。當我們按照太陽週期作息，白天好好運動，衛氣會在體表護衛著我們。晚上十一點以前上床睡覺，那體表的氣就會回到體內榮養臟腑，所謂「肝血回營」。可是一旦你因為太多欲望攪擾著，那會讓你的精也乾涸了、氣也不盛了。「榮泣衛除」，「泣」在這裏是滯濇的意思。心情總是患得患失，會讓你的榮氣滯濇，而原本該在體表保護你的衛氣，也不知道要當班了，或者就此撤守，不可復還。你就失去了衛氣護衛體表和榮氣榮養臟腑的理想狀態。

這一段很清楚地讓我們知道，心神怎麼樣影響我們的精、氣，怎麼樣影響我們的營氣、衛氣。剛開始練習「神凝」的時候，我請各位試著注意自己的心口，不要整天只注意外在世界、心不在焉。心神這麼重要，當你常常心不在焉，表示你鮮少擁有神凝、心神靜定的狀態。「神去之」，你的心神不是在自己的心身上，不是在自己的靈魂裏。如果你整個注意力都放逐於外在世界，總是心有旁騖、永遠有什麼非要不可的，那就會「神去之而病不愈也」，因為你沒有辦法讓心神專注於自身，你的病就不會好。如果你能稍微注意自己一點，早上起來把脈發現不對勁，就馬上調整，收視返聽，把注意力的探照燈回照自身，那麼，你的心神就不至於渙散、耗弱到無可救藥的地步。

所以〈湯液醪醴論〉這一段，這個病例的病情為什麼這麼嚴重？「帝曰：形弊血盡而功不立」，所有的治療，不管是湯藥、砭石、扎針都沒效？岐伯說：這是因為「神不使」。我們的心神，是行使身體的將帥。為什麼是將帥？在《莊子》裏面講「真宰」、「真君」（〈齊物論〉）。不管是「真宰」的「宰」、「真君」的「君」、「志至焉，氣次焉」（《孟子．公孫丑上》）的「至」、「神不使」的「使」這些文字，都是非常有行動力的動詞。你的心、你的念頭，其實是你自己可以主宰、控制的。練習過神凝就知道，每個人都是可以終止自己的妄念的。你有主宰、治理自己心緒、念慮、精神的能力，可是你偏偏放棄，放任自己難過到底、傷心到底、憤怒到底、攪擾到底，甘心願意讓自己的念頭就一直跟著那個拋棄你的人、激怒你的人或不合你意的人，而不去主宰、治理你的心，不去當身體的君王、不維護自己的心神，那就無法讓你的氣處在和順的狀態。什麼樣的心神能讓氣維持在最好的狀態呢？就是沒有怒、喜、憂、思、悲、驚、恐，沒有情緒攪擾，而且能夠不思慮的時候就不思慮，就像習慣隨手關燈一樣，關掉那些可以減省的思緒，不要耗能，讓自己維持在虛心的、心平氣和的、精神飽滿的狀態，面對當下。人生的當下有很多事情要處理，比方說上課、考試、工作、學習，多餘的念慮是沒有意義的。如果你不能做心神的主宰，到了「精神不進，志意不治」的程度，與其說你不能控制心神志意，不如說你放任它太久了，精、氣、血受到負面影響都太久了，「故病不可愈」，病就很難好。

我在臺大遇到一些有憂鬱症的學生，其中有些人真的因為讀了《莊子》症狀減輕了，甚至可以完全停藥了，可是有的人成效就是不太好。我後來發現，那些成效不好的學生，多半是覺得《莊子》的「神凝」（〈逍遙遊〉）、「用心若鏡」（〈應帝王〉）、「不以好惡內傷其身」、「安之若命」（〈德充符〉）這些方法，對他都沒用，因為覺得沒用，所以根本不甘心去實踐、不曾去實踐，就這樣放任心身耗弱下去。可是如果你的心神已經過度地渙散，自己已經難以主宰、控制，那進到你身體的藥物，就難以發揮功效。我以前因為考中醫檢定考試的關係，念過西方生理學。我發現傳統醫學最有趣、和西方醫學體系最不同的地方是，西藥鮮少藥引的觀念。什麼叫藥引？藥引具升降浮沉之效，透過藥引的升降浮沉引導其他藥的氣性往哪裏去。中醫認為質輕的藥引可以帶其他藥往上走，所以如果你想要把有些藥帶到身體的上半部發揮藥效，可能會加桔梗這個藥舟做為藥引。如果想要治療身體的下半部，就可能加牛膝，把方劑中其他的藥給一起往下帶。不管是用藥或是扎針，中醫藥確實都有讓你吃的這些藥、讓藥所具備的氣性到身體需要被治療的部位去的效果。那什麼樣的心靈能讓這些藥發揮最大的功效？就是你不要心情不好，搞得全身的氣都在亂，那就什麼藥引都無效了。如果心很亂、精神馳越，一直在煩惱外面的事情，或者對尚未發生的事做過多揣想，心神無法保持清明，就會影響扎針或用藥的效果。所以無論有再好的藥、再好的醫生，真正能發揮多顯著的療效，最後還是端看病人的心靈。一個好醫生，不只自己要保持心平氣和，才能很精準地判讀對方的脈，而且也要教你的病人心平氣和，才能讓疾病好得快。當有人生病向我諮詢，我通常都會說：你先看我線上課程的「神凝」單元。因為我希望他能學著讓心神處在最好的狀態，這樣不管吃藥或扎針，才都會是最有效的。

透過這兩個小單元，我們清楚地知道了「當思念成疾」、「想要，竟是一切災難的根源」，從個人疾病、身體無力到藥石不癒、無藥可救，甚至到一個國家的戰爭，都和我們的嗜欲沒有好好處置安頓、好好對待照顧有關。各位不要忽略這些。我們這一生也許花了很多時間去學一些外在的技術增強自己的各種能力，以消除外在的禍害，可是卻沒有致力解消會造成我們生命憂患的最重要根源。

不要讓欲望累了自己

「飲食男女，人之大欲存焉」（《禮記・禮運》）人有情欲、會喜歡另一個人，就像餓了要吃飯、渴了想喝水一樣，都是正常的。所以我們談情欲，不是教大家去壓抑它，而是要正視它，了解它會對心身造成什麼影響，學習怎麼樣才能不讓欲望累了自己、傷了自己，如此一來才能蒙其利而不受其害。問個各位可能會覺得奇怪的問題：「你會去吃老鼠藥或蟑螂藥嗎？」不可能吧。有一回我在日本喝了一罐牛奶，隔天就看到新聞報導該品牌的牛奶添加了對人體有害的成分。當下我就記住那個牌子，絕不再買。也就是說，不管東西滋味如何，只要有害身體，知道的人便不會去碰。面對情欲的態度也該是如此。接下來要透過三條資料，兩條《老子》、一條《黃帝內經》，來與各位談談「不要讓欲望累了自己」這個主題。

不尚賢，使民不爭。不貴難得之貨，使民不為盜。不見可欲，使民心不亂。是以聖人之治，虛其心，實其腹，弱其志，強其骨；常使民無知無欲，使夫智者不敢為也。為無為，則無不治。（《老子．三章》）

許多當代哲學研究者都說，《老》《莊》常用「遮撥」的方式來論述。什麼叫「遮撥」？就是從反面來說，告訴你它不是什麼，或者你不要怎麼樣，把這些不要的、不是的一一遮去、一一撥開，這種論述方法就叫做「遮撥」。有時候你聽了會困惑：這也不要、那也不要，到底怎樣做才是好？現在我們暫時擱置究竟要什麼的答案，先來看看，如果不想讓欲望累了自己，我們應該不要些什麼。

《老子》說「不尚賢」，這點是針對執政者講的，要執政者不要特別重視、刻意強調所謂的「功名」。「賢」可能是功，可能是名，總之是大家會追逐的、被推崇是好的東西。「不尚賢」，你不要過度強調怎麼樣是最好的。

這個社會每隔一陣子就會有人講些好像很真實又有點危言聳聽的話，近來最熱門的話題應該是：全世界即將面臨第四次工業革命，有大量人力工作會被機器人取代。於是好多家長就趕快讓小朋友去參加機器人夏令營、人工智慧研習營什麼的。有些科系也因此變得非常地熱門。可是讀了這些科系，未來的出路真的一定就那麼好嗎？選讀這些熱門科系的人，一定是自覺幸福的嗎？所以「不尚賢」，不要因為別人說什麼好，你就覺得這個好，而是應該重新回到起點，問自己：「我喜歡什麼？」讓每個人可以找到適合自己的位置。

每個行業都有每個行業的光輝，只要人人選擇去做自己最感興趣的事，或最擅長的事，可以養活自家、自身，或造福他人，這個世界就太平了。可是我們往往看到很多家長因為自己當醫生，覺得醫生是個光采的職業，就非要自己的孩子也當醫生不可。我眼見臺大有多少醫生的孩子因此心身出了一些問題。這都是因為「尚賢」，父母崇尚自己認為或社會認為最好的，而不願順其自然，讓孩子自主自由地發展。

我到臺大上課，偶爾會遇到打掃大樓的阿姨，我很喜歡遇到她，每次遇見，她都露出好燦爛的笑容。我常常覺得社會底層的工作者貢獻非常大。每個人都不能不上廁所，要是沒有掃廁所的人，我們能有乾淨的公共廁所嗎？我從不認為職業有貴賤。「使民不爭」，這樣就不會所有人搶破頭都要念某一個科系，不會培養出一大堆活得很不快樂的孩子。潮流所提倡的不一定都是好的，而且一旦特別提倡了什麼，眾人的比較競爭之心就出現了。我有個朋友拿了國科會的研究傑出獎，那是非常難得的獎項。他卻告訴我得這個獎真是一點好處也沒有，因為同事看他的表情，從笑容轉為嫌惡。一旦過度強調差異，就容易產生比較、競逐之心，造成人們互相嫉妒、攻擊。

執政者以身作則能夠為人民塑造一種社會氛圍，「不貴難得之貨」，假設執政者的生活娛樂不是打高爾夫球，而是踢毽子、打陀螺；如果執政者帶動社會風氣，大肆批判興建高爾夫球場對於水土保持的不良影響，讓普羅大眾不認為這是一種高貴的活動，那麼，會違逆主流氛圍而仍去打高爾夫球的人口一定會減少很多。

什麼樣的社會氛圍會讓人民欲望越來越多、心神越來越不寧？就是因為人們覺得地段高檔、鑽石珍貴，它們才會有極高的市場價值，於是便有了血鑽石，也才會有人不惜侵占、剝奪他人的利益，乃至於犧牲他人的生命，也要獲取這些東西。如果上位者能夠不堅持一定要在什麼地段買什麼樣的房子，或者非要擁有什麼樣的珍珠鑽石不可，不要太執著什麼才是最珍貴的，如此自然能「使民不為盜」，不會有什麼東西是珍貴到讓人民想當盜匪去偷、去搶的。

接下來老子講「不見（ㄒㄧㄢˋ）可欲」或「不見（ㄐㄧㄢˋ）可欲」，這講的是治國也是治身，是這個單元的重點所在。「不見可欲」，如果有個東西會撩揭起你的欲望，讓你執著陷溺，那你是要任自己瘋狂淪陷、沉溺呢？還是要適可而止？

中國古代哲人說：「放鄭聲，遠佞人」（《論語．衛靈公》），「放鄭聲」，鄭國有一種音樂讓人聽了以後容易變得淫亂，這樣的音樂是不是最好就不要聽？「遠佞人」，如果你知道那個人是小人，《荀子．勸學》說「白沙在涅，與之俱黑」，跟他走太近容易離理想的人格、個性越來越遠，那是不是就不要與他為友？畢竟同流就容易合污。為什麼孟母要三遷？就是不希望孩子受到周邊鄰人、環境的負面影響。

所以當你知道什麼樣的陷溺對自己的心身是不利的，就要尋找方法遠離它。比如我有一個好朋友是重訓教練，同時是心理學專業。他便教我怎麼樣吃東西不會過量，比如我愛吃開心果和黑豆，他要我最好就放遠一點、放高一點，才不會一伸手就拿得到。然後吃的時候要拿個小小的碟子裝，看起來就容易覺得裝得好滿、量已很多，才不會一吃就停不下來。他告訴我，他們去參加健身比賽的時候，優劣高下往往早在比賽之前就區分出來了。因為參賽者會一起吃飯，每個人打開餐盒一看就知道，自制力很高的人，餐盒就是八個蛋白，沒有油、沒有肥肉，更沒有甜食，非常高度自律地控制飲食，這樣的人通常會有比較好的成績。

「使民心不亂」，在面對自己的飲食管理時，我們知道哪些東西最好少吃，便不會故意買一大堆來放在面前，考驗自己的意志力。而如果你認同在面對所有的欲望都像在做飲食管理一般，那就應該會覺得，執政者適度的管制措施讓那些會導致心身沉溺的事物離遠一點，對人民該當是有助益的。同樣的道理，明明知道什麼事物容易使自己心亂，就不要讓自己陷溺在其中。

各位可能已經為人父母，或將來有機會養兒育女，到底要給孩子什麼樣的成長環境？這是非常需要思考的問題。我遇到一些家長，他們不給孩子電腦和手機，直到孩子養成了閱讀的習慣、喜歡戶外活動，心身發展較為健全、已經能夠自制了，才敢讓孩子接觸這些東西。其實這樣的家長不一定是專制的，只是對育養兒女有一把自己的尺、一種興利避害的標準。

從國家的層次來講，我們身處在這個崇尚民主、自由的時代，面對異時異域不同的政治制度、不同的管理標準，常會覺得很不習慣，甚至引起人們的爭論和反彈。但政府究竟該擁有多大的權利、人民又該享受多少的自由才是最合適的？黃色書刊該不該取締？可不可以讓色情網站完全自由蓬勃地發展？所有的事情都不要設限、全面開放，真的是對大眾最好的嗎？或者個人隱私到底要重視到什麼程度？某些人的自由會不會反而妨害了另一些人的自由？這些其實是很值得思考的問題。如果執政者知道什麼容易招致犯罪，是不是可以儘量不要讓人民有機會接觸這些可能引發犯罪的誘因？是不是就得要適度地管制或介入，限縮人民部分的自由？

活在這個時代，媒體對我們的影響力是很大的。有人說當一個地區的電視節目內容太貧乏的時候，全民的智商乃至道德水平，都會隨之下降。當媒體傳播的不再是公理正義的時候，我們很難要求該地區的人民有正義感。我曾經看到一則新聞，報導的是在馬爾他一位非常勇敢的女記者，專門調查該國領袖夫婦洗錢等等貪贓枉法的行為。可是這位女記者後來被殺害了。女記者身亡的消息傳出後，全世界有三十多個媒體、數百位新聞工作者挺身而出，要去調查她遇害的真相。這個行動一聽就知道風險極高、參與的人可能也會有生命危險。可是為什麼他們有這樣的正義感？為什麼他們能這麼勇敢、這麼義無反顧？你認為這樣的媒體、這樣的記者，會是蘊生自怎樣的人文教育與社會環境？反觀如今臺灣大部分記者的報導只是剪貼複製網路上流傳的一些瑣事，媒體播報的新聞往往只問政治立場、不問是非黑白，面對這樣的社會和媒體環境，你可以無可奈何，但不能毫無警覺地任其影響一己的價值、蒙蔽一己的判斷，要有自覺地去思考：如何過上可以自覺自主的人生。

接下來《老子》要講聖人治國治心。我覺得共用一套理論基礎的傳統醫學與哲學頗具包容性，一旦掌握住核心原則，不管是面對哪個對象、什麼狀況都可以適用。所以《莊子》可以活用於愛情、親情，也可以運用在其他人際關係上。《老》《莊》如是，傳統醫學如是，道理都是互通的。

上一單元我們講過治心的重要。因為心會影響到精、氣、血，影響遍及周身。所以聖人是怎麼樣治理心的呢？「是以聖人之治，虛其心」，把成見拿掉，把負面情緒去掉、把多餘念慮空掉，將自我心中孟子所謂的「茅草」與莊子所謂的「蓬草」拔除乾淨，這是一種減法的工夫；「實其腹」，好好吃三餐、好好讓真陽之氣在你肚臍以下四指幅的丹田匯聚、積累；「弱其志」，這個「志」和欲望有關，表示你日常的心之所「之」，是在一種外向的追求上。但聖人在治心時，要讓心不要只有向外的追求，而把更多的注意力內返、收攝回自身。所以「弱其志」不是教你變成沒有志向的人，你還是可以立大志、還是可以發願去做對這個時代、對這個社會有貢獻的事，但不要讓所有外向的追求強過內向安適心身的志向。或者你今天愛上一個人，追求一段美好的愛情，可是你不會因此讓注意力一味向外奔逐，犧牲掉自己的心身。你永遠是自我生命的掌舵者，而心神，就是你規劃整個人生的主帥。所以「弱其志」，外向的心之所往，一定要弱於內返的專注；也就是向內的關注，一定要強於向外的追逐。

接著「強其骨」，當你習慣注意自己的心，摒除過度的欲望，減少心身的憂患，自然影響津液的充足、氣血的順暢運行，以及骨髓能夠飽滿、骨質能夠密實，所謂的「髓滿骨堅」。試想，如果這雙要行走在世間的腳軟弱無力，更且腰痠背痛，連把脊梁打直都做不到，還能怎麼樣追求幸福的人生呢？

我聽爺爺奶奶講他們年輕的時候，那時臺灣還是日據時期，當時的巡佐，也就是現在的警察、公安，會騎著單車挨家挨戶通知：「家裏種葵花的，葵花籽用量要節制，吃過量可能引發暈眩。」多年前臺灣豬隻口蹄疫很嚴重，日本的機場因此掛了布條，提醒所有準備前往臺灣的旅客注意口蹄疫疫情，可說是政府對於國民身體健康的愛惜。我發現日本的醫學研究乃至於健康節目，似乎比其他國家更在乎人體姿勢與養生動作對身體健康的影響，很重視這方面的教育。當然，一國政府讓百姓能維持生計是基本責任，但更高端應該是要愛惜國民的生命、讓國民擁有更好的生活品質。

各位會發現哲學思想與價值觀，會影響一個人怎麼規畫自己的人生，也會影響執政者如何管理百姓。

接著《老子》說：「常使民無知無欲」，不瞭解《老子》的人會攻訐這一點，好像老子在提倡愚民政策，讓老百姓變得無知、喪失身為人本有的想望。但老子其實不是這個意思，如果你徹底地瞭解《老子》思想，真的會覺得有很多知識我們需要知道，但也有很多知識我們並不需要，比方說如何製造毒品，或者怎麼樣利用化學原料仿造成天然食品、製造出假的味道。有一回我和幾位學生到臺北迪化街，那是一個歷史悠久、販賣南北貨、中藥材、布匹茶葉等傳統貨品的市集。沒想到竟看到一家化工材料行店頭看板寫著「萬物滋味皆可調」，想要肉骨茶嗎？還是要桑椹、草莓或者百香果的味道？所有的味道用化學原料都調配得出來。沒過幾天，電視上又報導一個摻假的東西，嫌疑犯是化工博士，他沒有把所學用在有益人、我的地方，反而用來造假、牟取暴利。這些都是所謂的現代化知識給人類帶來負面影響的例子。就像德國有名的一位中國傳統醫學研究者文樹德先生（Paul U. Unschuld），他常在第一堂課問臺下的學生：「你們覺得當代文明和化學為我們帶來的是一個更加井然有序的世界？還是一個混亂脫序的世界呢？」

其實我們不需要借助人工合成的化學調料，食物就可以很美味了。味道要豐富就是要有層次，怎麼樣有層次呢？甜味如果只靠蔗糖，那就只有一種味道，可是如果放一點冰糖清淡的甜、加幾片帶香氣的甜菊葉、再添些麥芽糖，整個甜味的層次就豐富起來了。鹹味也是一樣的道理，除了海鹽，再放點岩鹽、再加一顆鹹橄欖，鹹味也就有層次了。酸也是，我在米醋裏面加上一點梅醋、一點鳳梨酵素，或者加一點紅酒醋，整個醋的味道就像扇面一樣鋪陳舒展開來。如果再加點檸檬汁、或是一點番茄，就更是無敵了啊！

各位，我想講的是「無知」，無知於如何製作化學調料、如何產出人工甘味。如果就用天然素材去料理，怎麼還會需要化學調料？那是為了賺錢、為了降低成本，連糖都捨不得用才會用糖精，不是嗎？

所以也才說「無欲」，人世間很多欲望其實也不必有。

各位或許讀過關於手機對大腦和眼睛危害的報導，只要連續看手機三十分鐘，你的眼睛就會出現問題。最近好多朋友打電話問我他身上出現的疾病問題，他們的年齡大多與我相仿，怎麼那麼多人就患了青光眼、白內障、飛蚊症、視網膜剝離這些眼疾。一把脈，全部是肝腎津液虧損。

而我自己身為一個曾經不顧對脊椎的傷害，穿高跟鞋的女子，身為一個曾經需要穿絲襪，會買有束縛性、能襯托身形衣服的女人，當我現在為了鍊成太極拳、為了另一種心身追求而擺脫了這些東西，再走進百貨公司時，會有一種特別的輕鬆、愉悅之感，覺得：而今這些櫃位都賺不到我的錢了。

然後用在身上的每一件東西，有毒的儘量不碰，因為接觸過中醫的人都知道，人的皮表有無數氣穴，等於有無數張嘴巴，怎麼願意讓有毒的東西透過氣穴進入孫絡、絡、經脈、臟腑？不可能嘛！像是染髮用的化學染劑，還有塗抹在臉上身上的化妝品與保養品，這些物質全都會透過氣穴流竄到身體裏面去。

所以有些欲望嗜好，其實沒有反而比較幸福。

我以前曾經想讓一個學生戒掉咖啡，因為他實在嗑得太厲害了。可是我知道他非常著迷於飲料，所以沒有直接叫他不要喝，而是先送給他很多好茶，跟他說：「茶在味蕾上也有很多層次、很多變化。」等到發現他開始著迷茶的世界了，我才問他：「你要不要戒掉咖啡改喝茶啊？」如果沒有這個轉移過程，他可能會覺得：「咖啡是我的命，不喝是受不了的！」所以在「使民無知無欲」之前，要先給他一個正面的替代品，先讓他的興趣、嗜好有所轉移。

各位可別以為欲望都是講飲食男女，其實不一定。我遇過一個學生來向我求援，他說他每天都要進行書寫，不寫不行，一天要寫上一、兩萬字，已經寫到都不能睡、沒怎麼吃，整個人快累癱了，可就是沒辦法停下來。那天他第一次站到講桌前面來問我的時候，我心裏想：「進臺大那麼多年，還沒遇到過這種每天不寫一、兩萬字無法入睡的人。」我問他：「你寫什麼？」「不管寫什麼，就是要一直寫一直寫。」於是我跟他說：「現在開始的三天，你都要讓我知道你有準時吃三餐，而且量要正常。」三天後我找了另一個學生，跟她說：「接下來妳幫我盯著他有沒有正常吃三餐。每天早上有太陽的時候約他到臺大，教他作穴道導引。」就這樣帶著這個學生慢慢改善。

我那時候想的其實很簡單，當人執迷於一件事，不管是執迷於要不斷地書寫或者一直要瀏覽色情網站或者是任何其他事情，都可以用中醫「扶正祛邪」的概念，就是體內正氣強了，外來的風、暑、濕、燥、寒邪便不易入侵；或者說用心理學所謂的「注意力轉移」來改變它。可是注意力該轉到哪裏去？如果轉移到另一個更讓人煩惱的地方可不行啊，應該將注意力轉移到生命更核心的部分。所以我找的事就是《莊子》講「返本全真」的那個

「本」：吃三餐很重要，我在臺大開《莊子》課最大的願望就是有一年也能同時教烹飪。因為烹飪是《莊子》學說非常重要的一環，〈應帝王〉講到列子修行了三年，達到的境界之一竟是「為其妻爨」，做飯給老婆吃。另一個「本」是運動，人活著就要動，同樣也很重要。至於「返本全真」的「真」，就是《莊子．大宗師》說的「而已反其真，而我猶為人猗！」的「真」，也就是當有一天失去了這個形軀，你依然存在的心神魂魄；《莊子．齊物論》則稱之為「真宰」、「真君」。人理當保全生命最真實、永恆的根本，能看重、愛養一己的心神。

一旦多餘的欲望沒了、多餘的知識也不必要有了，各位可能會問：「如果讀了《老》、《莊》、《黃帝內經》之後，我這也不敢、那也不想，活著多沒意思啊？」這樣的眼光也太狹隘，一生的韶光是這麼地有限，而這世上琴、棋、書、畫、中醫、太極拳……，好玩的東西這麼多，何苦專門挑些傷心害身的活動來自殘？何不選擇讓心身都能更好的嗜好呢？

從教化的立場，政府要讓人民能夠「不見可欲」，遠離那些讓人心亂的東西，或是使人民盡量不要有讓心神氣血越來越耗弱的欲望，但如果只是單向強制人們不准接觸，效果可能不好；需要同時讓人民培養另一個追求的目標。比方說，飲食很重要，我們的氣血、津液皆從飲食而來。因此我願意用一輩子的時間去增強廚藝，學習怎麼樣讓做的菜更營養，味道層次更多元，烹調得更鮮美。但我並不想去學習怎麼樣用化學原料調出某種味道來欺騙世人，那對我是不必要的知識，因為沒有必要這樣糟蹋自己或別人的健康。可是如果有些人已經知道了這樣的技術，甚至想利用它來獲利、犯罪，該怎麼辦？

「常使民無知無欲」，好的執政者能夠引導人民捨棄多餘的欲望和知識。「使夫智者不敢為也」，這句話更有意思了。什麼叫「智者」？這邊是指知道了一些不需要知道的知識的人。倘若這些「智者」將知識用在不正當的地方，政府便需要管理、制裁，讓這些人不敢妄為。老子說如果是個理想的執政者，就要讓做這些壞事的人受到該受的、有嚇阻作用的懲罰，讓他們不敢去犯，「使夫智者不敢為也」。

最後《老子》說，那大家該做什麼呢？「為無為，則無不治」，在這樣的亂世，應該做的事情是「無為」，不要妄為，除了生命的核心價值、你的心身、你的專業，把這些生命中最重要的事情做好，不要再去做那些會傷害一己心身的事情。

這也就是《莊子》講的「彼其所保與眾異」（〈人間世〉），我們得優先保護好生命最重要的那一部分。所有的舉止都不是妄為、都是因循自然，順應天地的「自然」，也因循生為「人」的自然。什麼叫「自然」？順應天地的「自然」，就是配合太陽週期來作息。夜裏該睡覺的時候睡覺，白晝該運動的時候運動。如果你想長養真陽之氣，中午就是效果最好的運動時間。因循生為「人」的自然，如何對上天賦予人的心神、氣血、筋骨、肌肉有益？那就這麼過活、活動。至於你的工作、事業呢？「為是不用而寓諸庸」（〈齊物論〉），不把成為一個有用的「工具」當作此生的終極目標，但仍將自己寄託在世間的三百六十行裏。你會發現：工作中你也關注著自己的心身，並且因為這內向的努力，能讓你的專業做得更好。就像莊子筆下的庖丁，因為專注，可以把牛屠解到出神入化的境界。《莊子》書裏具體明白地描寫了十一位達人，這些例子告訴我們，依循《老》《莊》之道，你在職業上的表現會更好。就像生病以前的我較執著於一些外在事務，現在的注意力回到心身，如今我再做同樣的事情，反而比以前做得更好。人生很多事情不是用力就能做得好。比方當你太在乎這段感情，在乎到覺得沒有對方會死，那反而很少人敢和你在一起。因為沒有人想談個戀愛，一旦分手還要背負對方因愛你而致死的殺人罪名。

所以《老子》說：「為無為，則無不治」，當你把核心放回到自己的心情、自己的身體，反而會發現情場順利了，工作也因為清明的心更加順暢。因此，沒有必要、也不要讓欲望累了自己。

絕聖棄智，民利百倍；絕仁棄義，民復孝慈；絕巧棄利，盜賊無有；此三者，以為文不足。故令有所屬，見素抱樸，少私寡欲。（《老子．十九章》）

陳鼓應老師是這樣詮釋《老子．十九章》的：「針對虛飾的文明所造成的嚴重災害而發。」在老子身處的春秋時代，就已經覺得很多東西是虛偽矯飾的了，更何況在今天呢？「絕聖棄智，民利百倍」這句話乍看令人感到很驚訝，為什麼要棄絕「聖」和「智」呢？在這個時代，只要有不同的陣營、不同的群體，就會產生各自擁戴的「聖」與不同定義的「智」。更不用說有時候所謂聖人智者、好人好事的形象往往是被輿論建構出來的。如果有一個人，大家都說他是個很好的人，那可能是他在別人的眼裏做出一個好人的樣子，換取別人口中一個「好人」的名稱，但真正的他是如此表裏如一的好嗎？在變動不居的人心、易被搧動的風向下，輿論一定是正確的嗎？再說「智」，我們有時候會看到新聞報導：某某人利用法律漏洞，透過空殼的紙上公司牟利。有些智巧在現代是這樣被濫用的。許多新的技術、新的發明被用來製造贗品、用人工的化學合成物取代天然的材料、味道。除此之外，人類透過電腦創造了過去沒有的虛擬世界，網路的發明使得各種不可能成為可能，包含令許多年輕人沉迷的電子遊戲。但這些知識是否讓我們更快樂、更健康了呢？這是一個值得反思的問題。

「絕仁棄義，民復孝慈」，當很多議題可以操作，很多是非可以顛倒的時候，你會覺得「仁義」二字不過是媒體揣在口袋裏、隨意操弄的名詞。我認識一個非常和氣的人，跟每個人講話都好親切、好客氣，尤其是跟商業往來的對象，可是唯獨對自己的老婆講話很兇。可見如果對方不是發自內心這麼做，而是刻意營造出口碑、印象，有時候我們的眼睛就這樣被蒙混了。

「絕巧棄利，盜賊無有」，我們常在生活中看到所謂「以巧謀利」、詐偽亂真的例子。想想為什麼房價被炒高至此，讓大家如此難過活？想想為什麼珠寶、骨董的價值被哄抬成這樣，讓贗品各處流竄？一旦追求這些東西，就會造成很多人世間的混亂。我孩童年代臺幣四、五百萬就能買一棟很不得了的房子，現在四、五百萬連廁所都買不到。臺北的年輕人如果只靠自己，工作二、三十年、省吃儉用都還買不起一間屬於自己安身立命的住房，這非常不合理。我聽說海峽對岸一線城市的房價炒作也是類似的模式，這樣的現象不免讓人想起杜甫的詩句：「安得廣廈千萬間，大庇天下寒士俱歡顏」（〈茅屋為秋風所破歌〉），這樣的胸懷，如今要去哪裏找呢？而房價越來越高，買不起、租不起的人就等著租社會住宅嗎？可是很多地方的居民不願意周邊蓋社會住宅，就怕自家的房價會因此下跌。各種爭吵、紛亂由此而生。

其實這樣子炒房，到底是哪些人受益？又有多少人受苦？房價、房租高昂，連帶影響到一般人的飲食開銷。臺灣大學附近隨便一間店面，租金一個月要臺幣八萬八。學生進去吃飯，一個人付兩、三百塊，請問扣除店租、食材等成本必須賺多少才能打平、才能獲利？在店租已經那麼高的成本之下，還能用天然食材嗎？還是為了壓低成本使用化學調味？光從被哄抬的房價就可以看到臺灣民生會怎麼樣日漸凋敝。管理眾人之事的執政者不就應該管理這些嗎？

在《老》《莊》的時代，牟宗三的《中國哲學史》提到「周文疲弊」這四個字。那時候的周文化，也就是我們現在看到的經學所反映的儒家教育，已經疲軟了。儒家提倡的道德科目雖然實踐了，但是卻產生更多新的問題。比方說：提倡孝本來是很好的，可是表揚獎勵孝子，給他當個官、蓋個牌坊以後，大家漸漸變得只想利用這個方式去獲得表彰或謀取官職，那就不是真心的孝了。當第一個哭喪哭出肋骨的人被表揚獎勵了，後來的人只煩惱爹娘死了我到底該怎麼樣哭出肋骨。不是因為內在的實質，而是在乎外在所得，這樣的孝，也就是一種有待於外的行為而已了。

不僅是孝，所有被推崇的道德科目都陷入了這般困境。老子身處的先秦諸子時代，國與國之間那麼多征戰，百姓生活這麼地艱難，加以「周文疲弊」，所以很多反省人生價值的學問就在那個時代綻放、誕生了。而《老》《莊》提出來的省思是什麼呢？面對這些價值無法從心而發，只剩下外在的儀軌，人們「憒憒然為世俗之禮，以觀眾人之耳目」（《莊子．大宗師》），許多人一生忙亂地遵守世俗禮節，受制於別人對自己的評價看法，為了迎合世人的耳朵而說、為了討好眾人之眼而做，卻沒辦法照顧到自己的核心價值。老子說，聖智、仁義、巧利，「此三者，以為文不足」，這三種東西都是巧飾，不足以治理天下。如果這些都不好，那到底要怎麼做呢？老子提出了「故令有所屬」，你要讓人民的身體、人民的思想、人民的生命與生活有所歸屬、有所適從。歸屬何處呢？老子說「見素抱樸，少私寡欲」，「素」是沒有染色的絲，「樸」是沒有雕琢的木頭。我們每一個人都有一些與生俱來的潛質，只要活著就一定擁有，比方說心神，比方說真陽之氣，比方說脊椎骨，我們從這些生來就擁有的、屬於生命的一部分，不斷地提升自己。讓自己的氣血更加地平和、充實，去長養自己的「浩然之氣」（《孟子．公孫丑上》），讓自己能接近「旁礴萬物以為一」（《莊子．逍遙遊》）的境界，你在世俗的、等待外求的價值之外，樹立一個內在的、屬於自己的價值，不再怕別人怎麼看你、說你，不必為了讓每個人滿意搞得自己很累。

「見素抱樸，少私寡欲」，當你開始削弱你的負面情緒，練習讓自己的思慮漸少；當你開始讓注意力回到自己的身體，注意自己手腳是冰冷還是暖和。像幫我工作的學生，有時候也會一起練穴道導引或打太極拳，他們不自覺地練了幾個月或是幾年，雖然說不上多勤奮，可是生活中心情不好的次數確實變少了。每過一年我都會覺得：「這些小孩還是有收穫的。從前原本不明顯的腰變得有腰身了，蒼黃的臉色現在白裏透紅，變漂亮了。」你最後會發現一件很有意思的事，當你把根本拉回內心，去注意不要有負面情緒、不要有多餘念慮，去注意「緣督以為經」，把督脈打直的時候，居然發現生命中有一種美好，比拿全班第一，或得到別人的讚美，或追求外在的東西還要真實、還要令人珍視。你只要開始努力，收穫就會非常地明顯。

這是一個有太多欲望的世界，所以需要好好思考什麼事物是你該選擇擁有的？一旦有操控在別人的成分，你就無法自主。可是如果你以《老》《莊》講的生命核心為最重要的價值，即使面對亂世、覺得這個社會待你不公，你也能夠心情平和。就像孟子說：「無恆產而有恆心者，惟士為能。」（《孟子‧梁惠王上》）就算沒有房子，也沒有足夠可以活到死的積蓄，可是還能堅持在理想上努力的，只有士，也就是知識分子，真正將自己的生命和經典合一的讀書人才能做得到。不公平、不正義的社會亂象在每一個朝代，每一段歷史都有，「道家者流，蓋出於史官」（《漢書．藝文志》）正因看盡了世間的禍福成敗，出於史官的老、莊才會去探究人生在世不可丟失的根本，發展出這樣一套學問。所以不要放棄你的核心價值，不論社會多亂、不論人們在爭逐什麼，一定要好好地鍾鍊自己、長養自己。因為當最後面對死亡的時候，會和你一起離開的只有你的心神、靈魂，其他東西都帶不走，那你現在何必那麼在意這些身外之物呢？

當我們講「不要讓欲望累了自己」，前一段先用遮撥的論述方法說「不見可欲」（《老子．三章》），叫我們不要怎麼樣。可是到底該怎麼做才對？這一段《老子》幫我們樹立一個價值——「見素抱樸」，你有一個重要的根本可以持守，自然就能「少私寡欲」了。

各位讀過《老》《莊》這些哲學經典以後，看到有人帶風向就不要輕易跟著跑，要用冷靜的眼睛去觀察、用清明的腦袋去思考。如果你知道你要什麼樣的生活，希望給下一代怎樣的環境。你也希望這個國家、這個世界可以更好，那可能就會有不同的選擇、不同的做法，我覺得這是身為一個知識分子應該具備的眼界、能力與胸懷。

「不要讓欲望累了自己」的第三條資料，讓我們看見欲望可以讓人受累到什麼地步？

黃帝問曰：余聞古之治病，惟其移精變氣，可祝由而已。今世治病，毒藥治其內，鍼石治其外，或愈或不愈，何也。岐伯對曰：往古人居禽獸之閒，動作以避寒，陰居以避暑，內無眷慕之累，外無伸官之形，此恬憺之世，邪不能深入也。故毒藥不能治其內，鍼石不能治其外，故可移精祝由而已。當今之世不然，憂患緣其內，苦形傷其外，又失四時之從，逆寒暑之宜，賊風數至，虛邪朝夕，內至五藏骨髓，外傷空竅肌膚，所以小病必甚，大病必死，故祝由不能已也。（《黃帝內經素問．移精變氣論》）

〈移精變氣論〉主要在講當人體的精與氣不處在正常的狀態，就是生病了，那我們該如何讓它恢復正常或者調整至更好的狀況呢？黃帝就問了：我聽說古時候的人治病「惟其移精變氣」，這個「其」是有，「移」和「變」都是改變的意思。我聽說古時候的人治病，只要能夠改變一個人「精氣」的狀態就可以了。什麼叫「精氣」的狀態？「精」是津液，而身體的每個部分都和液體有關，比方說眼睛、嘴巴、皮膚、腸道……，身體所有部位都需要津液的潤澤，不然就會變得乾澀。就好比夏天到了，打開電扇，發現過了一個冬天運轉起來有點不順，這時候如果加點潤滑油，是不是就會順暢許多？我們的身體也一樣，如果津液枯竭，就必須要改善「精」的狀態。那「氣」呢？比如手腳冰冷就是因為陽氣不充足，或者陽氣沒有辦法輸注於四肢。所以如果精氣狀況能改變一下，病不就好了嗎？〈移精變氣論〉說，從前某個時代有「祝由」這樣的人物，「祝」是巫者，能夠通靈，知道病人的病是怎麼來的。「祝由」的「由」，意思是「口誦不絕」，嘴巴喃喃自語，像在念咒語一樣。所以「祝由」就是類似巫者、超能者的角色，可以溝通天人，透過念誦咒語或符祝就能治病，不必用藥方。聽起來好像很玄？但透過之前讀過的文本我們已經了解，心神主宰了精、氣、血，氣包括榮氣、衛氣，當然也就會影響身體的狀態，甚至能透過改變心神狀態來治癒疾病。所以古人有病，遇到像祝由這樣的人，他可能會告訴你導致這精氣狀態的原因，建議你改變心神狀況，告訴你要注意自己的情緒、運動。那個時代沒什麼大病，所以祝由僅是叫你調整自己的心神狀態來改變精氣，病居然就好了。

我因為研究醫道兩家的學問，特別重視情緒對身體的影響。我念碩博士班的時候對中醫最狂熱，那時有位歷史系的學妹，在她胸部摸到一個硬塊，她好害怕，就來問我，我就請教同樣懂中醫的我哥。我哥說：「妳學妹會有這個症狀，脾氣一定不好。」後來我幫學妹把脈的時候，就問她：「妳是不是脾氣不好？」她說：「好厲害，妳怎麼把脈就知道？」我就叮囑她：「妳的脾氣一定要改。多自己做菜，每一餐要吃澱粉、蛋白質，蛋白質的量絕對要少於澱粉。然後多吃青菜、水果，但如果腳已經會涼了，水果就別吃太多。」結果大概過了兩個禮拜，她非常高興地跟我說：「學姊，原本有硬塊的地方變軟了！」我說：「很好。記得不能生氣，生氣就會復發喔！」對人體經絡有概念的人就明白，乳房這個部位的疾病，和肝臟、胃腸的狀況有關，而肝臟與胃腸都和情緒有非常密切的關係。所以其實我不是全靠把脈知道這一切，我告訴學妹的重點也只是改變情緒、改變生活習慣，以此「移精變氣」。我有時候早上起床，覺得頸子有點僵，受了點風寒，自我評估可能不一定需要吃藥，就嘗試著靠打拳、穴道導引，加上非常注意自己的心情，看看能不能好到一個相當的程度，好幾次的經驗證明，答案都是肯定的。

接著黃帝說：「今世治病」，可是到了後來，治病就不是這樣了。「毒藥治其內」，《黃帝內經》只要講到中藥都用「毒藥」二字，什麼叫「毒」？代表氣性有偏，在傳統醫學的觀念裏不是中和就是毒。什麼叫「中和」？天地間秉受中和之氣的是稻米。米吃起來是很溫順的味道，各位聽過有人吃太多白米死掉的嗎？沒有，頂多就是因吃太多、活動卻太少而胖。但胖是自然的生理現象，不是病理現象。可是秉性有所偏頗的食物吃多會讓人生病，像是每隔一段時間臺灣就會流行減肥茶，一陣子之後電視新聞就會報導有人喝到身體出問題，甚至出人命。我曾經幫朋友試喝一點，喝了以後馬上知道這東西非常寒涼。像稻米這種氣性不偏不倚的食物可以瘋狂無限吃，但稟中和氣性的東西很少，其他東西吃多了可能導致太熱或太寒。比如感冒時如果進補，就有可能因為體內邪熱還沒有解，加上吃了上火的東西，而造成出血。因此《黃帝內經》才會將氣性不中和的藥稱為「毒藥」。

為什麼中醫叫「中醫」，並不是源於中國所以叫中醫，而是把不中、有所偏的狀態調整至中和，所以叫中醫。比方我這個人特別愛吃開心果和黑豆，都是容易上火的食物，堅果這種東西，一個人每天大概只能吃十粒左右，吃太多就是毒藥了。如果想吃多，就要一物剋一物，像我就會喝山苦瓜茶來降火。可是如果你沒吃堅果，原本身體狀態就是中和的，再喝山苦瓜茶，反而就變得太寒了。也就是說，所謂「毒藥」的意思是，它的藥性不能多吃，可是如果你的身體已經失去中和，它卻可以幫你調節。就像扎針和砭石一樣，可以把你的氣血引導到最合理、和諧的狀態。

「毒藥治其內，鍼石治其外」，內服藥物來調理，或是從外面用扎針、砭石的方式來治療氣血。身體的疾病包括情緒，某種程度都是可以透過藥物、鍼石來治療的。黃帝的問題是，「或愈或不愈」，服了藥、扎了針，為什麼有人的病會好，有人的不會好？岐伯的回答指出重點：「往古人居禽獸之閒」，古人和禽獸一起住在自然環境中，「動作以避寒，陰居以避暑」，如果怕冷就運動暖和身體，如果怕熱就到比較陰涼的地方去居住。可是我們現代人怎麼避暑呢？空調以避暑，非常不健康。外面這麼熱，你可能流汗了，身上所有毛孔全部打開來；可一接觸冷空氣，毛孔會馬上全部收縮，這是身體的本能。但是也因此沒有徹汗，汗沒有正常排出去，使得許多的熱仍蓄積在身體裏面，小則長粉刺什麼的；嚴重的話，會讓你太陽經的疾病不容易好，再從皮表的疾病逐步深入體內，或者本來只是頭痛、脖子僵、流鼻水，但一旦沒有治好，病邪倘傳到肺臟、胃腸、肝經之後，變成臟腑的疾病，就更難醫治了。所以我自己的家，一個小小的空間裏擺了好幾臺電風扇，吹起來就非常舒服，根本不必吹冷氣。

如果各位像我一樣，每天和一些動物住在一起，一定會覺得動物比人類單純很多，沒有壞心眼，生活無憂、甚至蠻搞笑的。反觀人的一生，總是忙忙碌碌，跟別人競爭，即使爬到高位，有的還是活得很刻苦，吃著不健康的餐食，或者過著憂鬱緊張的生活，不免讓人懷疑到底在追求什麼？古時候的人「居禽獸之間」，要是你常常和動物互動，看到牠們的一生，往往會讓你去反省：你要過怎麼樣的一生。

更重要的是，「內無眷慕之累」，今天要強調的是這句話，那個時代沒有那麼多對功名、財富的追求，不會因為眷戀、愛慕著什麼而累著自己。各位，其實「情」和「欲」可以是非常美好的。如果一個人連食欲都沒有了，那就是脾胃出問題；如果一個人對情感生活完全不感興趣，那就是生病了。可是當你不節制的時候，「情」和「欲」也可以讓你非常地痛苦、非常地累。怎麼樣節制？這時候就需要哲學價值觀的建構。《老》《莊》之學樹立了這個非常重要的價值。當你知道情欲開始影響到你的情緒、你的心靈和身體，就要馬上喊停。

古代的人內在不會有過多拖累自己的情愛和執著，外在呢？「外無伸官之形」。「伸官」二字，有人直接解釋成在官場上求取官職，希望能升官進爵。對應到當代，就是你很在意考試成績好不好、工作夠不夠完美、能不能得到師長或上司的肯定。另一個解釋是從文字上去說明，認為「伸官」就等於「臾官」，須臾的臾。「臾官」又等於加上疒字旁的「瘐瘤（ㄩˇㄍㄨㄢˇ）」，是個假借字，古人寫錯字叫假借字，加疒字旁的「瘐瘤」意思是「病也」，生病了的意思。所以「內無眷慕之累，外無伸官之形」有兩個解釋，古代人內在沒有情感上過多的眷戀愛慕導致的牽累，外在不會表現得汲汲營營，或者外在形貌也不會呈現出病容。那是什麼樣的時代啊？「此恬憺之世」，這是個大家都很恬適、淡泊，比較容易快樂的時代。

生活在當代的我們，很難想像那樣的時代了。那時候的人日出而作、日落而息，沒有太多欲望，也不會盯著一個小小的螢幕，讓視力越來越衰退。所以「邪不能深入也」，風暑濕燥寒不會一下子就長驅直入。這個「邪」和妖魔鬼怪無關，而是講氣候的正常或不正常的變化，這些變化容易讓人生病，所以是「邪」。一個人如果氣血充足，體表的衛氣充沛、正常，可以保護身體，自然不會輕易就中暑、就傷風感冒。「故毒藥不能治其內，鍼石不能治其外，故可移精祝由而已」，由於那個時代的人氣血充足，所以只要注意好心情、生活作息規律正常也就夠了，不需要靠藥物治其內，也不需要用鍼石治其外。

「當今之世不然」，可是現在這個時代不一樣了。「憂患緣其內」，每個人都曾經有過很想要、很喜愛什麼，卻得不到或失去的經驗，也有很多人失戀過，或是被拒絕過，當喜歡的人離開你、提分手的時候，你還沒有準備好，就非常地傷心，所以會有憂患。這樣的心情也是非常傷身的，只是現在我們容易把這種傷身當成正常，當成你能承受得起的。「憂患緣其內，苦形傷其外」，內心很攪擾、為憂患所牽累，形體又處在眾人目光、口水之間，被勞苦所役使、病痛很多。「又失四時之從，逆寒暑之宜」，而且沒有順從四季節候來養生，沒有順隨著太陽週期作息。所謂「春夏養陽，秋冬養陰」（《黃帝內經素問・四氣調神大論》），春夏有陽剛之氣，是最合適長養正氣的季節，可是現代人卻反其道而行，夏天不出去戶外在陽光下長養正氣，反而關在室內大吹冷氣。

「賊風數至」，「賊風」是出乎意料的氣候，像「冬雷震震，夏雨雪」（漢．樂府〈上邪〉），在不該有雪的季節下雪，這就是意料之外的賊風，不是常態的、規律的。遇到這種不正常的氣候，「虛邪朝夕」，要是本身正氣虛弱，外在的邪氣就容易入侵、客留。本來人的體表有衛氣、體內有營氣，可你如果熬夜、煩惱，或者縱欲傷精，導致氣血虛弱，肝腎精液都不足，那麼疾病就可能乘虛而入，輕易地從你的經絡攻到臟腑。「內至五藏骨髓」，客留在皮毛的風暑濕燥寒邪沒有及時處理好，它可能就會進入肌肉、臟腑，甚至深入骨髓。比方說進入胃腸，就會導致胃腸的問題；進入肺，就可能導致肺的問題，肺與大腸相表裏，那又可能轉變為大腸的問題。我曾經聽臺大歷史系已經退休的黃俊傑老師說，他認識臺大醫院最反對傳統醫學的一位醫生，這個醫生覺得中醫太荒謬，為什麼肺跟大腸會相表裏、會傳經？沒想到這位醫生後來得了肺部的疾病，並且最後轉變成大腸癌過世。「外傷空竅肌膚」，而有些傷害影響你體表的腠理、肌膚，讓你體表的竅穴、肌膚也都不健康了。因此內外俱傷。「所以小病必甚，大病必死」，剛開始一點感冒，可能吃一、兩次藥就好了，可是如果不去處理，就這樣拖著，病邪深入就可能很嚴重。小病很容易變成大病，大病再不注意就會危及生命。

「故祝由不能已也」，因此用祝由的方法就不能醫好疾病了。都病得那麼嚴重了，你還不吃藥嗎？很多人會問：「我身體這裏很不好，你可以告訴我吃什麼食物可以改善嗎？」有時候病情嚴重的話真的沒辦法只靠食物治療，如果食物就能解決，天地間還需要藥嗎？比方說，如果身體的水分代謝不良，最簡單的是吃紅豆。可是紅豆排水效果很微弱，那就吃薏苡仁。各位不要聽了就拼命吃薏苡仁，吃多了可能導致便祕。因為水分代謝不良的意思是有多餘的水分應該排掉，可是如果沒有多餘的水分，吃完薏苡仁會便祕的。但也有薏苡仁排不掉的水分，所以才需要茯苓。可是茯苓比較平和，如果體內要排掉的水分是熱性的，就會用上豬苓。如果水分實在太多了，連茯苓、豬苓都解決不了呢？天地之間才會有藥叫澤瀉嘛！這是我用過最強的排水藥了，再上去就是大戟、芫花、甘遂。為什麼這些我沒用過？因為那是非常嚴重、攸關性命的水症才會用的。我的老師是清代御醫蕭龍友的入室弟子，告訴我最嚴重的水症老師遇到過，但並沒有給藥，因為病人已經嚴重到快死了，如果沒治好，別人會以為是醫者治死的。有時候各位要體諒醫生的處境，他可能兢兢業業看病一輩子，結果醫死一個病人就賠了一生。

我讀碩士班的時候，看到有人生病，總是非常積極想幫他找解決的辦法，可是現在不一樣了。自己大病歸來之後，反而覺得有的人就該病，如果不生個大病，不知道生命這麼脆弱，不知道該倍加珍惜。比方有的人雖然病得很嚴重，但一兩帖藥就被治好了，結果又回去過原來的生活，等到復發又回來看醫生，一直陷在這樣的迴圈裏。我跟一個朋友說：「其實妳目前不太需要治療，妳應該等到病情更嚴重再來治療。」她問：「什麼時候？」我說：「癌症第三期。」真的，很多人不到那一天，就無法真的下定決心去改變他的情緒，改變他的忙碌，改變他的日夜顛倒乃至於抽菸酗酒這些不健康的生活習慣。那就等到願意改變的那天再來治病吃藥吧。各位要是老到和我一樣的年齡，就會知道除了自己的心、身，這世界你能改變的事情其實不多，不管這個人是你的兒女、情人，還是你的朋友。

到底是什麼樣的價值觀，讓你這麼熱衷於外在的學業、愛情、工作、房產，可是讓你這麼不重視你的心身健康？是什麼樣的家庭教育，什麼樣的學校教育，什麼樣的社會教育成就這樣的光景呢？所以必須要自發地思考，在這個時代到底什麼樣的人，才能夠保全自己？剛剛也提到「恬憺之世」，其實只要秉持返本全真之道，調整一下心情、調整一下作息，一切就大抵沒問題了，幾乎不容易生病。

「不要讓欲望累了自己」這一條，簡單地講是要做到「內無眷慕之累」。「眷慕之累」是什麼？你希望趕快追到的外在目標，你想要接近、希望和他白頭偕老的人，這些其實都在你的操控之外，而你的目標一旦在外面，「憂患緣其內」，內心就會因為那個無法操控的眷戀一團亂，而這團亂，可以讓你從竅穴、從肌膚，到五臟、到骨髓，都可能致病。各位讀了醫家以後，是不是覺得道家非常值得學習？它的主張和我們的身體狀況休戚相關，而希望身體健康本就是超越時代、地域的普世價值！難怪西方這麼多心理學家到東方來學《老》《莊》，因為他們覺得《老》《莊》能夠對治這個時代的文明病。《老》《莊》是種價值，這種價值提供一種選擇，讓你能夠型塑、陶鑄自我，重返純真的嬰兒時期。讓我們在這個可能不算太平的時代，能夠重返太平，如果時代不能給你太平，你就必須為自己塑造一個。人與人之間都是交互影響的，如果我們願意接受經典的影響，從提昇自我心身做起，那麼，想要透過教育、透過閱讀來改變這個時代的人心，以及我們所處的時代，我想還是很有希望的。

走一條不同的路，通往幸福

在第一講「『不欲』與『無情』」，我們知道「當思念成疾」，情傷不只是心神之傷，甚至是有可能致病的。又談到「想要，竟是一切災難的根源」，要是「嗜欲無窮」，就會「憂患不止」。前面「不要讓欲望累了自己」的單元講了這麼多不要去做的事，你是否手足無措地感到困惑：那我到底該怎樣呢？所以這個單元要講的是「走一條不同的路，通往幸福」，要更正面直接地告訴大家，除了不要怎麼樣以外，到底應該怎麼做，能夠「走一條不同的路，通往幸福」？《老子．六十四章》說：

其安易持，其未兆易謀，其脆易泮，其微易散。為之於未有，治之於未亂。合抱之木，生於毫末；九層之台，起於累土；千里之行，始於足下。為者敗之，執者失之。是以聖人無為故無敗，無執故無失。民之從事，常於幾成而敗之。慎終如始，則無敗事，是以聖人欲不欲，不貴難得之貨；學不學，復眾人之所過，以輔萬物之自然而不敢為。

《醫道同源》講到這一章時，把重點放在「慎終如始，則無敗事」，做一件事情從開始直到結束都保持著一樣的用心、謹慎，那麼就不會失敗了。然而從這裏就延伸出另一個關鍵問題，這個要「慎終如始」的「事」是什麼？「聖人欲不欲」的欲，想要的又是什麼？

人的一生就像是踏進一個琳瑯滿目的大賣場，你往前走時，身邊的無數事物都在向你招手，引誘著你投入時間與精神。然而生也有涯，知也無涯，如果你學的東西無關乎心身的核心價值，如果你有一個構築在外的欲望，會讓心身一直往下陷落，那麼難免會感到痛苦、受傷。所以人在滿足欲望的時候如果要無傷，我們到底應該要「欲」什麼、「學」什麼？這是《老》《莊》哲學中反覆強調的重要課題。

「聖人欲不欲」，聖人想要的和一般人不一樣，這裏的「不欲」，是指一般人所不欲，一般人不追求、不學的。像是現在進入第四次工業革命，好多人都急著在學人工智慧、設計機器人、自動化的技術知識。一般人都想去學當代最高端、最熱門的學問，但是聖人最重視、最想學的，卻不是這些大家趨之若鶩的學問。那聖人的追求是什麼？聖人所想要和他所學的是一致的，學習怎麼樣把「身體」治理好。古人講「身體」包括大體和小體，也就是包括心神以及這個血肉之軀。說白了就是怎麼樣能安定自己的心神，怎麼樣能夠調和自己的氣血，這樣一門學問。從前面幾個單元，我們已經知道要學怎麼用心、怎麼治身，學習順應自然，而不是違背自然。所謂的順應自然包括動作因循自然、不妄為，順隨一天與四季的太陽週期來作息、生活。這些都是《老》《莊》的聖人在意的、想要的，以及必須學習的。

你說：「生活，還需要學習嗎？」

我最近遇到很多學生，明顯狀況很不好。看著他們我總會想起年輕時常常熬夜的自己，當時怎麼會覺得非得把事情做完才肯去睡呢？對外在事物的執著太深了。相比之下，對於心情靜定、身體健康的重視實在太少，才會這樣。然而順隨太陽週期作息真的有那麼難做到嗎？舉我自己當例子吧！有一天發生了一件讓我有點失望的事，而當我對外在世界失望，就提醒自己馬上把注意力收回自身，繼續好好鍊功，好好寫書，其它都不要管了。當天晚上我早早就上床睡覺，隔天自然就起得早，覺得生活非常美好。當你有這樣的經驗，就會覺得順隨太陽週期生活不是什麼大不了的學問。好多人能考上大學，考過各種專業執照，精通很高深的學問或技術，那麼僅僅只是撥個鬧鐘早起的小動作，真要做，哪有什麼困難的呢？但事實上是，如果你沒有下定決心去執行、去克服，就會一直在混亂又傷身的生活作息中載浮載沉。

《莊子．應帝王》裏說列子「三年不出，為其妻爨」，做菜是基本的生活能力，但現在很多人不知道怎麼給自己做營養均衡的一餐，也沒有打理家務的能力。

所以，要怎麼樣管理自己的時間，怎麼樣讓生活過得更好，當然都是需要學習的。

我念小學的時候有德國人到臺灣來，回國後在媒體上發表了一篇感想，其中一句對臺灣人的描述讓我印象深刻，他說：臺灣人普遍都住在豬圈裏。意思是臺灣人的生活環境很髒亂。我們常常以忙碌為藉口，忙著外務，就把生活周遭還有內在心性忽略了。而《老》《莊》要我們把追逐外在目標的注意力收回來，學習怎麼樣治理自己的生活、怎麼樣「自事其心」（《莊子．人間世》）、怎麼樣讓動作因循自然。各位不要以為整理空間、管理情緒、鍛練身體這些事沒有人考核你、沒有人給你獎狀、沒有人給你升遷加薪，好像對人生沒有用，但其實這些對一個人生命的影響才是最為核心、最為巨大的。

我出書以後，遇到各行各業的專業人士想學習陶養自己心身的方式，讓生活過得更好，你問他學這樣的心身課程，目標是什麼？很難想像在事業上有著巨大成功的人，答案竟然是：手腳不要那麼冰冷，晚上能睡得著。我們從出生後就開始了學習之旅，追求各種夢寐以求的目標。可是到底是什麼樣的追求，讓我們失去一些小時候好簡單就能擁有的幸福？各位有聽過一個剛生小寶寶的媽媽告訴你：糟糕，我的孩子昨晚又失眠了！沒聽過，對不對？可是為什麼這種每個人天生具備的能力，慢慢從我們的人生中流失了？在我們學習的過程、追求的旅途中，可不可以不要失去這些與生俱來的能力？身為人，應該要清明地、安適地生活。不管是在談感情，或者求學，或者工作，有些能力真的不能喪失，所以不要漠視《老》、《莊》、《黃帝內經》所重視的這些心、身基本能力或工夫。

陳鼓應老師在《老子．六十四章》後面寫了一段話，他說：「遠大的事情，必須有毅力和耐心一點一滴去完成；心意稍有鬆懈，常會功虧一簣。」看到這段話我特別有感。我的專業與興趣之一是傳統醫學，一般人或許覺得這個專業很困難，可是對我來說，把一位剛入門的學生教到臨床中醫師的程度，甚至於超越已在行醫的中醫師，專心致力，可能只需要兩、三年的時間。可是，要教一個心情很容易攪擾的人，讓他的心能夠不再攪擾，或是教本來對食色及財富有強烈欲望的人，要消滅他的欲望，往往是更加困難、耗時更久的。陶養一個人的價值觀，或者透過教育提升一個人對心身修鍊的重視，困難的程度，遠比起教會他一種語言、一項技術，高出許多。

所以什麼是遠大的志向？年輕的時候可能很有理想，想實現一個足以影響世界的夢，可是其實最遠大的志向也可以就在家中，也許就在心裏。你真的要去實現它，就要每天不斷地注意。比方說：想要全身很鬆柔，那麼身體一僵硬就要馬上解消；你希望心情維持靜定，那麼煩擾的事情一過來，馬上要「牽動四兩撥千斤」地讓它彈走。「心意稍有鬆懈，常會功虧一簣」。我覺得練拳、練穴道導引的好處是，你會明確地知道自己的身體進步了。當進步到一個程度的時候，真的不甘願退步。你會覺得：我為什麼要因為那麼不值得煩惱的人事煩惱、為了不值得熬夜的事情熬夜，影響了我這麼美好的心身狀況？希望各位在閱讀的過程，能愈來愈習慣讓自己的心情維持靜定，或是讓身體一天比一天更放鬆。不必求有多大的進步，可是至少不要退步，要比昨天更好。不管透過作穴道導引、瑜伽或是鍊太極拳，你要習慣讓這樣的生活、這樣的功課在自己的生命裏扎根。扎了根之後，外在世界的誘惑或紛擾要動搖你，就愈來愈不容易了。

所以《老子．六十四章》提到「欲」和「學」。《老》《莊》所「欲」，應該就是「全德」吧？而所「學」，就是學治身、學自事其心、學因循自然！

練習讓胸中懷著一面鏡子

我們現在要開始學的就是一般人不會特別去學，可聖人覺得一定要學的工夫。首先，在「練習讓胸中懷著一面鏡子」這個單元，學習如何正確使用我們的心靈，這也是幫助我們安頓情感的方法。《莊子．應帝王》說：

至人之用心若鏡，不將不迎，應而不藏，故能勝物而不傷。

我剛開始讀《莊子》的時候，對「用心」這兩個字沒有留意，不知道從哪一年開始，看到這兩個字好有感觸。小時候，父母教我們怎麼拿筷子；學寫字以前，先學怎麼拿筆；買了新手機，就要學習選單裏的各個功能是什麼。在求學的路上，我們告訴自己：如果多學一種外國語言，就能多打開面對世界的一扇窗，所以花好多好多時間在專業學習上。從小到大我們學習了各種技巧，但可曾想過要學習如何「用心」？如果心靈是我們每天清醒時刻都要使用的，那麼對於怎麼使用「心」我們為什麼好像從來沒有花心思學習？也許在遇見《老》、《莊》、《黃帝內經》之後，也許在生命中筋疲力竭的某一天，你會忽然覺得捨本逐末的自己有點荒謬？任何工具如果不懂得使用方法，輕則損壞工具，重則使自己受傷。心靈也是如此，我們的心靈比任何工具都要來得靈巧複雜，所以「用心」難道不是身為人最該好好學習的課題嗎？這是多麼重要的本事！

今天就讓我們一起來打開莊子撰寫的心靈使用手冊。〈應帝王〉講「至人之用心若鏡」，達到最高境界的「至人」，他使自己的心就像一面鏡子。鏡子是什麼樣的呢？不管照鏡子的人長什麼模樣，都是他們自己到來、自己離開，鏡子並不會特意跑去迎接、也不會為誰送別。莊子說「不將不迎」，「將」就是送，當照鏡子的人要離開了，從來沒有一面鏡子會因為覺得鏡中人太美好，就依依不捨地送別，更不會伸出手來拉住對方、不讓他離去、強要他留下。同樣的，也不會因為來訪之人的長相太醜、個性太討厭，就想趕緊把他送走。可能曾經有些人、有些事讓人覺得很不舒服、看不順眼，你就很想趕快把這個討厭的人、這個霉運從你的生命裏送走。可是你的心也可以憑藉這樣的機緣練習，學著把生命中的逆境當成一個考驗、一個磨鍊，學著凝神寬心以對、順其自然，不要想趕走他（或它）、逃避他（或它）。

就像有一回我在醉月湖邊打拳，那天距離湖邊不遠的舞臺，重金屬的音樂特別大聲，剛開始我想：「今天太背了，太陽這麼好，這麼適合打拳，居然遇到分貝這麼驚人的演出！」可是想到東方修鍊講「精華內斂」，就是眼神的光輝、注意力是要往內收攝的。為了不受巨大聲音的影響，我能做的理當是更加專注於自己的內心，專心到無以復加。後來發現，正因為我被迫必須那麼地專注，因此那天打拳的效果反而特別好。

所以如果能明白，曾經認定的小人、噩運，其實只是生命中的一陣風雨，那你又為什麼要急著把他（或它）趕走呢？也許你正需要它的琢磨、錘鍊，來增強自己心靈的耐力、拓寬自己心地的容量呢！所以至人「用心若鏡」，「不將」，不特意去送走、趕走什麼。

再說「不迎」，我們都有特別喜歡的東西、特別貪戀的人、事、物，遇到了就想要永遠抓住，或提前去迎接他（或它）。可是如果看到喜歡的人，鏡子就會主動伸出手把人抓過來，看到不喜歡的人就急著推他走，那可是一面妖鏡啊，真這樣誰還敢靠近？

對於喜歡的對象，當然可以送他禮物、對他好，可是不管再怎麼喜歡，能不能都不要讓自己的心受累？這其實不容易，最簡單的方法就是你有所修持——《老子》講「滌除玄覽」（〈十章〉）、《莊子》講「心齋」（〈人間世〉）、「神凝」（〈逍遙遊〉），都是修持的工夫。當你感覺到這樣的心身狀況比較好、比較安適，自然就不會讓自己的心繼續追逐外物、過度勞心耗神。

「應而不藏」，不管有多少人來照鏡子，鏡子從來不會想把任何一個人抓進來占為己有。可是我們的心常常不是這樣。我們有時候遇見了會不捨離開，有時候事情還沒來，就滿懷期待追出去，有時候覺得自己的心映入這個人之後，就不想、不能再失去，想要永遠把他留在身邊。我們生命中很多的執著，就在於「一定要留下什麼」、「非留下什麼不可」。但鏡子從來不會這樣，不管是美的醜的、瘦的胖的、老的少的、笑的哭的、輕聲細語的、無理謾罵的，鏡子都只是如實以照。「物來則應」（北宋．王雱《南華真經新傳》），有人靠過來，就映照、因應，可是船過水無痕，不曾留下什麼。而鏡子之所以能清明映照，就是因為它是空虛的、是光潔的。鏡子可以包容事物，但它本身空無一物，偶爾落上一點灰塵，也會想馬上拂去、擦乾淨，這不正是《老》《莊》講的「虛其心」或是心齋的「虛」字的體現嗎？所以莊子要我們的心隨時懷抱著和鏡子一樣空虛、光潔的特質。

一個母親可能會不放心她的孩子，一段感情中你的另一半可能是個令人操心的戀人，可是不管對方怎麼樣，你有沒有可能都讓自己的心像一面鏡子——「物來因應」（清・徐廷槐《南華簡鈔》）、「一過輒忘，不復留伏胸中」（清・陸樹芝《莊子雪》）。如果你知道母親在家中非常擔心你，你會開心嗎？或是如果非常操心你的人是女朋友或男朋友，你能安心嗎？應該還是希望對方能寬心、放心吧。我們都想要一個心如一面鏡子的親人、情人，因為當一個人為了你煩惱、操心的時候，你也很難覺得快意逍遙。

所以如果有一天，你覺得孩子讓你好操心，或者男、女朋友讓你好煩惱，不必覺得是你的親情不圓滿，或者你的愛情破碎了，你要知道是自己的心輸了，沒有通過這個逆境的考試，沒有把握住這個可以讓自己的心更具能耐、更加寬廣的機會，你便沒有做到、沒有真的學會該怎麼樣使用自己的心。你該讓心像一面鏡子，不管對方好壞，你還是凝神專注、氣定神閒地面對當下。這就是莊子教我們的心靈使用法則。

有時候在晚上睡覺以前，我會很不滿意地對自己說：「蔡璧名，你今天輸了！」那個輸，絕對不是生活不順遂，也不是沒有達成想達到的目標、完成想做的事情，而是我在不應該動心的時刻動心了。這樣的用心練習做久了，最後你會發現人生沒有輸贏，只有你的心有輸贏。是你的心輸了，不是工作輸了、不是感情輸了，是你的心臣服於這樣的環境。當你日漸習慣把心當成一門功課，去陶冶自己，就像學日文、英文，乃至於任何一門你生命中曾經認真付出時間心力持恆去學習的課程，你會開始在意心靈的成績，然後漸漸地，外在世界對你的影響就會減到最少。所以上個單元講，走一條不同的路，而這條路是什麼呢？就是練習讓胸中懷著一面鏡子，這是一門朝自我的內在檢視、學會收攝注意力，平定、治理、主宰己心的功課。

怎樣才能舒坦接受所有不合你意的事？

當你遇到不合情、不合理，或是忍無可忍的事情時，該怎麼辦？接下來這個單元我們一起來看看，《莊子．人間世》怎麼說：

仲尼曰：「天下有大戒二：其一，命也；其一，義也。子之愛親，命也，不可解於心；臣之事君，義也，无適而非君也。无所逃於天地之間，是之謂大戒。是以夫事其親者，不擇地而安之，孝之至也；夫事其君者，不擇事而安之，忠之盛也。自事其心者，哀樂不易施乎前，知其不可奈何而安之若命，德之至也。為人臣、子者，固有所不得已。行事之情而忘其身，何暇至於悅生而惡死夫！……」

前一個單元講「練習讓胸中懷著一面鏡子」，可是有些事真的太驚悚了，讓你覺得烏雲罩頂，好難馬上恢復如鏡子般什麼都沒有的光亮樣態，好像沒辦法如實映照世界的一切了！面對這樣的困境，《莊子．人間世》提供了一個方法，告訴我們如何去侍奉自己的心。

談到「侍奉」這兩個字，各位曾經侍奉過別人嗎？或者曾盡心地照顧過一個生命嗎？不管是你的長輩、小孩，還是寵物、植物。「自事其心者」，莊子這段論述很有意思，古人最在乎「忠」——效忠君王，與「孝」——人性的基本在於孝順。莊子從這兩點來談，說我們侍奉自己的心，應該就像效忠君王、孝敬爹娘一樣，是每個人活在天地之間逃不掉的責任。當我們這麼重視照顧和侍奉某個對象的同時，是不是該思考如何更重視自己的心靈、更照顧自己的心？這樣的核心思想、生命哲學，從十年前我生病時就開始注意，不管面對的是陰陽之患或人道之患，如果沒辦法遏止這些災患的發生，至少要能控制自己的心。

我認識一位來自丹麥、擁有特異功能的人士徐阿姨，我學生的男朋友車禍以後骨頭跑位，鎖骨附近有一顆像雞蛋那麼大的腫脹，我當場看到徐阿姨徒手揉一揉，腫脹就消失了。我不知道是不是因為有這樣的能力，所以徐阿姨也能窺見人的心事，她跟我一個學生聊天，我才知道這學生有好多祕密沒告訴我。徐阿姨曾對我說：「蔡老師，妳是一個深情的人。不要把妳的情感放在人身上，這樣妳會很受傷。我建議妳把所有的感情全都放到妳寫的書裏，這樣就不容易受傷。」我大概知道為什麼這樣「會很受傷」，因為人與人的互動是一種比熱，熱和冷是相對的概念，當你比較熱，就會顯得別人冷。你越熱，就越容易覺得世界冷。比方說，你吃了什麼好吃的、用了什麼好用的，就想趕快介紹給你的好朋友，讀了哪本好書、看了哪部好電影，也要趕快介紹給他。可是有一天你發現他知道好多好吃的、好用的、好看的都沒跟你分享，你可能就會覺得冷、感到傷。有的孩子我教他一件事，可能已經教十幾遍了，只要不提醒，他還是不去做，我覺得好像花再多心思都沒有用。或者有的孩子，不知道為什麼，她在天地之間只能對異性好，對同性就有點排斥討厭，嚴重一點甚至會幻想把你殺了，不幸的是，我是和她同性的老師。雖然我用了很多心思，給她物質的、精神的、情感上的幫助，可是她還是沒辦法善意對待同性的長輩，我也不免覺得受傷。這個時候我就想到，不管寫作或是打拳，永遠不會遇到這樣的事。因為寫作面對的是讀者，讀者是陌生人，假使你曾被親近的人傷害過，便知道最容易嫉妒你的是同事、同學、朋友，甚至於兄弟姊妹，因為一旦進入競爭關係，人對人的態度就不同了。那麼，到底要怎樣才能操控自己的心，做到「安之若命」，把面對人際相處的失望、外在世界的挫折，當作是命中註定好會發生般地安然接受呢？

我小時候聽父親說過一位日本的漢學家，同時也是道家思想愛好者，他在家裏掛了一幅書法，寫著「望無所望」。我以前把這句話解讀做：希望自己活著時不抱任何希望。感覺好悲涼，一絲希望都沒有。後來讀了《莊子》才知道不是這樣，「望無所望」是「無待」的意思。你希望實現的理想，不必等待外力的襄助就能完成——那個理想就在你的心身裏扎根，這是一種非常道家式的想法。

說到沒有希望、絕望。各位品嘗過絕望的滋味嗎？一直到這幾年，我開始覺得絕望是一件很美好的事。一個莊子之徒，會致力一己心、身境界的追求，當你樹立了這樣的人生價值，那麼不管在情路上、在追求外在目標的路上遭受了什麼打擊而感到絕望時，你反而會更深刻感受到，莊子教你的最核心的價值追求不會讓你絕望，而且最能讓人體會到，一分耕耘就有一分收穫。因為有這樣的的哲學思想，使我在人生的路上，遇到挫折的事，不管是身體的、工作的，或是情感上的，都會讓我更專注地從事心身修鍊的活動，感受到擁有這種心身追求的美好，因為絕望的感受，驅使我更積極地走到平時打拳的醉月湖邊，幫助我放下一切外求、什麼都不期待，更專注地打拳。打拳時天地之間就只感受到自己的心、自己的氣，然後覺得「心鄉路穩宜頻到，此外不堪行」。

小時候我讀父親的詩，有一句非常好玩兒，意思是「太極拳陪我打拳」，把太極拳給擬人化了。前兩天我在打拳的時候，打著、打著忽然有一種十分舒適的感覺，覺得人生快意，莫過於此。返家就在臉書寫下當時心情：「好風如故，夜涼如水，相守終老，不知有吾身。」那種感覺就是，太極拳和你是這麼好的朋友，這世上再沒有比打拳更快意的事了，人生再沒有什麼好求了。就是因為這麼多逆境、這麼多絕望幫助我把心思收回來，才能有這種體會，才能感受到這種美好。

這是一種美好的絕望，可能是你參透了所謂的花花世界、草草人情，明白情感這東西，不是付出就一定有同等的回應。所以如果有一天遇到一個能回應你、相互契合的人，就特別令人感動。道家思想讓你體認到「塊然獨以其形立」（《莊子・應帝王》），人生的路上，每個人都是隻身一人，得緣活在天地間安定自己的心身，可是那並非孤單的感覺，因為「萬物與我為一」（《莊子・齊物論》）。你能夠進入他人的處境，站在對方的角度設想，同情共感他人的悲喜，這樣的生活是豐富而有滋味的，所以你並不覺得寂寞。而這樣人與人之間的關係，也不需要總是相濡以沫、像連體嬰一樣整天黏在一起，而是一種非常自由的，相忘江湖的相處。在彼此忙碌的時候，就各自去忙，等到有空的時候，就享受相聚。

外在世界的追求，總難操控在己。有時候你在感情中用盡力氣，可是最後回收的卻與預期有落差，就好像自己是兩萬瓦的燈泡，但偏偏對方只有五瓦的熱力一樣，也不是對方不盡心，而是即使對方火力全開也不及自己的千分之一，你當然就可能感到失望、落寞了。相較之下你會覺得：「投資在心身鍛鍊上的時間是非常划算的！」當你努力投入鍛鍊，就可以感覺到身體一天天往越來越好的方向走。

我最近和朋友談到人在感情上放不下的例子，我說：「當你遇到越多的挫折，越覺得那種向內的修持很美好，因為完全是自己可以操控的。」我朋友就說，可是在情感上放不下的人，往往不是這樣想的。一個人如果執著於感官的、外在的世界，往往把那執著的對象當成是他不可分割的一部分。曾經我學生跟男朋友吵架之後，發覺兩個人的核心價值不太一樣，想要分手，可是她男朋友卻說：「妳怎麼可以跟我分手？我們在一起那麼多年，妳已經變成我的左手、右手，如果妳要離開我，那就像要剁掉我的雙手一樣！」所以為什麼會有人殉情？這種執著如果再激烈一點，就是為對方而死。你以為他就是你的一部分，所以他不能走，一旦他走了你的世界就殘缺了，讓你覺得乾脆去死算了。還有一種人是，對方的離去帶給他的痛苦已經遠超過殺了他，因為太痛苦了，所以不如就把對方殺了好了！非常可怕。

因此《莊子》教我們要「照之於天」（〈齊物論〉），站在高處看。在臺大我遇見好多癡情、多情的學生，被對方拒絕了，或對方不想繼續了，自己卻久久無法放下。但如果去調查已婚夫妻中，到底有多少是彼此的初戀？那麼你就會知道戀情的生滅，是再正常不過的事了。每次有學生的感情生變，我都會問他：「這個人是全地球你最愛的一個人嗎？」學生往往不敢回答，因為誰真的能認識全地球的人呢？所以當你很執著於一個人的時候，想想是不是真的那麼肯定就一定是他？如此執著，其實是非常不照之於天的。如果你能站在天空的高度看這一切，你就會覺得分手也蠻合理的啊！

那麼，怎麼樣才能舒坦接受所有不合你意的事？我覺得最好的方法是「知其不可奈何而安之若命」，而最好的標準就是「不以好惡內傷其身」（《莊子·德充符》），這點我們下個單元會談。「安之若命」的意思不是不做任何努力，你要寫情書、送禮物、打電話，一切的努力都可以，可是，更重要的是你要學會愛自己的心，那麼你或許就會有不同的想法，可以看得更清楚那樣執迷到底有沒有意義？有一天你會像我的學生一樣，《莊子》念了十多年，當在感情上遇到變局，別人覺得「天啊，怎麼這樣！」，她卻覺得還好。我這個學生，一旦談起戀愛來就像個傻瓜一樣，不斷地付出，對方沒有電腦就為他買電腦、沒有手錶就買手錶，對方希望她做菜她就做三餐，這樣努力了八年，忽然間對方搖身一變回頭看妳、覺得妳哪裏不對了，開始挑剔、不要了。一般人會很傷心，可是如果你讀《莊子》就會覺得，可能是有效期限已經到了，那就算了吧。我的學生在面對這個變局時調適得還算好，不久之後又遇到一個更合適的人。那麼為什麼我們對於與誰相戀，或是一件事情的發展，要這麼執著呢？所以「安之若命」是很值得努力的，這不是一個口號，而是你透過學習可以擁有的技能。

如果不可奈何的挫折與絕望，是人生必需經歷的課題、必需跨越的坎、必需攀登的山，那我們何不及早讓自己具備這樣的能力呢？

《莊子．德充符》也提到「安之若命」。這個故事的男主角申徒嘉缺了一隻腳，面對這件事他本來忿忿難平，彷彿是老天爺欠了他的一樣。可是就算千百個不願意，只有一隻腳這個事實還是存在，後來他開始覺得：這很自然。為什麼一個人的想法會有這麼大的差別？其實都是心在作祟，是價值觀在作祟，因為存在著認為非得有兩隻腳才是正常人的價值標準，然後執著計較著：「我又沒有犯什麼錯，為什麼少了一條腿的人是我？」所以怎麼樣才能舒坦接受所有不合己意的事？莊子透過申徒嘉教我們一個方法，就是「知不可奈何，而安之若命」。

申徒嘉曰：「自狀其過，以不當亡者眾；不狀其過，以不當存者寡。知不可奈何，而安之若命，唯有德者能之。遊於羿之彀中，中央者，中地也；然而不中者，命也。人以其全足笑吾不全足者眾矣，我怫然而怒；而適先生之所，則廢然而反。不知先生之洗我以善邪？吾與夫子遊十九年矣，而未嘗知吾兀者也。今子與我遊於形骸之內，而子索我於形骸之外，不亦過乎！」（《莊子．德充符》）

「自狀其過，以不當亡者眾」，一般人在跟別人討論或描述自己的過錯時，覺得自己罪不致死、不該被譴責的人很多。就像學生在考試結束後常會說：這次沒考好是因為那天剛好拉肚子又感冒，如何如何；或當眾唱歌前會說：今天嗓子狀況不佳如何如何。說來說去就是想事前預告或事後表達：自己本該考得更好、唱得更好，都是剛巧遇到了意外，才有這樣不如人意的結果。《莊子》裏面所有最負面的形象，一定都具備這個「不見己過」

的特質，看不到自己的過失、不能反省自己。而「不狀其過，以不當存者寡」，反求諸己，不去描摹、辯解自己的過失，只覺得自己犯了錯實在太不應該、不配存留在天地間的人，真的太少了。

「知不可奈何，而安之若命」，這世界上真的很多不可奈何的事，比如身為一個學生，可能會希望每次考試都拿滿分，有這樣的嚮往，難免會有失望的時候。然而只要在過程中已經盡分、盡心、盡力了，不如把結果就當成命定一樣。什麼叫命定？就像春夏秋冬的遞嬗、晝夜的輪轉、月的陰晴圓缺，都是自然。當然如果你遇到挫折常常都覺得不是自己的問題，很少反省自己，都在檢討別人，要做到安之若命就比較困難。很多人生的傷痛，就是因為你只看到別人的過失，所以忿忿難平，可如果你反省自己，覺得是自己不夠盡力，那麼逝者已矣，下次盡力就好啦，有什麼好執著的呢？

所以，各位希望自己成為怎麼樣的人？是做錯事都想賴給別人的那種人？還是要從自己能改善的開始做起？這是《老》《莊》非常重要的教育。如果你今天盡心、盡力了，可還是發生了不可奈何之事，那怎麼辦？這就是這個單元要講的重點：「知不可奈何，而安之若命，唯有德者能之。」「安之若命」，除了想辦法因應，也要釋懷地接受，不然怎麼辦呢？這世界上有非常非常多的天災人禍，不是我們所能預想、操控的。「安之若命」沒這麼難，我們每一天都會面對白晝與黑夜，每一年都會面對春夏秋冬，在天晴的夜晚，我們都會看到殘缺的或完整的月亮，這都是命定的、自然的現象。

人際關係也是一樣。等各位有點年齡就會知道，你用完全一樣的態度對待不同的人，會有不同的反應，有的人非常感激，有的人覺得理所當然，有的人不以為然。一百個人就會有一百個不同的回應。人的臉譜各有不同，就像晝夜、就像四季。所以在人際網路裏，會遇到不同季節的臉譜，這不是再正常不過的事嗎？「安之若命」，教會我們去看待──那個人冷冽得像寒冬，這是自然的；這個人溫暖得如春天一般，這也是自然的。你不用埋怨：「為什麼我這樣親切待他，他還這樣冰冷對我？」因為可能你就是春天，他就是冬天。「為什麼我都對他這麼溫柔了，他還那麼暴力？」那有可能你是東風，他是劈山雷。如果要找一個終身伴侶，你要考慮的是，是不是要牽起劈山雷的手共度轟隆隆的一生？是不是要牽起寒冬的手共度冷颼颼的一生？還是節省下自己的時間和情感，放手，然後順其自然地等待下一個人出現？

不必因為你是春天，就想把對方變成春天；因為你是東風，就不允許對方是颱風。要知道強迫颱風變成微風是很難的，強迫不定時炸彈變成絨毛玩具也是很難的。認清這些現實，這樣你比較不容易受傷，也不會浪費時間在多餘的想望。

不然你問問自己吧！多少人曾經立定志向，或是做年度計劃、月度計畫，執行率是百分之百的呢？每次說到立定志向我都覺得很慚愧，從進學術圈開始，每次我的老師看到我就說：「璧名要早點睡。」我說：「喔！沒問題，我過兩個禮拜以後就會開始早睡。」不知道說了多少次「兩個禮拜後開始早睡」，到現在十九年過去了還不能夠天天早睡。連自己的行為都常常沒辦法符合自己所想、不合己意，那麼要讓別人合你的意，更是難上加難了。如果我們記取這些經驗，面對別人的所作所為不合己意，也許就比較不會苛責。除此之外，當你能設身處地地體諒，你就知道每個人都有每個人的限制。因為你自己也有自己的限制，所以能體諒別人的限制，遇到不合意的情況就比較能夠不亂心。

如果你說：「我不要求別人改變，就讓他三百六十五天天天颳颱風。」那就要看你想不想過這樣的一生？如果最後真的這樣過了一生，要知道這樣的生活是你自己選擇的——「咸其自取」（《莊子・齊物論》）。不要埋怨說：「太不公平了！我這樣對他，他卻這樣對我！」不是的，是你明知這人是個大颱風，很難改變，而你還是選擇留在他身邊。

面對不得已的人生，《莊子》教我們「安之若命」，不管別人怎樣對待，你都要覺得很自然——他就是這樣嘛！但也提醒我們，在可以有所作為的部分，不要忽略自己的主宰性和選擇性，「安之若命」地洞察世事，並不表示你要故意找一個高難度的挑戰，來組織一個風暴家庭，來考驗你的心靈、妨礙你完成人生的理想，甚至讓你的兒女一起接受考驗。所以「安之若命」不是消極地照單全收，而是積極地把心力投注在生命更核心、當有所為的部分。

掌握這個原則去愛，肯定愛而無傷

「走一條不同的路，通往幸福」告訴我們，道家的聖人所「欲」、所「學」和一般人不同，要「練習讓胸中懷著一面鏡子」，練習「舒坦接受所有不合你意的事」。因為情傷不只傷到情，還傷到氣血、身體，甚至可能致命，所以學習並遵循這些古聖先賢的智慧，不是為了恪守一個教條，更不是因為皈依了某個信仰而這麼去遵守，是因為這樣做對我們的心身是更好的。接下來這一條，《莊子》要告訴我們用情的原則，只要「掌握這個原則去愛，肯定愛而無傷」。這個原則出現在《莊子．德充符》：

惠子謂莊子曰：「人故无情乎？」莊子曰：「然。」惠子曰：「人而无情，何以謂之人？」莊子曰：「道與之貌，天與之形，惡得不謂之人？」惠子曰：「既謂之人，惡得无情？」莊子曰：「是非吾所謂情也。吾所謂无情者，言人之不以好惡內傷其身，常因自然而不益生也。」惠子曰：「不益生，何以有其身？」莊子曰：「道與之貌，天與之形，无以好惡內傷其身。今子外乎子之神，勞乎子之精，倚樹而吟，據槁梧而瞑。天選子之形，子以堅白鳴！」

莊子在〈德充符〉裏講了這樣一句話，他要我們做到「無情」。「吾所謂无情者，言人之不以好惡內傷其身。」這邊講的無情是指，不要因為過度的情緒——過度的喜愛或眷戀、討厭或憎惡，而傷害到自己的心身。所以莊子所說的「无情」絕對不是冷血——即使冷血也是有情的。如果你養過烏龜，就知道烏龜也會落淚，也會念舊。「不以好惡內傷其身」這個原則聽起來很簡單。我們之所以喜歡一個人，不就是因為和他在一起很快樂幸福，或者充實有意義嗎？如果今天有個人拿著刀子胡亂揮舞，你還會想靠近他嗎？不會吧，你應該會想離得遠遠的。那麼面對一個和他在一起反而會傷害自己心身的人，你還要死守不放嗎？可是我們在情感世界裏面，常常失去了清明與自覺，越陷越深，好像沒有底限。

我曾經讀到一些採訪文章，關於那些因為參加社會運動，最後鋃鐺入獄差點送命的人。他們一開始並不知道自己後來會走上這條路，本來也沒有打算要犧牲生命。可是當他們發現時，往往已經來不及回頭了。有時候情感也是這樣。你可能會想：「這麼說太嚴重了吧？談戀愛，吵個架、哭一場，真的會傷心害身嗎？」如果你真的這麼質疑，那我要說你認識的朋友太少，或者會對你吐露內心祕密的朋友太少了。

我有位癡情的學長，曾因為女朋友琵琶別抱，他太傷心、一直哭，哭到後來眼睛竟哭出血來，沒有他的案例，我還不知道人真可以哭到血淚斑斑。可血淚算什麼呀？曾經有位學生，在我的課堂上和另一個女孩相逢，他倆都跟我學寫詩，當那女孩第一次寫詩給他時，男生想：「我如果和她在一起，那以後的日子不就是每日一詩或每週一詩嗎？多浪漫啊！」後來他們真的在一起了，但男生再沒從女孩那收到任何詩作了。他們在一起一年之後男生來找我，我看到他時嚇一跳：「你怎麼變成像隻一〇一忠狗啊？全身皮膚都布滿了紅斑。」他大一在我課堂上看起來好健康，據說單槓引體向上可以做一百下，沒想到談了一年戀愛，這身強體健的男生竟變得A、B、C型肝炎兼具，整個身體都垮了。我問他為什麼搞成這樣，他說：「因為我沒法讓女朋友快樂。」他看女友不開心，就帶女友去抓河豚、去淡海玩，還削她喜歡吃的水果，親自送到宿舍去。但這女生還是不開心，說：「這水果都氧化成咖啡色了，吃了也無法美白。」敢情是位不太好伺候的女朋友。我說：「她這麼難伺候，你還是想繼續和她在一起？」這男生答：「老師，怎麼是她難伺候？是我不好，是我不會照顧人。」我很納悶，都把身體搞成這樣了，怎麼不考慮分手呢？他說：「老師妳不懂，這世界上和她談戀愛的人，不可能有人離得開她。」這男生就這樣任自己愛得愈久、病得愈重，九死而不悔。

但這個故事還不是最慘的。我讀大學的時候，學校裏有位很有才、相貌高帥的男子，這男子曾短暫和一名苦戀他多時的女子交往，但兩人的緣分很淺，在一起沒幾天就分手了。可這女子依舊喜歡這男子，仍不斷注意男子後來愛上了誰，他下一任女朋友是中文系的，這女孩就馬上輔修中文，她覺得一定是她少了中文系人的什麼特質，這男生才不喜歡她。再下一任女朋友如果是日文系的，她馬上去修日文。就是這樣的一個女生。你說「人不癡情枉少年」，但你能想像嗎？二十年過去，我竟然還接到這名女子的電話，因為讀大學時我和那男子同一個社團，她想向我打聽還有沒有那男子的消息。我都在臺大教書十九年了，她卻還在找十九年前愛上的那名男子，還想知道她現下是該多讀點什麼，或者充實些什麼，才能得到那男子的青睞，到後來精神已經有點失常了。愛一個人到最後居然落得如此，這樣的愛情還有美感嗎？這樣的美感，不要也罷。

我說的這些真人真事，都是因其所「好」而傷心害身的例子。你問那「以好惡內傷其身」的「惡」呢？討厭、憎惡的情緒也會傷害心身嗎？我有位朋友的父親在一個半公營半民營的公司工作，每次只要有同事升遷，他就覺得下一個一定是他了。可是他殷殷期盼了三次，每一次都落空。就在第三次升遷名單公布後沒幾天，他忽然患上猛暴性肝炎，不久就辭世了。傳統醫學說人會生病有三個原因：外因、內因、不內外因，其中內因就是人的怒、喜、憂、思、悲、恐、驚等負面情緒。所以莊子告訴我們，你怎麼樣談情都可以，但真的千萬不要、不要傷害你的身體和心靈。

其實在我們投入一段感情或在追求人生理想的開始，沒有誰是打算要賭上性命的，甚至也沒想要賠上健康，然而故事的結局卻常常異於想像、有違初衷。雖然我們一年年在變老，但都希望一年年可以更幸福、生活可以更好，所以你千萬不要在身心狀態走下坡時，還渾然不覺。

「不以好惡內傷其身」，莊子教我們的不是什麼玄遠的道理，他要我們愛自己的心身，超過愛外在世界的追求，只要做到這一點，就不會走到自傷這一步。如果你愛上了一個人，但照鏡子的時候卻覺得：「和他相戀以後，怎麼我越來越憔悴、煩惱越來越多？」那就要立馬開始處理了，不管是調整他的還是你自己的態度，但如果處理不了，可能你們兩人真的不合適，這段無法為彼此帶來正面影響的感情就要趕快喊停！一旦發現好像傷心傷身了，就趕快處理或及時收手的話，那麼這個傷了、亂了的感覺，反而會成為你能夠無傷、心身安寧的動力。用情永遠都不要超過愛自己的心身，掌握這個原則去愛，肯定愛而無傷。

你說：「老師，可是我認識他的時間太短了，沒辦法馬上就知道他是什麼樣的人。」可以的，日本人有一句話叫「一日一生」，意思是一天可以當一輩子來過。多數人的一生就是兩萬到三萬多天，三萬是長壽的人才有機會擁有的天數，大部分的人大概只活了兩萬多天一生就結束了。所以你去看那個人怎麼樣過他的一天，就知道他會怎麼樣過一輩子。我也是這樣看自己的，每天晚上睡前思考一次：「我今天是怎麼樣過的？有哪些地方我該做得更好、可以過得更充實？」然後明天就要朝那個方向努力。

〈德充符〉這段文本的最後一段，莊子對惠子說：「今子外乎子之神，勞乎子之精」，今天你放任心神不斷向外追逐、向外奔馳，不斷勞累你的精神。我一直到寫《穴道導引》這本書時，才發現莊子的好朋友惠子，在莊子的生命和著作中都扮演著非常有意思的角色。如果莊子心目中有一個心靈與身體的理想典範，那麼他的好朋友惠子就是專門在做錯誤示範的。我們來看看惠子是怎麼站的？「倚樹而吟」（《莊子．德充符》），靠著一棵樹，那他肯定沒有緣督以為經了。那睡覺呢？明明應該逍遙放鬆地寢臥其下，而他卻

「據槁梧而瞑」（《莊子・德充符》），就這樣趴在桌上睡，無法好好休息、放鬆。我教過那麼多臺灣大學的學生，他們求學時代不曾趴在桌上睡覺的，大概屈指可數。連我自己都曾經趴在桌上睡。我們都曾經「據槁梧而瞑」過，可是我們到底在忙著追逐什麼、忙到連躺下來好好睡個覺的時間也沒有？

我們忘了其實求學、戀愛、工作，都應該是為了讓心身更富足才有的追求。我現在每天醒來都得面對備課、撰稿，還有新書出版的許多相關事宜，時常會提醒自己：「那打拳、穴道導引的時間呢？哪一個才是生命中相對重要的呢？」必需這樣不斷地提醒自己注意。其實直到今天，我都還不敢講自己已經把心身的升進當作生命中最重要的目標——我朝著這個方向努力，但還沒有確實做到。然而至少像《孟子》說的「直養而無害」（〈公孫丑上〉），要一直持之以恆地陶養自己的心身，就算不能每天花很多時間在心身上，至少也要做到無害，不要一天天退步。這樣提醒自己也是很重要的。

可能因為我自己的身體實踐，身邊有些助理也開始接觸穴道導引或太極拳，所以當他們學校功課、助理工作較有閒暇的時候也在練。其中一個天蠍座的女孩，就規定自己每天要打一小時的太極拳、做一套穴道導引，非常有紀律，持之以恆地做了好些日子。有一天她到研究室來開會，在場無論男女就這樣盯著她走進來，後來大家聊起那天為什麼全都盯著她看，大家不約而同地說：「因為她太漂亮了。」她還年輕，所以當她認真去長養真陽之氣，那氣色已經超出「容光煥發」這四字所能形容。可是有朝一日，她也會畢業，也要就業，也會因工作奔忙，也可能遭遇情傷，如果就此荒廢了真陽之氣的長養，那個很漂亮的她，也許只能是旁人回憶裏一閃而逝的美好。很多女生一生都在追求姣好的外貌，也許透過化妝、塑身，甚至透過醫美整容來達到心目中的理想容貌，可是她們可能不知道，那種從心神、從氣血、從全身筋絡的放鬆，由內而外散發的美是可以更加動人的。

當然，「外乎子之神，勞乎子之精」（《莊子．德充符》），就是因為注意力都在外面，不斷地追逐、不斷地奔馳，想要把一件事做得很好，想要達到某個目標，所以忽略了生命更根本、更重要的事。我以前對事情的要求，尤其是對美學、美術方面真的非常執迷。我小時候夢想著長大以後要念美術系或中文系，所以每次遇到作海報這類和美術有關的活動，都非常地投入。記得國中的時候，學校每學期都會舉辦教室布置比賽，教室裏的牆面會貼滿海報。每次有這種活動，通常就是好幾個同學一起沒日沒夜地做。有一回活動結束隔天我聽同學說：「蔡璧名妳昨天做到晚上八、九點的時候，忽然離開教室，然後走到中央川堂找了一張椅子坐下來就睡著了。」因為我前一晚完全沒睡，已經熬了一天一夜，後來是同學們帶著我坐公車回家，聽說我在公車上抓著杆子又繼續睡。那晚的事我多半不記得了，唯一的印象好像是有人帶我回家，到家後我走進房間立刻呼呼大睡。這樣熬夜對身體非常不好，可是當時的我卻非常執著於要把這件事做到完美。

可歷經大病歸來，我就變了。前幾年有人邀請我和一位奧美廣告的創意副總監合作，參加臺灣文創博覽會的展覽，她做視覺、我做內容，在討論展場布置時，我們發現其中一個東西的呈現有兩種做法：一種是用珍珠板，另一種是貼tone線，貼tone線比較美，可是非常麻煩、耗費時間，而且必須是操作嫻熟的高手才貼得好。當時圖像的設計者無法到現場來施作，只能另外找人代替。所以我就說：「不必那麼麻煩，就貼珍珠板好了。」因為可以直接交給工廠施作，但是我的夥伴、那位奧美廣告的創意副總監就說：「珍珠板做出來很醜欸，會很像幼稚園教室的布告欄。妳怎麼能接受？我覺得妳還是找個能幹的學生來幫忙貼tone線比較好。」我心想：展覽館八點開放進場參觀，早上五點就要到場布置，那我的學生得幾點起床啊？我的合作夥伴說：「這都是為了美啊，蔡璧名你這個人搞中文、搞藝術，怎麼可以沒有對美的要求與堅持呢？」我說：「對，美很重要，可不就是一個三天的展覽嗎？況且經過它、看到它的可能是一些不見得能注意到那細小的美感差距的人，有必要為了一面只能漂亮三天的牆，就要我的學生清晨不到五點就得從家裏出門，不僅沒睡飽，可能還因為緊張，不知死掉多少細胞，這樣值得嗎？」我的夥伴聽了一臉不以為然，覺得我大病之後，對美、對藝術，失去應有的固執與堅持。後來她不透過我，自己去找了我那個學生來做。但如果是我，是不會開口要求學生這麼做的，因為那實在太耗人心神了。

我從追求外在的美，慢慢把目標收回到自身。因為那些外在的東西終究是會被拆毀的，終究是會被遺忘的。我最近在整理我那非常混亂的房子，整理的過程中有些書、有些東西就被我丟掉了。在我們一生當中，會一直留下來的人、留下來的東西，都是有限的，可是當我們很執迷於一個明天可能會丟掉的東西時，卻沒發覺那個執迷正在傷害我們每個人最珍貴的心神。「无以好惡內傷其身」，莊子要我們掌握這個原則去愛。因為人的時間就是這麼有限，當你把心身當成最重要的追求，很多事情的本末輕重自然而然就排序出來，你才能把時間留給真正重要的事。

孩子的身體，烙印著母親的心情

傳統醫學是我的興趣，我曾經遇過三個例子，都是媽媽懷孕期間情緒出了問題，導致孩子出生時就患有疾病，也就是說，這些疾病原本是可以避免的。《黃帝內經素問・奇病論》說：

帝曰：人生而有病巔疾者，病名曰何，安所得之。岐伯曰：病名為胎病，此得之在母腹中時，其母有所大驚，氣上而不下，精氣并居，故令子發為巔疾也。

黃帝問：有人一生下來就患有「巔疾」、也就是癲癇，到底這個病是怎麼來的呢？岐伯回答：這是一種寶寶在母親腹中得到的疾病，是母親懷孕期間的情緒變化所導致的。是什麼樣的情緒呢？「其母有所大驚」，媽媽懷孕時如果受到很大的驚嚇，體內之氣就容易上衝、下不來。我們常會說「嚇到手腳發軟」，而手腳發軟的同時，往往也會變冷，就是因為氣血上衝的緣故。「氣上而不下，精氣并居，故令子發為巔疾也。」那「精氣并居」的「精」是什麼呢？「精」是陰體，不能自行，必須跟著氣走。[2]那麼一旦母親體內的氣上衝，連帶著整個精氣都上衝，就使得腹中的胎兒一出生便罹患癲癇這疾病。

你問：「驚嚇與否，難道是我自己可以控制的嗎？」我覺得《老》《莊》或《黃帝內經》教給我們一種心理素養，那是透過練習可以強化的心理素養。當你理解：這就是人間世，不會每個人都順隨你的想望，不是每個人都公平正義又無私，當然也不是每件事都在你的掌控之中，做好這樣的心理準備，那麼當你遇到各種意外的時候，就會比較淡定，不會受到太大的驚嚇，你會發現：再碰到以前讓自己很驚訝的事，慢慢可以越來越不驚訝。

剛剛說「孩子的身體，烙印著母親的心情」這樣的例子我遇過三起。其中一個是母親那邊的親戚，我阿姨的小孩得了小兒麻痺症，帶去給我的太老師鄭曼青先生看。太老師一把這個小孩的脈就問阿姨說：「你在懷孕期間為什麼這麼會生氣，讓這個孩子的身體變成這樣？」我當時聽了覺得太神奇了，太老師怎麼知道孩子的媽媽懷孕時的心情呢？後來醫書慢慢讀得比較多了，發現類似的記載在古醫書裏比比皆是，而且我後來也真的在臨床上遇到完全吻合的例子。像是一個母親如果因為離婚或外在世界的某些事情，讓她在懷孕期間心情很抑鬱或是很憤怒——憤怒有兩種：一種是壓抑在心裏、抑鬱的；一種是爆發的。那她的小孩可能就會有肺結核或胃腸的結核病。所以為人母者，就算妳不打算好好愛自己，但為了孩子，請妳試著好好地安頓自己的情與欲。

2 詳參蔡璧名：《身體與自然——以《黃帝內經素問》為中心論古代思想傳統中的身體觀》，臺大《文史叢刊》之一〇二，臺北：臺灣大學出版委員會，一九九七年四月。

這一講說「不欲」、「無情」，我們要強調的是：身為人，會有情感、有欲望是很正常的。可是如何在面對這些欲望、情感的同時，不要讓自己受傷？如何避免情欲給我們的人生帶來災難？那就需要經過學習。就像我們學習用手機、學習開車一樣，我們也該學習怎麼樣用心、用情，還有怎麼樣對待自己的欲望。過去在儒學的教育裏面，我們總覺得這是一個道德規範、一個教條。可是在道家和醫家的觀念裏，這樣一種眷戀、愛，乃至情緒，原來和我們的氣、身體、疾病，是休戚相關的。而更嚴重的是，母親的心情不只會影響胎中未出生兒女的體質，甚至可能會導致兒女一輩子難以治癒的疾病。了解到這一點，就能明白安頓一個人的欲望、調整自己的情感有多麼重要。

我有個學生很好玩，她曾是我的助理，當時懷孕了還一邊幫我工作。接近預產期時，大家都叫她不要來了、在家裏好好待產，但她還是堅持一直來上班。她說因為要讓腹中的小孩聽《莊子》，也要讓自己保持最好的心情去生產。我那時候以為她很熱心盡責，以為她是客氣。沒想到她真的在生了一個白白胖胖的兒子以後，就不見蹤影了。可是有這個概念是很好的，至少她在懷孕的過程中，記得讓自己保持非常好的心情。

一條經絡，主導了他的愛情

「不欲」與「無情」這一講最後一個單元要說的是「一條經絡，主導了他的愛情」。你我可能都有過這樣的經驗：「這個人平時對我很好，為什麼今天語氣這麼糟？」「這個人明明很愛我，為什麼忽然間態度變得好冷淡？」曾經有一群跟我很好的學生來我家，其中有個研究生，是個看起來很Man的漢子，當天他和女朋友合送我兩人一起完成的高難度拼圖。我一直以為他們感情很好，沒想到那天在一個較沒人注意的角落，這男生忽然跟我說：「老師，我最近很困擾，我女朋友好像不愛我了，我有一種色衰愛弛的感覺。」男生也會色衰愛弛，多麼平等的世界啊！我心裏想：你是怎麼個衰法呢？不過就老了點、胖了點嘛。我問：「怎麼會有這種感覺？」他說：「她現在不喜歡我抱她，也不喜歡我吻她，會把我推開。」還真想不到，一個壯碩的青年一邊講一邊就流下男兒淚，剎那間我完全不知道怎麼應付。不過倘若當時的他和我們一起讀這條經典，可能會有完全不同的想法。他也許就會思考：女朋友有沒有可能是生病了呢？是否該帶她去把把脈，搞不好是哪條經絡出了狀況，不然怎麼忽然間非常地冷感呢？

現在就來看這一段《黃帝內經》的〈風論〉：

心風之狀，……善怒嚇（ㄏㄜˋ，用言語怒叱、武力逼迫，使人害怕。王冰注：「風薄於心則神亂，故善怒而嚇人也。」），……。肝風之狀，……善悲，嗌（ㄧˋ，咽喉、喉嚨。）乾善怒，時憎女子。（王冰注：「肝脈者，循股陰入髦中，環陰器，抵少腹，俠（俠，ㄐㄧㄚˊ，夾住。）胃屬（ㄕㄨˇ）肝絡（ㄌㄨㄛˋ，纏繞、維繫。）膽，上貫鬲（ㄍㄜˊ），布脅肋，循喉嚨之後，入頏顙，上出額與督脈會於巔；其支別者，從目系下。」）（《黃帝內經素問．風論》）

我在做傳統醫學研究的時候，喜歡歸納各經絡所含括的主要症狀。因為通常病人不會知道自己是哪條經絡出了問題，只會描述症狀，像是：「我喉嚨很乾」、「我最近脾氣不好」或是「最近不知為什麼看女朋友總不順眼，不想讓她靠近。」所以如果歸納出每條經絡可能會有的毛病，那麼在望、聞、切診之餘，在問診聽到症狀的時候，就能更精確地判斷病人是哪條經絡出了問題，然後更精準地下藥。我們從《黃帝內經．風論》這段知道：如果是「心風之狀」，你會很容易生氣；如果是「肝風之狀」，你會特別容易悲傷。所以有時候學生說：「老師，我不知道為什麼，到了晚上就非常地悲傷，一直掉眼淚。」我聽了不會直接認為是單純的情緒問題，而會建議是不是願意找個好中醫診斷一下。

除了容易悲傷之外，「嗌乾善怒」，喉嚨很乾，很容易生氣，而且男子在身體不適、情緒欠佳之外，還會「時憎女子」，看女生特別不順眼，覺得討厭，想離得遠遠的。如果有人的另一半出現這樣的症狀，一般人大概會覺得自己失寵了，或對方有貳心了，很少人會想到可能是對方病了，需要就醫。可肝經病了為什麼會「時憎女子」呢？《黃帝內經》歷代的注家中，唐代的王冰、宋代的林億、高保衡是目前傳世最有名的。在這一條，王冰注解足厥陰肝經的循行路線是：「肝脈者，循股陰入髦中」，肝經會通過我們生殖器的部位，「環陰器，抵少腹，俠胃屬肝絡膽，上貫鬲，布脅肋，循喉嚨之後，入頏顙，上出額與督脈會於巔」，所以一旦這條循行路線環繞生殖器而過的足厥陰肝經病了，這個人就會變得討厭異性——為什麼呢？吳崑注解說：「肝脈環陰器。肝氣治則悅色而欲女子，肝氣衰則惡色而憎女子。」各位不必用有色眼光看待這句話，一個人喜歡欣賞美麗的東西，品嚐美味的食物，認識美好的異性，這都是很正常的。就像一個人的胃腸如果很健康，自然會有食欲、會想吃東西。有一回我和一群中研院的朋友在中臺灣有一場封閉式的讀書會，其中一天晚上因為沒有安排行程，一群女性朋友就跑來找我把脈。其中一位氣色很不好，臉青青、黃黃的又很瘦，我問她：「妳是不是胃口不好？」她說也不是，只是從來沒有餓感，不想吃東西。她進食只是因為時間到了就吃一點，不然都沒吃東西怕會死掉。各位聽了應該會覺得這就是病了吧？後來把完脈，回去後她們也各自抓藥吃了。隔兩個禮拜我又看到這名女子，才短短兩週，整個人氣色有很明顯的改善，她說：「蔡老師，我現在胃口變得很好」。所以當你胃口不好的時候，要知道自己病了。如果你因為不會想吃東西感到很高興，覺得可以趁機減肥，那我要告訴你：要如願很難。因為你胃口不佳是因為脾胃無法健運，一旦脾胃無法健運，營養沒辦法從脾胃輸布到其它臟腑和四肢，而你吃的那少少的食物，就容易囤積在你最不想胖的地方，反而會形成中廣身材。所以不要光靠少吃來減重，不然最後很可能出現一種狀況是：雖然體重很輕，可是肌肉量少，體脂肪卻還是很高，這是很不理想的狀況。透過胃腸的例子我們很容易理解，胃口好吃得下，是很好、很健康的。所以如果你忽然沒來由就是覺得討厭本來喜歡的異性，就好像忽然沒有食欲、不想吃本來很愛吃的東西一樣，有可能是生病了，而這個病和足厥陰肝經有關。

過去你可能以為「情」與「欲」是一種精神上、心情上的渴望與感受，其實它與身體狀況密切相關，也就是說，身體的疾病會影響人的情感、用情或欲望。讀過了《黃帝內經》對肝經的描述，我們知道其實不必因為對方態度的轉變就受傷，有可能是他病了。就像有時候我發現自己怎麼莫名地有點煩，一把脈知道原來有點心火。那等一下做菜的時候加點淡豆豉，降點心火，也就好了。當你知道那些不好的情緒可能是因身體狀況而來，就可以更妥善照顧自己的身心，也更懂得體諒旁人。

傳統醫家經典讓我們了解，一個人的心神和全身的氣血、經絡以及臟腑，是何等密切地相互影響著。情欲會影響臟腑，而身體的不健康，也會再回過頭來影響情欲，是一個非常綿密的互動網絡。

當你越了解什麼是情、什麼是欲，越明白有多少因素影響一個人情、欲的狀態，進而學會怎麼樣用心、用情，以及對待自己的欲望，才能讓你在滾滾紅塵中，在一輩子兩萬多天的人生裏，享受身為一個人可以擁有的情、欲與愛，能夠因為有情有欲，而更加幸福，而不是因為有情有欲，反而害了自己，落得遍體鱗傷的下場。這就是本單元想傳達給大家的。

講得更簡單些，《老》、《莊》和《黃帝內經》要強調的就是：「反本全真」，要把生命中最容易影響我們、主宰我們人生幸福的心神照顧好；不只照顧好，在從事世間所有活動的時候，包括愛情、友情、學業、工作、人際關係，都要讓清明的心靈狀態，變成你最重要的主宰與助力，就像一個掌舵者，穩穩地掌控好自己的舵，那麼即使遭遇風浪，也能穩定前行，在擁有美好情感、欲望的同時，心身安適，愛，而無傷。

第二講

「繩」與「膠」：如何讓這段愛情的保存期天長地久

「繩」與「膠」兩個字出自於《老》《莊》的文本——求月下老人綁紅線，想要與所愛如膠似漆、形影不離，這是多少尋求良緣、或正在熱戀中的癡男怨女，共同的想望。如果有天你真的愛上了，接下來還有一個更重要的問題：如何讓這段愛情的保存期天長地久？

如果相愛的兩條魚，離開海洋

如果把相愛的兩個人譬喻成兩條魚，那為什麼原本在大海中悠游相愛的兩條魚會離開海洋，走向缺水甚至死亡一途呢？在第一單元我們要看「如果相愛的兩條魚，離開海洋」，會發生什麼事？

先讓我為各位講一個故事：多年前我教的國文班上有個女學生，一開始表現挺好的，學期中忽然開始缺課，接著就沒有來上課了。我打電話找她，在這女孩的電話答錄機裏，聽到一串旖旎多情、夢境般的情話，很明顯是留給某個特定對象的。原來她掉到戀愛的漩渦裏了，而且深陷其中，不管我去電留言怎麼勸、怎麼問都不回話，也不來上課。那個學期她的國文成績是二十八分，沒辦法加也沒辦法減。這個分數不是我給她的，是她自己給自己的——老師不會無緣無故扣學生的分數，只有學生自己的表現能決定。不久這女孩到研究室來求情，她說：「老師，妳不讓我及格我就要被退學了，我好不容易考上臺灣大學。」我就問她：「那妳為什麼找我啊？妳可以去找其他科目的老師呀。」「老師，國文嘛。」我說：「怎麼？國文就像美術、體育這些在大學聯考中妳覺得不必重視的項目是吧？妳知道國文有多重要嗎？臺灣或者說臺北在各個領域，從科技、經濟到文化，為什麼沒有辦法戰勝日本東京、京都，韓國首爾、義大利米蘭？就是因為我們的人文和哲學教育非常糟糕。如果我們教這個學科的老師再不自重、學生再不重視，那是在慢性殘害我們成長的這塊土地。如果妳要求情就去找別的老師吧。」她聽了，默默地走了。第二天我收到一張卡片，是研究室裏另一位老師的助理寫的，他說昨天我講的那一番話讓他肅然起敬，身為一個人文思想、哲學教育的工作者，他覺得自己要更加自重，並且珍惜在這個工作崗位上的每一寸時光。

那個女孩離去時，望著她的身影我有點不忍，覺得她的愛情就像火，而她是撲火的飛蛾，一下子就把自己燒掉了。我們都知道不要傻傻地去撲火，那麼身為一條魚，當你遇見了另一條你深愛的魚，不是應該一起讓彼此的海洋更清澈、更遼闊、更能自在悠游嗎？又何苦要離開水域到陸地上來呢？

泉涸，魚相與處於陸，相呴以濕，相濡以沫，不如相忘於江湖。（《莊子．大宗師》）

這段話莊子寫得很短，但滋味很長。幾乎可以概括我近二十年來看到的百分之九十以上的愛情案例。《莊子》告訴我們，如果相愛的兩條魚離開海洋，會是什麼樣的狀況？

「泉涸」，當泉水乾涸，「魚相與處於陸」，「與」就是「許」，把自己許給對方，兩條魚一塊兒在陸地挨著。把自己許給對方不一定要是具體的行動，也可以是你的心，你的喜怒哀樂就這樣被另一個人隨時牽動著。各位，如果你就是一條魚，一條需要有水、有溪、有河、有海才能存活的魚，那你為什麼要跑到陸地上來呢？而且不只是你，還有另一條魚和你一起挨著受苦——而他卻是你最親愛的對象。

這兩條即將缺水而死的魚「相呴以濕，相濡以沫」，「呴」是吹，「濡」是沾濕，因為你愛他，所以你們互相吹送微薄的水氣、吐出僅有的水沫來濕潤彼此，想讓對方多活久一點。

各位覺得這一幕很動人嗎？還是「不如相忘於江湖」比較美好呢？「相忘」就是彷彿忘記彼此。啊，與其當一對如此淒美、一起走向死亡、面對死亡的魚，還不如不要執著，在江湖裏就像忘記彼此一樣悠遊。

年輕的我在談生命中最長的一段感情時，不知道是幸還是不幸，我們兩個認識三十天後，他就出國去哈佛大學念博士班了，而我在臺大念博士班，所以那是一段隔著太平洋的遠距離戀愛。我記得有一次他跟我抱怨：「璧名，我覺得你的愛情不夠偉大。」我左思右想，覺得自己也算盡心盡力了，相隔這麼遠，能做什麼呢？他要發表論文，就幫他挑一件襯衫寄去；中秋節近了，就買盒好吃的月餅寄去。我以為已經盡量周到了，他怎麼還覺得不夠呢？他告訴我：「某人的女朋友，聽到她男朋友忙著寫論文，就把臺灣的工作辭了，飛到美國來幫他打字、找資料。相比之下，妳的愛情太不偉大了。」我聽了便寄了支可以在數位板上以手寫輸入的筆過去，希望能有助於加快他的論文進度，也反省了：「對呀，比起來我的愛情的確是不偉大。」

有一次他回臺灣，那天我剛好有課，不能去接機。就拜託他弟弟替我跑一趟，也事先手作了一盒他最愛的壽司，他一下飛機肚子餓了就能吃，還在CD隨身聽裏準備好一首有著「好想跟你一起慢慢變老」歌詞（趙詠華一九九九〈最浪漫的事〉）想他應該會喜歡的音樂，讓他在等車、交通的時候可以聽。當天我一下課就給他打電話，好奇怪一直沒人接？我開始擔心會不會出事了，就打給他弟，也不接。到底發生什麼事了？打了近二十通電話，他弟才偷偷接起，說：「蔡姊，我是偷偷地接你這通電話，因為我哥說不准接。」我問：「為什麼？」「我哥說：妳太重視妳的學生了。他一年就回來那麼兩次，妳都不願意為了他請假去接機，妳的愛情太不偉大了。他很生氣，說要讓妳著急。」我一方面覺得他平安到了就好，一方面開始自我反省：可能因為我從小覺得母親的愛情非常偉大，她對父親以及我們幾個孩子的愛，付出到可以忘記自己，比較起來他遇見我真是倒楣了。

可是最近看上完我《莊子》課的學生相戀，怎麼並沒有因為遇到一個有著我哈佛男友心目中偉大愛情的情人而感到開心呢？一個女學生跟我說：她男朋友為了幫她辦手機，已經忙了兩天了。那兩天雖然東奔西跑不得閒，但男友卻時時刻刻想念這女孩。他想到女孩喜歡拍照，就看看窗外的風景，想著如果是女孩的話會怎麼取景；想到女孩喜歡寫東西，就想在這樣的情境下女孩會寫些什麼。如果我年輕的時候聽到有人講這般彷彿所愛無所不在、沒有一刻忘懷的情話，可能也會很感動吧？

沒想到這修過我莊子課的女孩接著說：「老師，我上了妳半年的詩課、一年的《莊子》課，我覺得男友這些時間應該省下來，去做返本全真的事，我多希望我的男朋友不是告訴我，這幾天花了多少時間和力氣在幫我辦手機，在想我想得發慌。」她更希望聽到男友說的是：「我這幾天奔波往返，但時間都沒有浪費，路上順便做了幾套穴道導引，現在神清氣爽。」比起看到對方這樣燃燒、損耗來照亮自己，她更希望、更願意對方能夠一起變得更好。她說：「一起變好、變健康，發亮、燦爛，比互相凝望的戀愛更有意義、更迷人。」原來，抱持不同的生命哲學、擁有不同的價值觀，一個人心目中「偉大的愛情」就會有不同的模樣。

其實面對一件事，我們的看法常常是隨著我們的核心思想和價值觀而改變的。所謂

「偉大的愛情」，到底是要對方犧牲自己來照亮你；還是希望對方能夠照亮他自己；或者當你和他都能照亮自己的同時，自然也照亮了彼此的生命？

還記得SARS嗎？二〇〇三年SARS疫情爆發，好多學生都演了愛情偶像劇給我看。有個男學生告訴我，他很愛、很愛另一個男生，可是對方只能接受他的友情，不能接受他的愛情。後來在SARS風暴裏，那男生中獎了，我的男學生很擔心，他告訴我，如果對方得了SARS非死不可，他想成為最後一個去探望他的人，他想陪伴擁抱著他，就算死也不怕。不知道各位聽到這話是什麼感覺？

還有一個女學生，在SARS期間找到她愛了十年的男人。她說：「愛上他的時候，我才念國中。他特別好，特別勇敢。」我接著問：「那你跟他深談過嗎？」「有，在畢業旅行的時候。」「談多久？」「聊過五分鐘。」我很疑惑這樣就能知道兩個人適合嗎？她說：「老師，我很清楚我愛他，這點你不用懷疑。」那名男子在雲林念書，而女生是臺大學生，一南一北，但真愛是沒有距離的，所以女生就要去找他。我說：「現在SARS期間，坐大眾運輸不覺得危險嗎？」「老師，如果生病了我有妳。」

其實我很想說，他也許早就忘記妳了。可是她還是去了，非常辛苦地找到對方，並告訴他，她愛他愛了十年。那名男子說：「請問妳叫什麼名字？妳愛上的我是什麼樣子？妳愛上我的時候，我做了什麼事？講了什麼話讓你愛上我？」那女生把記憶中的場景一五一十地告訴他，結果男生說：「我認為妳愛上的並不是我，而是妳的幻想，因為這些事並沒有我個人的特色，我也完全不記得了，所以希望妳回去好好想清楚，不要這麼衝動。」總之我的學生告白沒有成功，還被認定是愛上一個幻想中的對象，有點失望地回來了。

她回來後發燒生病了，跑來找我。我說：「妳待在外面，我隔空問診就好，問完以後讓同學把藥放在妳的信箱，自己開信箱拿，不要靠近我。」其它同學說，老師你不要這樣拒人於門外嘛，她會有被排斥的感覺。可是，難道要冒著讓她進來傳染給我的風險，然後我再傳染給身邊的學生們，大家病成一團嗎？

各位，「泉涸，魚相與處於陸，相呴以濕，相濡以沫。」你覺得這種海角天涯只要你我二人彼此深情相依就好的相守，甚至只要為你活一天，願意和你一起走向死亡的愛情，很有美感嗎？「相濡以沫」就是在形容，像兩隻魚用魚鰭緊緊抱住對方的感覺。平時魚給人的印象是悠游自在的，魚之所以可以讓人覺得悠遊，是因為牠們在湖裏海裏好自在地遊玩，而不是在一個沒有水的地方抱在一起死去。

「相呴以濕，相濡以沫」的愛情，是在紅塵亂世裏，可能有一個人，有著水汪汪的眼睛，那眼睛裏永遠只有一個人——就是你。海角天涯他都只看著你、想著你，好像除了你之外，這世間再沒有其他。身為一個知識分子，我不太能打心底認同這樣的愛情。總覺得一個人能活在世界上，是因為擁有很多人的愛，親人、朋友、師長甚至是陌生人的愛——可能一位陌生的農夫、漁民就只是好好務農、好好捕魚，但他們的點滴辛苦在在滋養、成就了你我的生命。我們因為得到這些天地間的諸多恩惠，才能夠長大成人、成為現在的樣子。我們能活得這麼好，是因為有很多人把好給了我們。如果是這樣，百年人生，難道一個人投身到世界，一個赤裸裸的嬰兒來到滾滾紅塵，真就只是為了和另一個人十指緊扣、深情相擁而死嗎？

聽到這裏，如果我們不太認同兩條魚離開海洋來到陸地，緊挨著彼此維繫最後一點生命的愛情，那到底怎麼樣的愛情樣貌才符合醫、道二家的理念呢？《莊子》說：「不如相忘於江湖。」你們注意過魚在水中怎麼游嗎？有看過魚抱在一起游的嗎？沒有吧。我養過一種鸚鵡魚，牠們會成群聚集，但即使如此，彼此之間也不會緊緊抱著。所以莊子說：不如我們就在江湖裏好像忘記彼此一般地悠遊吧。

怎樣的愛情算是幸福、圓滿？這個問題的答案每個人都不同。像我這種，比較不偉大的、比較老莊式的愛情，兩個人可能相逢、可能偕行，但有時候因為生活、工作的關係，未必會緊緊相依走在一起。即使不是時常四目交接，我眼中有你，你眼中有我，但在兩人的生命中，卻有著共同、美好的人生目標，共同的光源。雖然有時是各自馳騁，各自走向這光亮，兩個人也許看似各自悠遊，但彼此心中知道，兩個人、兩顆心，是更靠近了。曾有一個男學生問我：「老師，妳覺得是面對面看著彼此的兩個人距離比較近，還是看向同一個方向的兩個人距離比較近？」這是個很有哲學意味的愛情課題。

我的《中國思想史》啟蒙老師，王淮先生曾說：他很喜歡披頭四樂團，披頭四常讓他想起他們家四口的感情，這四個人各自朝著完全不同的方向一起演奏、歌唱，可是聲音卻非常和諧。可見理想的親密關係，並不一定要永遠緊緊抓著彼此的手，眼中只看得見彼此，而是：各自的生命獨立完整，彼此都可以自在悠遊，但同時你一直知道，你們在同一個太陽下，彼此關心、想念、愛著對方，也祝福著對方。

各位讀這個單元以前，是不是覺得理想的愛情就是兩個人命中注定要在一起，於是你們就在偶然的瞬間相逢了；而且那個命中注定的伴侶會完全理解、完全接納你？但這樣的想像其實是受到十八世紀中期歐洲浪漫主義的影響，抱著這樣的愛情觀會讓我們不斷等待那個理想的真命天子或真命天女出現，如果遲遲不遇難免會覺得沮喪。希望這個單元能讓你忘記浪漫主義曾在你我心中播下的夢幻愛情之苗，這個單元讓我們直面「相濡以沫」這樣的愛情樣貌。大凡讀過情詩的你，或你寫情詩，肯定會明白：情愛的極致不就是生活中隨時隨處都有對方嗎？吃到好吃的想到他，看到好看的想到他，美好的風景如果沒有和他一起欣賞，就沒有了意義。陸游就是因為這樣寫下「桃花落，閑池閣」（〈釵頭鳳〉）當唐婉不在身邊，所有美好的事物再也無法會心、再也無人分享，彷彿整個樓閣、臺榭所有的美景都是多餘的。

愛情當然可以很有美感，然而不要因此你的世界裏再也沒有其它，以對方的價值為價值，把對方的存在當作生存的意義，一旦兩人無法朝夕相伴、失去所愛，就覺得生無可戀，像是離開水的魚，只留下一個淒美的愛情故事。

為什麼我們一定要為了愛一個人才能變好？為什麼我們不能感念所有曾經得到的愛，而讓自己變成更有能力去愛的人來愛這個世界，以及愛那個人，進而活出更有意義、更充實的人生？等讀過《莊子》、讀過《老子》、《黃帝內經》以後，再回頭來聽這些愛情故事，真的會有很不同的感受。也許因此你也會有不同的選擇？

為了表現對花的愛，把它壓在胸前，花就凋謝了

在《學會用情：當老莊遇見黃帝內經2》「情：想怎麼愛？情愛如能經典，無憾無執無傷」這個主題之下，我們透過經典來學習愛情。愛情是人生何等重要的課題！第二講一開始，我們看到「如果相愛的兩條魚，離開海洋」這種即便不能見容於世，海角天涯只要你我二人彼此深情相依就好的相守。但是愛情的模樣，難道終究離不開眼淚嗎？

所以接下來我想先回過頭來跟大家談談什麼是愛情？這個單元我取了一個比較詩意的標題：「為了表現對花的愛，把它壓在胸前，花就凋謝了。」這是印度詩人泰戈爾〈為甚麼燈熄〉詩中的句子。世界上有一種愛是這個樣子的：比方在親子關係裏，有的爸爸會堅持：「我兒子應該當西醫師，西醫師是世界上最好的工作」，當爸爸的覺得這是出於對孩子的愛，為了孩子好，卻不管這是否符合孩子的興趣、能力、才分，結果很可能反而害了孩子。同樣的，在愛情裏，你覺得你很愛對方，不太能忍受他對其他異性微笑，於是就開始干預你愛的人跟每個人的距離。但這會讓所愛與世界越來越疏遠，因為要找到一個只有同性沒有異性的社群實在太難了，這也是「愛之適足以害之」。

我身邊就有一個活生生、血淋淋的例子。我有個胖胖壯壯挺單純的女學生，喜歡養鳥，她就像鳥媽媽一樣，餵食小鸚鳥長大，所以鳥兒非常親人，會停在她的肩膀上。有個冬天晚上，因為天氣寒冷，她捨不得讓鳥兒待在籠子裏，怕牠受涼，就把牠帶上床睡覺。第二天我接到她的電話，她問我：「老師，你知道寵物過世要在哪裏火化嗎？」原來早晨醒來，她發現鳥兒在她身體下面一動也不動，已經被壓死了，她好難過。可有時候我們對人的愛，也是這樣。

大部分的人都希望愛情天長地久，如果你深愛一個人，自然會想和他相守到老。然而「為了表現對花的愛，把它壓在胸前，花就凋謝了。」很多情海浮沉的人可能都有過這樣的心情：我這麼真心、癡心地投入愛情中，甚至用盡全部的心力在對待、呵護它，為什麼到頭來愛情還是跑掉了？消失了？是我不夠努力？還是太過努力？到底應該用多少力才是剛好的？我覺得《老子》中有一章非常適合解答這個問題。各位或許覺得困惑：「《老子》居然也談愛情嗎？」不是的，《老子》講的是「什麼是人生」、「什麼是物理之自然」、「什麼是人情之自然」。愛情是人類很自然的一種情感類型，其中道理當然也是通同、可以互通的。這是《老子》的《三十六章》：

將欲歙之，必固張之。將欲弱之，必固強之。將欲廢之，必固興之。將欲奪之，必固與之，是謂微明。柔弱勝剛強。魚不可脫於淵，國之利器不可以示人。

這一章要先強調「微明」兩個字。「微明」的意思是，在一件事發生的跡象還很微小、徵兆還很微弱的時候，就看得很清楚了，道微而效明，「機先」的徵兆。

誰不想當一個洞燭機先的人，在事情發生之前，就即早察覺呢？我年輕時有一次為母親的朋友把脈，我問那位阿姨說：「你有痔瘡嗎？」對方回答：「沒有。」我心裏想：「肛門有火，應該快了。」結果第二天這位阿姨打電話給母親說：「璧名真是烏鴉嘴，她昨天問我有沒有痔瘡，我今天真的就痔瘡了。」我解釋道：「不是我烏鴉嘴，是把脈能知道『氣機之先』，昨天她的脈象已經可以診出肛門有火，所以我判斷該是痔瘡的徵兆。」

同樣地，一段戀愛如果表面上風平浪靜，但你已經察覺異狀、發現你們的感情有樓倒房塌的危險了，縱使不能趕緊架梁補強，至少還有時間逃命。如果你真的想要維持這段感情，那麼能洞燭機先、提早知道不是很好嗎？萬一你已經行走在愛情的斷崖邊，還在欣賞彩霞有多美，接下來一失足、跌得粉身碎骨，不是空遺恨嗎？

我的學生在她男朋友提出分手的前一天，完全沒有感受到任何不對勁。她男友也是我臺大的學生，剛開始交往時，每天放學兩人會一起吃晚餐，女生很珍惜相聚的時光，一方面覺得這一餐過得很幸福，一方面也漸漸為另外兩餐不能與男友共享，感到格外悲傷。於是男生就把一餐變成兩餐，從此以後女生的午餐和晚餐都非常開心，可是更顯得早餐的落寞淒涼，於是她就又進一步提出：「我們可不可以每天都一起吃三餐？」

男生為了當個好情人，決定委屈自己，滿足女友的要求。請注意「委屈」這個詞。有一天這男生發生了小車禍，進急診室縫了幾針，醫生叮囑他在家休養幾天不要出門，沒想到男生一聽到這話時嘴角就笑開了，有一種放大假的感覺。過幾天男生遇到他的哥兒們，聊起這件事：「醫生告訴我不能出門的當下，想到可以不用去約會，竟然就像放颱風假、不用上課那樣的寬心。」他的哥兒們聽了覺得不太對，兩人的相處如果這麼勉強，是不是有什麼問題？就在這次的長聊之後，男生決定過些時日提出分手。而直到分手那天他才對女生說出自己的感受，從一天一起吃一餐，到兩餐、三餐他的心情轉變。他說：「我們的愛情就像一顆越來越大的腫瘤，有一天回頭吞噬了彼此的生命，還是分手吧！」女生非常訝異，自己一路走來都覺得好愛對方，不懂為什麼會變成這樣？兩個人不是一直都好好的嗎？對方每天都笑著一起吃飯，怎麼會忽然要分手呢？女生還傻傻地跟提分手的他說：「等你休息一陣子，我再重新追你一次好嗎？」我不知道那個男生當下怎麼回答，但結果是他們就這樣分手了。

當我在講這個故事的時候，彷彿是站在一個全知的觀點。因為我認識男生也認識女生，他們分別告訴我很多事情。你會不會覺得身在其中的女生有點可憐？因為她並不知道對方的想法和感受，她只是每天看著那張笑著一起吃飯的帥氣臉孔，卻不知道對方已經笑得勉強、快受不了了。換個角度，你會不會覺得這男生也有點可憐？他努力在戀愛中當個完美情人，不讓對方傷心、要讓對方開心，卻忽略了在談戀愛、扮演情人角色的同時，他仍然是一個人，一個有自己想要過的生活、想要有一些時間去充實自我、做自己想做的事的人。除了女友，也想陪伴家人、朋友，甚至獨處，可是他不敢去爭取，一天又一天地勉強著自己陪她吃早餐、午餐、晚餐。

如果你不希望這樣的情節發生在自己身上，《老子》這一章講如何見微知著、洞燭機先就非常重要。如果你可以提前知道愛情保存期限要到了，做好放手的準備，就不會讓自己太受傷；或者如果你很想維持這段感情，至少能在覆水難收之前，想辦法不讓關係繼續走下坡、想辦法力挽狂瀾。

那究竟怎麼樣才能做一個洞燭機先的情人呢？「將欲歙之，必固張之」，「將欲」是未然之詞，就是還沒發生的，預告未來。「歙」（ㄒㄧˋ）是合起來的意思。「必固」，是已然之詞，就是已經發生的，當事人已經知道的。「必固張之」，就是已經「張之」的意思，「張」就是開，可以簡單解釋成：已經把手掌打開了，接下來就只能合起來。歷代注解說「張」是開張，但《河上公注》把開張講成「極其奢淫」，為什麼呢？《莊子．齊物論》裏有一句「喜怒哀樂，慮嘆變慹，姚佚啟態」，這裏的「啟」是開啟、開張的意思，注家注解這個字，是「開張情欲」，就是隨心所欲地要個夠，愛怎麼樣就怎麼樣。就像我的女學生不斷要求對方：「我想要再多和你相處一些時間，一天三餐都陪我一起吃吧。」

人的情感欲望最開張的狀態，是什麼狀態呢？「飲食男女，人之大欲存焉」（《禮記．禮運》），先不談男女，來談飲食好了。小時候有一年我哥哥生日，哥哥在父親讓壽星任選的三百元禮物中，選了巧克力，父親就給哥哥買了一大盒外國進口的巧克力，哥哥向來疼愛我，又很大方，他拿到禮物後，拿一大條手帕把巧克力盒蓋起來，讓我隨便點選了五次，依據我點選的種類，包大果仁的、夏威夷堅果的、葡萄乾的……，讓我在餐後心滿意足地拿去吃。那一大盒，我估計至少可以吃一個禮拜，所以隔天就滿心期待地等著繼續分享哥哥的巧克力。結果隔天吃完飯後，咦？哥哥怎麼沒再喊「巧克力時間到了」，再拿巧克力分我了？哥說：「吃完了。」天啊，這麼大一盒，哥居然一個晚上猛吃，全部吃光了。結果隔天非常慘烈地拉肚子。我就聽到母親跟父親抱怨這件事，說：「你要給孩子巧克力，怎麼不規定他一餐飯後吃幾個？害他一天吃光這麼一大盒的巧克力，拉肚子拉得好嚴重，腸胃都搞壞了。」父親的回答很有意思，讓我牢記到今天。父親笑了，說：「這是給孩子人生經驗啊。他這麼愛吃巧克力，但是沒有吃飽過，就給他一個『足夠』的經驗。他吃到飽就會明白：『不行，傷胃腸了。』以後自然不會再這麼瘋狂地吃巧克力了。」父親接下來又講了一段話，那時候的我並不明白。父親說：「我希望讓我的孩子從小就感受到『足夠』，讓他覺得自己擁有很多。擁有足夠的愛的孩子，將來長大成人、出了社會，他就會有足夠的愛可以給別人。」我長大以後回想起這句話，才慢慢懂得其中的微言大義，覺得非常感動。

第二個故事是關於水餃的。臺大附近有一家餃子店挺好吃的，我以前常跟助理去吃。雖然以我的食量，吃十三、五個沒問題，但只要去這家店，我每次都只吃十個，讓自己意猶未盡，一直保持覺得：「好好吃喔！」有次有個男助理第一次造訪，一嚐之下覺得太好吃了，就一口氣加點了三十個。過幾天，助理又來幫我工作，到了吃飯時間，我說：「走吧，再去吃那家好吃的餃子店。」上回一口氣大啖三十顆水餃的男生說：「不要、我不要，那天我吃到要吐了，現在不再覺得那麼好吃了。」

巧克力和水餃，這兩個故事到底和愛情有什麼關係？當然有關。我以前有個助理，剛談戀愛整天頻打電話，有時候是半小時，有時候走出去打電話再回來已經過了一個半小時。你說：「老師，你不高興助理講電話耽誤工作，對吧？」不是的，我是為她擔憂。因為我想，一個男生要是一天接到女朋友加起來三個鐘頭的電話，會不會就像讓一個人一下吃一大盒三百元巧克力吃到飽，或是水餃一餐吃三十個吃到想吐後，他短期間或漸漸就不那麼想吃巧克力或水餃了？這就是《老子》告訴我們的道理：「將欲歙之，必固張之」，在感情裏要當個有智慧的人，就算你是對方心目中最夢幻的巧克力或水餃，也絕對不能讓對方吃過飽。吃得太飽，盡其所能地滿足了欲望，接下來對方就會覺得：好像沒那麼好吃了，暫時不要再吃這家，換個口味吧。於是「歙之」，那種對巧克力或水餃的喜愛和狂熱就合起來了，就下降了，不再有本來那種渴望了——這就是人情。飲食如此，愛情也是一樣。

這個「之」字我想要特別強調一下，很多人把《老子》解釋得非常陰謀，從《韓非子》開始就說：如果想要關掉一個人的欲望，最好就是讓他恣意地、極其奢靡地滿足，這樣一來他就危險了。就像要讓一個人倒下之前，故意先讓他站起來，站得越高，也就跌得越重。可是老子絕對不是陰謀家，所以這個「之」字未必是在講別人，也可能是自己。

你要提醒自己，如果已經到達「張」的狀態，欲望已經完全被滿足了，比如在巧克力和水餃的故事裏，當你處在可以為所欲為、欲望能夠徹底飽足的狀態，就一定要自我警惕，接下來很可能就是「歙」、就是要收斂的時候。就像我的學生，男友滿足她一天三餐都一起吃飯的想望，到最後對方受不了，她一天就連半餐都沒了。當然，這裏的「吃三次飯」可以代換成任何一種欲望，一旦欲望得到饜足、甚至過多的時候，欲望就得收斂起來，否則過了頭可能就什麼都沒法做，什麼都沒了。

老子又說：「將欲弱之，必固強之。」「強」是強盛，如果「弱」是衰弱無力的話，強盛就是出盡力氣。各位如果做過穴道導引，就知道要放鬆之前必須先很用力、很用力地收緊，接下來才能完全放鬆。所以把力氣出盡之後，就會變得軟弱無力，這個道理一樣可以運用在愛情的世界。

許多戀人走到了感情的盡頭，會莫名其妙覺得：「他一直都對我這麼好，為什麼忽然改變了？他不愛我了嗎？」卻沒有去思考兩個人在一起的時候，對方是不是已經出盡力氣、萬分疲憊了，但自己卻沒有察覺。我有一位很好的朋友，在一個幸福的家庭出生長大，母親在家裏非常深情地付出，她就想將來自己也要成為像母親一樣帶給全家幸福的女人。所以一談起戀愛就很投入地愛著對方，願意幫對方做所有能做的事。比方說，約會的時候她會特別準備男朋友喜歡吃的食物。不只如此，陪男友讀書的時候，她準備的所有點心都是一口大小，而且插在竹籤上，讓男友方便拿取食用，而不會弄髒手，才能兩手乾淨地繼續打電腦——這女生貼心賢慧到這種地步。然而對方就慢慢習慣，恃寵而驕了，覺得女生對我好，我希望她做什麼她理所當然都會做。他們就這樣交往了好多年，有一回週末兩人說好要去看電影，這男生有車，卻在約會前一個小時給女生打電話說：「今天雨下得好大喔，開車出去太麻煩了，車子髒掉回來還要洗。妳可不可以找輛計程車去妳家載妳，再繞過來我家載我？」從這個女生家到電影院，如果要先繞到男生家是完全不順路的，甚至要多花一倍的時間，男生提出要求那一剎那女生忽然覺得累。她意識到自己過去好幾年一直都安於扮演對方的女傭，一直無微不至地照顧對方，卻很少要求對方為自己做些什麼。她想：「我真的有辦法這樣年復一年，當三百六十五天的女傭嗎？我真的能繼續和他在一起嗎？」當她把這樣的感受告訴男友，對方的反應卻是：「妳不像以前那麼愛我了。」沒過多久，兩人協議分手，然而即便到了那個時候，男生還察覺不到女生已經快要耗盡力氣了。

你也許會說：「應該還是會有人心甘情願一輩子伺候對方吧？」我的確碰過這樣的人，是我朋友主管的老婆。不但年輕漂亮，燒得一手好菜，還很會伺候老公，每天幫老公放洗澡水，把一切打理得妥妥貼貼。正因為老公是主管，常常要去不同地方開會，老婆就充當司機來回接送，老公說：「一個半小時後回來載我。」老婆就自己找地方打發時間。所有到過這名主管家的男子，知道他太太如何照料先生，沒有不羨慕的。你說：「老師，你看吧！不一定『將欲弱之，必固強之』，有些人就是能夠一直都很強，一直全心全意用盡全力來付出。」但是作夢都想不到，我們其中有個朋友在一個非常偶然的場合中得知驚人的祕密。原來這位美若天仙、賢慧至極的妻子，早已劈腿多時。劈腿的對象不是別人，正是這位主管的年輕下屬。而且為了避免釀成社會事件，知道的朋友沒有人敢讓事業有成、愛情得意、霸氣十足的主管丈夫知道這件事。

這個故事讓我深深體會到一點，天底下沒有供你使喚終身的女僕，或差遣一生的侍者——不管是waiter或waitress。天地間所有的美好關係都很難只有單向在付出，尤其是愛情。為什麼說「相愛」？「相」這個字，一定是有來有往，是互相的。所以對方對你好，你一定要感念，然後適時地付出。人活天地間，不只是愛情，師生、朋友、任何的關係，都是這樣。

如果你遇到一個人間極品的對象，在覺得自己太幸運的同時，也要想到對方很可能快累壞了，這樣的故事很多。所以如果有一天，你覺得自己擁有天上掉下來的幸福，一定要很珍惜；當你真的去珍惜，就不會只享受對方的付出——因為珍惜，所以想要回報對方，回報讓你這麼感動、這麼感激、這麼珍惜的人，讓對方也享受到一樣的幸福待遇。

「將欲廢之，必固興之」，「興」就是興舉，看多了古裝劇應該都可以了解，一個清宮女子，如果不是受寵從答應變貴人、再升為嬪、妃、貴妃，怎麼會有被打入冷宮、廢棄掉的一天呢？這在現代也是一樣，一個人站上了高位就開始驕傲，覺得可以為所欲為了，但這卻也是他最危險的時刻，因為接下來可能會面臨被罷免、廢黜的危機。曾經我大學國文班上有個漂亮的女孩兒，是非常優秀的溜冰選手，開學的第一堂課她看起來非常地精神，也熱心地自願擔任班代表，學期中她忽然翹了幾堂課，當她再次出現在課堂上時，原本身為運動員的蘋果臉已經變灰牆臉了。我問她怎麼了？她就說：「老師，我男朋友把我給甩了，我們分手了。」聊到傷心處，她就含淚問了我一句：「我們在一起才短短三個月，如果他這麼短的時間就要把我甩了，當初究竟為什麼要來追我呢？」我聽她講這話的時候，已經投入思想研究了，所以當時心裏想的是：「如果幾個月前他不來追妳，現在要怎麼甩掉妳呢？」這不是一個邏輯上必然的因果命題嗎？

「將欲取之，必固與之」，現代的通行本寫的是「將欲奪之」，不過《韓非子．喻老》引用《老子》時寫的是「取之」，後代的注解才出現「奪之」，所以我們這裏用

「取」這個版本。「將欲取之，必固與之」，「與」是給予，「取」是奪取。我們在天地間得到的一切，凡是別人給你的，下一刻就可能被奪走。

《列子》書裏有這樣一個故事：列子家裏很窮，窮到已經沒錢買米了，這時候鄭國執政子陽要重用列子，列子的妻子很希望他能接受這個職位，但他卻拒絕了。老婆問為什麼，列子說：「這個君王不是因為我賢能而錄用我，而是因為聽別人說我好，所以願意錄用我，那麼一旦有人說我不好，他也會因此罷黜我，所以我不幫這樣的人做事。」聽到這裏，各位一定覺得列子很迂吧？這麼窮困還這麼倔強！可是後來鄭國百姓造反，把執政子陽給殺了。列子當初如果為他所用，這時恐怕也會受到牽連，難逃此劫。

天地之間，如果有個人聽別人說你好，基於對那個人的信任他覺得你好，那麼你要知道，有一天那個人要是說了你兩句不好，你就不好了。我們擁有的一切，只要是被給予的，沒有一樣東西不能被拿走，包括自己的身體。打出娘胎、被生出來的那一天起，若什麼時候遇到意外、發生橫禍，這身體就被拿走了。再美好的相逢，再愛的人、事、物，都不是你要他活多久、陪在身邊多久，就可以如願。也不是你要他不要愛上別人，他就不會愛上別人，人間的一切都是這樣。

你說：「如果所有的擁有都會失去，那要怎麼辦？」哲學教育讓我們學到的是，去珍惜擁有的當下，能夠珍惜，就是你能保有它最長久的唯一辦法。

說到人情的無常，大家難免會感到悲觀，所以《莊子》書裏描述了好朋友之間一種特別讓人羨慕、珍惜的相處，叫「相與於无相與」（〈大宗師〉）——朋友之間給予彼此的，不是透過有形的物質，而是透過「沒有給予」在給的。什麼意思呢？這幾個好朋友給予彼此非常多，但不是有形的東西。不是你送朋友一份禮物，或老師給學生加分，這種物質的、可以量化的東西。而是對方帶給你的收穫，那沒有辦法量化，也不是物質上的，但是你知道這收穫在你生命中發生巨大影響。天地之間，只有這樣的給予，是永遠拿不回來，別人也搶不走的。

我今天給你一臺電腦，只要那電腦還沒壞、還在，我就可以搶回來，對不對？可是如果你今天學會的是《莊子》的「神凝」，你知道怎麼樣在最紛擾的時候，停止自己的念頭，讓自己進入關機模式而安睡，這別人怎麼搶得走呢？莊子所講的「相與於无相與」，這幾個非常好的朋友之間，給予彼此的就是這種無形、非物質的，但卻可以帶給生命深刻影響的東西。我想他們的關係以《莊子》的語言來形容就是「德友」（〈德充符〉）。

在學術圈會有很多的學者朋友，文史學界的學者，會認識許多有相似學術涵養的朋友，其中很多人可能比自己的學識更加淵博、飽讀聖賢書。但即使在這樣的環境，一樣可以感受到，「學友」易得，「德友」難尋。

以提升自己的心身為終極目標的人，不論在哪個時代都是稀少的，如果你今天最重視的是這種無形的給予，那你永遠不必擔心、害怕有被奪走的那一天。

有助理學生不時在我家吃飯，吃到後來覺得很不好意思一直讓老師請客。我就告訴她：「如果你連一盤成本不到百元的麵都不敢吃，那你怎麼敢繼續跟著我鍊太極拳、學穴道導引呢？在我看來，這才是真正珍貴的東西啊！」學生才忽然發現，自己只看見能用錢估算的那些，卻忽略了無形但更可貴的東西。我也會遇到一種學生，好珍惜上課所學的一切。可能半年前我問她：「你人生最想要什麼？」「環遊世界啊！」我聽到的那一剎那有點小失望。可是聽了半年《莊子》課，她說：「老師，我現在不在乎未來的工作賺多少錢、能遊歷多少國家了，我希望未來的每一天、每個月、每一年一定要看到自己心身的進步。」我好感動，她想活成一個小莊子，每天在自己的生命裏做一些努力，更了解自己的心與身，讓自己朝更美好的方向邁進。一樣是這個二十來歲的她，但自身、旁人，好像每天都能認識一個更好的人。在臺大從事教學工作，能遇到這樣一位像海綿的學生真的很幸福。她在那麼短的時間內就把所學當成生命很重要的價值在實踐，讓人覺得教學這個工作沒有白費，備課的用心並沒有付諸東流。如果可以把為師譬喻成馬的話，遇到這樣的學生，真會有千里馬遇見伯樂的會心。

那為什麼人還是會覺得痛苦呢？人生的痛苦往往來自意料之外——越是意料之外，就越是痛苦或狂喜。然而會高興到發瘋、像范進中舉的人很少，所以我們更需要做好準備去面對可能讓人痛苦的情況，而這多半來自於人生路上的意外。

好比在臺灣的夏天，當大家穿著短袖短褲還覺得熱得受不了的時候，如果忽然之間下起雪來，肯定很多人會非常痛苦，只要冷過就知道那種難受的滋味。有一次我去四川玩，心想四川的緯度沒比臺灣高多少，應該不會太冷，就沒帶太多衣服。結果那次真覺得凍極了，我和姊姊把所有帶去的衣服，不分厚薄，能穿的就盡可能穿在身上，還是覺得冷得難受。當天氣異常，你會覺得痛苦就是因為沒有充足的準備，如果此時有人拿出一件羽絨衣，有備無患，這怪異的氣候就不覺得是意料之外了，這樣的異常就傷害不了他。

當你把《老子》這一章徹底地消化，讀到骨子裏去，其實人生就可以愈來愈沒有意外了。我進臺大任教那年，在行政人員櫃檯辦理到職手續的那天，彷彿就同時看到一個年邁的自己，沿著同一個櫃檯的不同櫃位，在辦理離職手續。高中時，一位學長寫了一首詩，詩的第一句是「我說春天就是死亡／至於我為什麼這麼說／這你不必知道」，多年以後我老了，有一天重新整理以前高中的校刊，再看到這首詩，我笑了，這時的我已經明白這句是什麼意思，因為春天真的就是死亡，在每一刻春暖花開的時候，在每一刻嫩芽萌生的時候，我們同時要看到花殘、看到衰老。讀了《老子》，有這樣的覺悟之後，人生便很少有什麼會讓你意外的事了。

如果我們能養成這個習慣，「於有之日，當知無有之時」，認知到現在擁有的一切，有一天會變沒有，預先做好這樣的準備。那麼倘若真有那麼一天，你深愛的人離開了，你就不會痛不欲生，甚至去尋死或是遁入空門，而會覺得這是很自然的事。以前談戀愛的時候我會告訴男友：「如果遇到比我更合適的女生，你真的不要在意我，你就走，我會好好地活著。」他聽了很不開心，覺得好像就算他走了我也不會太難過。

可是每個生命在天地間前進，都可以力求自己的「全德、全身、全情」。所謂的「全情」不是要對方配合、遂我們的願去成就一段愛情，而是即便你單身，你的情感狀態仍然是圓滿的，因此沒有什麼時刻、什麼情況你的心境、你的感情世界不圓滿。如果有這樣的心理準備，就沒有人能奪走你的世界，因為你是以《老》《莊》的核心價值——「追求心身的升進」為目標在過活，一己心身的進步與安適，沒有人能拿得走，其他當然都可以順其自然。

既然這個單元的主題是愛情，所以我想透過一首泰戈爾的詩〈為甚麼燈熄〉，來講如何洞燭情愛的機先。什麼是機先？就是事情發生前的徵兆，在還沒發生的時候就可以察覺、知道了。這個版本是家父翻譯的。

為甚麼燈熄？
因為——
為了避風，
用我的外衣遮護了它，
於是，
燈就熄滅了。

為甚麼花謝？
因為——
為了表現對它的愛，
把它壓在我的胸前，
於是，

花就凋謝了。

為甚麼河乾？
因為——
為了供我私用，
築了堰，
於是，
河就乾涸了。

為甚麼豎琴絃斷？
因為——
我硬彈了
多過絃力的曲子，
於是，
絃就斷了。

泰戈爾，一位得到諾貝爾獎的詩人，他的作品絕不只是辭藻美麗而已，詩中常有著深刻的哲學思考，可以喚醒我們。當然因為它是詩，所以會有詩的表現特色。如果開門見山直接說：「為了避風，用我的外衣遮護了燈，燈就熄滅了。」就失去了詩的味道。所以用提問的語氣：「為甚麼燈熄？」先引起讀者的好奇，然後告訴你：「因為──為了避風，用我的外衣遮護了它，於是，燈就熄滅了。」看到這一幕，是不是讓你聯想起福爾摩斯的電影──一個偵探穿著長長的風衣，手上提一盞燈，風很大，為了護住燈，用大衣遮護了它，可是沒想到氧氣不夠，燈火就熄滅了。看到這裏好像有一點，「啊，可惜，燈滅了」的感覺，可是那遺憾感還不太沉重，讀來並不覺得這個愛護燈的人，在行動上犯了什麼嚴重的錯誤。

第二段接著問「為甚麼花謝？」「因為──為了表現對它的愛，把它壓在我的胸前，」對於心愛的東西，很容易會想要緊緊擁抱著，「於是，花就凋謝了。」從這首詩我得到靈感，發明了一招來對付我的貓。因為貓這種動物，最喜歡在你忙碌時刻來磨蹭、來討拍，這時如果你把牠支開，牠會很不耐，然後再次靠過來，像在考驗主人的耐性。後來當我的貓在我專注工作時又來討拍，我就會放下工作，專心地擁抱牠，緊緊地擁抱牠，牠反而就開始掙扎，然後一逮著機會就閃躲得遠遠的不再回來。所以如果你過度用力地抱住一朵花，它可能就被壓扁、就凋謝了。前面講我學生因為太愛護自己餵養的鸚鳥，抱著牠上床睡覺的故事也一樣。有時候你是出於愛，可是太用力，反而把對方壓死了。不只對漂亮的玫瑰花、心愛的寵物是如此、對人也可能這樣。我曾經問一個學生為什麼離開前男友？她說：「因為每一個人都說戀愛中的我越來越憔悴、蒼老，我最後就離開了。」不過讀完花謝這段，我們還是覺得有點美感，只是結局讓人遺憾。

到第三段就開始教人害怕了。「為甚麼河乾？因為——為了供我私用，築了堰，於是，河就乾涸了。」想像我們眼前有一條河流，沒想到出現一個人覺得這河水不錯，就築了堰，把所有河水都引到自家池塘裏去，下游就乾涸了。我們肯定都覺得這個人好自私啊！

可是在愛情裏，人常是這樣的。甚至不只愛情，親情也是。你覺得對方應該怎麼樣，就很難接受他選擇成為另外一個樣子。有一位丈夫是大學校長的朋友告訴我，她先生看電視的時候一定要她陪著，如果她不陪在身邊，先生會不高興。所以她習慣只要先生開電視，馬上乖乖坐下，然後她先生就會摟著她的肩膀。看完電視常常已經很晚了，她才能開始洗碗洗衣，去做總是沒法早點做完才能早點休息的家事。聽到這裏我想起小時候很喜歡的一個絨毛玩具，睡覺時我也總習慣要抱著它。——有時候人好像需要另一個人來扮演某種角色，或者是絨毛玩具，或者是司機，或者扮演按摩椅什麼的……，這樣的感情關係通常是為一個自私的、需要什麼工具的理由，而不是遇到一個人，決定愛他一生。

當你與生命中的某個人相遇，你希望這個人因為與你相遇，你們的生命因此匯聚成一條更浩浩湯湯的河流；還是他本來是長江，認識你之後變水溝；他本來涓滴不輟終可成江河，可因為你卻變得枯竭乾涸？各位可曾這樣去看待每個有緣如此親近你、與你交會過的生命？

我們在人世短暫而有限的百年能夠和對方如此親密地相逢，總會希望因為有你，他的人生可以更好。因為與你相遇，他可以笑得更燦爛、過得更健康、生活得更好，人生的夢想也可以實現得更好，而非事事只能委曲求全、配合你的存在。

可是人有時候不知道為什麼有一種偏執，希望對方合你的意。往往還不知道對方想做什麼、適合做什麼，就覺得這個人未來應該當醫生，或者當工程師，忽略了一個人要對他所做的事有愛，才可能樂此不疲地投入下去。如果只是為了名利、為了滿足誰的期待來工作，那發展與成就是很有限的。但人常常出於私心偏見，選了自己覺得好的硬要對方接受，還錯以為這是愛對方的表現。

最後就沒救了，「為什麼豎琴絃斷？因為——我硬彈了多過絃力的曲子，於是，絃就斷了。」到底是怎麼樣的相處，讓曾經如此深愛的兩人變得不再愛對方了？是不是有太用力、太固執的地方？如果一段感情中有一方愛到油盡燈枯，再也沒力了，會不會是因為相處時忽略了什麼？分手的時候，如果其中一方很驚訝，往往是已經太習慣對方的付出，而理所當然地認為應該會一直繼續下去。但是卻沒想到太過用力的愛情是沒辦法長久的。「硬彈了多過絃力的曲子，於是，絃就斷了」，絃斷了就不能用了，沒有辦法綁起來再彈。樂器的絃斷了，還可以再買一條新絃來換上，可是人的感情卻不是這樣，有時候斷了就斷了，再難修補。

〈為甚麼燈熄〉是一首很簡單的詩，誰沒看過燈亮、燈滅？誰沒看過花開、花謝？誰沒看過河、誰沒見過琴呢？泰戈爾用這麼簡單的詩句，隱隱然讓我們參透人生很重要的道理。

在情愛的世界裏，我們到底該怎麼樣拿捏？你說：「萬一對方想要的是很黏的愛情，可是我卻很不黏，那對方不就也可能跑了嗎？」所以你要知道對方要什麼。但也並不是對方要什麼就一味地給，也要知道自己要什麼。

在此先補充一下，我想任何感情都會經過一段或長或短的磨合期，畢竟兩個人來自不同的家庭、不同的教育環境，甚至來自不同的國度；可能有不同的信仰、不同的政治理念。兩個人活到二、三十歲，各位想像一下什麼叫二、三十歲，就是有二、三十個春夏秋冬，二、三十個三百六十五天，兩個人才相逢，所以當然會有許多不同。

兩人交往互動之後，慢慢會知道對方的期望，也知道自己的期望，於是就進入所謂的磨合期。有些磨合剛開始是會讓人感覺吃力的：比方你以前喜歡在家裏吹冷氣、玩玩電腦遊戲，為什麼對方希望你運動，你就要配合他在大熱天跑到太陽底下呢？可是如果你感受到：這樣好像比較健康，脖子變得比較不駝了、肩膀比較放鬆了。雖然身體覺得吃力，可是內心是開心的。如果是這樣，兩個人還滿合適繼續走下去。因為雖然有些勉強、你得去配合他的部分，但你可以感受、認同它的意義。《莊子》說：「人真以為勤行者也」（〈大宗師〉），《老子》說：「上士聞道，勤而行之」（〈四十一章〉），《老》《莊》都講「勤行」，現在你覺得必須很努力、很努力才能做到的，說不定不久之後可能覺得好簡單。當有一天習慣成自然，你就不覺得那是很費力的事。

可是磨合期也可能讓你覺得吃力、不開心。或許你想：「我為什麼一定要配合太陽週期作息呢？我從來沒有想要活到很老，在這個大亂世中浮沉，人該死就死，菸該抽就抽，酒該喝就喝，該熬夜就熬夜，該爆肝就爆肝，我就想這樣活著，為什麼要因為談戀愛，而讓另一個人盯著我、管著我？我是要交男女朋友還是要找教官呢？」於是開始感到適應不良。

還有一種狀況，是他的想望和你的想望雖然不一樣，但也還不到難以配合。比方說你本來是一個不玩電腦遊戲的人，但他最愛的就是電腦遊戲。所以你從認識他開始，就減少了戶外運動的時間，多陪他在冷氣房裏玩電腦遊戲。雖然並不覺得太為難，但發現自己的肌肉慢慢流失、變得鬆垮的你並不開心，因為陪他在電腦屏幕裏廝殺的三個小時，讓你有一種「白活了」的感覺，雖然輕鬆，但不快活，如果雙方的價值觀如此不同，也要仔細考慮適不適合在一起。

但重點不是吃不吃力、開不開心，我們必須回溯到最根源的核心問題：你和對方有著相契的生命哲學嗎？兩個人認為生命中最重要的事一樣嗎？如果你說：兩個人價值觀難免會不同。那將來你們的孩子，不就會被二馬分屍了？到底應該隨著爸爸的喜好去做，還是跟著媽媽的理想去做呢？我覺得這就是要深思熟慮該不該在一起的狀況。

最後一種狀況，就是你本來就想過和他一樣的人生，只是缺乏一點行動力和意志力，少一個互相勉勵的同伴，或少一個人來盯你、幫你規劃，所以你們倆開始一起過日子以後你覺得好輕鬆、又覺得很開心。那恭喜你，你們就是下個單元即將要講《老子．二十七章》「善結無繩約而不可解」的「自然結」，彼此是最合適的。

我想，感情的付出是一種互相，在講完〈為甚麼燈熄〉這首詩，大家了解如何拿捏適當的力道之後，提供各位在磨合期做以上的思考。

也許在一般人的想像中，老子、莊子的形象是像姑射山上的神人那樣瀟灑，好像足不履地、都可以飛起來了。可是老莊書中描寫自己在人間世的樣貌，每次出場看起來都是小心翼翼、臨淵履薄的疲憊形象。為什麼？如果你能在盛開的時候看到凋謝，在極盛的時期看到衰敗，在興的時候看到廢，在得到的時候看到失去，那怎麼敢恣意妄為？自然會懷抱著謹慎之心。如此一來，你的人生就不容易有意外，比較不會有難以面對的狀況出現，也就不容易傷心。能洞燭機先的你，至少不至於在彼此的感情走到油盡燈枯那天才如夢初醒。所以我們不要怕發現自己可能就要失去，不要怕發現自己不好。人最該害怕的其實是不知道，你只有知道了，才能處理、才能面對，不是嗎？

能夠洞燭機先、防微杜漸當然是好的，但是，當我們洞燭情愛的機先之後，該如何防微、如何杜漸呢？《老子》給我們的建言是：「柔弱勝剛強」（〈三十六章〉），要當個柔弱的人，但什麼叫柔弱呢？《莊子》說：「未嘗有聞其唱者也，常和人而已矣」（〈德充符〉），這樣的人不曾聽過他倡議什麼，只是經常應和著別人的意見而已。這樣的人「形莫若就，心莫若和」（〈人間世〉），因為能包容異己，所以他的外在樣貌行為很能配合別人，內心則維持平和安樂。我有一、兩次經驗，可能在場有人講出讓身邊的朋友覺得太過分的話，而朋友覺得我的臉色沒有什麼改變，事後問我：「璧名，妳剛剛怎麼還能這樣談笑自若地聽她說話？妳不覺得她太過分了嗎？」我回答：「她那個人不都是這個樣子嗎？」知道了、習慣了就覺得還好，不必那麼驚訝。外在的事情，也許會讓你心有所動，但馬上就會止息，讓心維持平和。「崔崔乎其不得已乎」（《莊子．大宗師》），除了在你的分位裏該做的工作、該盡的人情，或是為了提升心身而做的修鍊之外，並不刻意追求人世間的一切。只是在機緣到來、不得已的時候順其自然地回應。你不會有這麼多的時間額外去製造人世間的歡樂或應酬，因為你知道在自己的軌道上還有很多事要做，同時你也不會在愛情的世界裏有過多的渴求，不容易成為一個熱過頭、付出過頭或過度需要對方伺候的角色。這不影響你付出的純度和熱度，只是你不會太陷溺其中。

我有一個學生，她家都是爸爸做家事，身為看慣女人做家事的臺南人如我，便問她為什麼？她說：「本來都我媽在做，後來我媽說：『我要給你們學習做家事的機會』，就把家事分配給我爸我哥還有我。後來我媽又說：『你們表現得很好，我不應該剝奪你們把這些天賦發揮到極至的機會，所以你們就繼續做吧。』」她媽媽從此就不用再做家事。於是這個學生從小到大就是爸爸做家事的好幫手，現在什麼事靠自己就都做得非常好，個性也非常獨立。

我跟她說：「妳媽媽的教育不錯喔，她成就了一個很《老》《莊》、願意當別人小廝的先生，又讓她女兒和爸爸互相合作變得很獨立，兒子學了爸爸的樣子未來也會成一個好丈夫。妳媽媽是一位成功的母親。」雖然我想也許只有搞《莊子》的人才會這麼理解。

所謂的「柔弱」，就是你願意當個配合者、願意遷就別人。可能有人會問：「為什麼要柔弱？」我們下一講會提到莊子筆下的理想情人，不是具有領袖特質的那種，而是個外在形貌非常遷就、配合別人的人。只注意自己內心是不是平和，對於外界的事，有人來找，就適切因應；沒有，那就專注於自己的分位、自己的心，所謂「感而後應，迫而後動，不得已而後起」（《莊子．刻意》）。日常俗事，不得已要做才做，因為這樣的人唯一在乎的，就是專注於修養鍛鍊自己，而這種事不是別人從外表可以輕易看得出來的，別人永遠不知道你擬定什麼樣的心靈功課、想要達到什麼樣的目標。《陸九淵集》的門人語錄中，說陸九淵看一個人的眼睛就知道這個人的心靈境界，可是這世界上有陸九淵這般能力的又有幾人呢？[3]心靈的努力一般人是無法透視的，只有自己知道。

3 先生謂曰：「學者能常閉目亦佳。」某因此無事則安坐瞑目，用力操存，夜以繼日。如此者半月，一日下樓，忽覺此心已復澄瑩。中立竊異之，遂見先生。先生目逆而視之曰：「此理已顯也。」某問先生：「何以知之？」曰：「占之眸子而已。」（《陸九淵集．卷三十五．語錄下》）

我為什麼要講「柔弱勝剛強」這樣的特質呢？與其說道家之徒要在外表上遷就別人，不如說因為他有一個更重要的追求，而那個追求正是老子在這一章講的「魚不可脫於淵」（《老子．三十六章》），魚不能離開深淵、老莊之徒不能離開老莊之道過活。

現代人總將老莊連稱，然而莊子在世時提到老子就只是稱老子，沒把自己和老子看成同一家，因為那個時代學說成家的只有儒家和墨家。可是當我們不斷地閱讀《老》《莊》文本，會發現他們真的屬於同一流派。老子說「魚不可脫於淵」，莊子說「魚相造乎水，人相造乎道」（〈大宗師〉），魚只有在水中才能同游，人只有在道中才能成全彼此的生命。什麼叫「人在道中」？我們在《醫道同源：當老莊遇見黃帝內經》「志：一生何求？飛行經典高度，重繪人生藍圖」，知道老莊之徒的人生追求，就是希望有一顆平和的心靈，沒有成見、沒有負面情緒、沒有多餘念慮，「彼其所保與眾異」、「自事其心」（《莊子．人間世》）；只有保持這樣的心靈狀態，體內的正氣才會是最充沛、最活絡的，才能體現莊子說的「旁礴萬物以為一」（〈逍遙遊〉）或孟子筆下「至大至剛」的「浩然之氣」（〈公孫丑上〉）。這是老莊之徒人生最重要的追求，我們追求這樣的生命實現，並在各行各業、在人際處事中鍾鍊自己的心神；在愛情的世界裏面，我們深愛對方的同時也深愛著自己。

在先秦那個最鍾愛君王、孝敬爹娘的年代，老莊之徒對於自己心神的愛養，是不亞於對君王、爹娘的。一旦活在這樣重視提升生命本質的「道」裏面，因為能夠體貼對方重視心身的追求，人很容易互相成全。各位想想如果爹娘最在乎的是孩子的心情體況，怎麼可能勉強孩子把一生投注在不感興趣的事情上？情人之間如果很在意彼此的心身狀況，自然不會讓對方為了配合自己而委屈、讓彼此為愛而心身交瘁。

如果能夠片刻不離這樣的心身根本，人與人之間就比較能互相體諒。不會像柏楊在《醜陋的中國人》裏用「醬缸文化」形容中國傳統社會人與人之間的關係。醬缸裏的東西非常地濃稠，難以分開，全都混在同一個缸裏。「醬缸文化」的意思根據柏楊的說法，講白一點就是大家一窩蜂地順從、追逐著上位者的利益、上位者的喜好走，不考慮、體諒個人的差異性。

可是《老子》所謂的「道」，以及他講「魚不可脫於淵」的水，是重視每一個人心身的安適。至於輕鬆安適的心身要怎麼樣成就，是可以在不同的人生選擇、不同的職業選擇、不同的情愛選擇裏，去讓自己的心身更好。《老》《莊》的原則與規範非常少，而具體的做法也是適性而定、因人而異的。

《老子・三十六章》最後一句話很有意思：「國之利器不可以示人」，什麼叫「國之利器」？一位君王的權謀，是不可以公諸於世的；一個國家的刑罰，也不要一直亮出來，不要讓百姓因為看到這些刀槍大砲才馴服於你，天下不該是用賞罰來治理的。南宋范應元認為「國之利器」的「利器」指的是「聖、智、仁、義、巧、利」，老莊之徒看儒家，會覺得儒家外在制約的條目太多了。各位要是讀過《儀禮》、《禮記》，就會知道儒家真的有多如牛毛的規矩，去規範外在的行為。然而一旦必須憑藉這麼多外在的德行科目才能制約人，甚至尚需動用到權謀、賞罰等「國之利器」，就已經是人情的最後一步——亮出底牌，同時也表示出盡力氣、沒招了。

可是愛情裏為什麼也需注意「國之利器不可以示人」？因為愛情裏也是有懲罰的。比方你劈腿了所以我決定離開；因為你太重視工作、太不重視家人，所以我決定離婚；或是你讓我忍無可忍，我必須分手。這不就是懲罰嗎？「不可以示人」這句話是什麼意思？《老子》為什麼不說「國之利器不可以『具備』」，而是「國之利器不可以『示人』」？這句話用在愛情世界裏就讓我想起一則很有意思的小故事，這則小故事被我用來送給好多戀愛中的學生。故事是這樣的：有一對夫妻結婚幾十年了，感情一直非常好，別人問他們祕訣究竟是什麼？這位先生就講了一個駱駝的故事，當年他們去蜜月旅行曾經騎過駱駝。過程中駱駝偷懶不肯前進，太太就跟駱駝說：「你給我聽著，事不過三，這是第一次」，然後抽牠一下，駱駝於是繼續往前走。沒多久駱駝又偷懶了，太太這回不拿出鞭子，只笑笑說：「這是第二次」，這駱駝偷懶夠了，又往前走了。等到第三次，駱駝又趴下來不走，這位太太直接從懷中掏出手槍來，「砰」一聲把駱駝殺了。從此這對夫妻一生感情和睦，因為先生總記得駱駝的故事。這個故事提醒我們在愛情的場域裏是有底線的，踩踏、越過這個底線的後果，你必須暗示，但不要明說，以免太傷人，或打擊對方的信心。因為從人性上來說，很多人當你信任他時，他會表現得很好，信任可以成為鼓勵人向上的力量；可是如果你否定他，他就會自甘墮落，乾脆放棄努力。所以「國之利器不可以示人」，讓對方知道你的原則就夠了，如果對方真的沒辦法做到，那自然合的就可以自然分，不是嗎？

我以前不覺得《老》《莊》和愛情有什麼關係，可是當我越來越熟悉這些道理，再去看周遭朋友的愛情故事，越來越覺得關係密切。當初你為什麼會愛上一個人呢？可能因為一個機緣，你認識了他，他認識了你，你們倆看彼此的第一眼是順眼的，聊聊天之後覺得是可以談話的，但是你不可能永遠停留在初相識的狀態，一定會隨著交深而言深，隨著交深而讓對方走進你的內心世界。一旦他走進了你的內心世界，他「打開你的心來看」；你也走進他的內心世界「打開他的心來看」——當彼此面對靈魂真相的時候，你猜對方希望看見的是什麼樣的光景？你又希望看到什麼樣的對方？

我講「打開你的心來看」是非常具體的事情，比如你們可能會問彼此：「你的夢想是什麼？」我遇過好多戀人，他們在一起的重要關鍵就是欣賞彼此的夢想。我們在《醫道同源：當老莊遇見黃帝內經》這冊的主題「志：一生何求？飛行經典高度，重繪人生藍圖」中，知道人可以有建構在外的夢想與建築在內的夢想。當你擁有一個可以與對方分享的夢想，在尋覓人生伴侶之路的起點自然就占優勢了。如果你還有一個夢想是建築在內的，你努力讓自己成為每年、每月，甚至於每天，心胸都比昨天寬大，擁有的愛比昨天還要多的人。能和這樣的人相戀，那是多麼美好的事！

既然總有必須對誰打開內心的那一天，我們是不是應該從現在開始，就把《老》、《莊》「返本全真」的學問，在自己的生命裏建構起來呢？

接著看《老子・七十一章》，這章也很有意思。

知不知，上；不知知，病。夫唯病病，是以不病。聖人不病，以其病病，是以不病。

「知不知，上」，簡單來說，如果你能知道自己不知道，這是最好的。什麼叫「知道自己不知道」？我自己深刻的體會是：二十幾歲的時候，我讀《老》《莊》，還真沒意識到自己不懂。後來年歲漸長、閱歷漸豐之後，才知道年輕時候自以為讀懂的《老》《莊》，其實與真正的《老》《莊》有相當的距離。

還沒生病之前的我，講《莊子》總是很怕講〈大宗師〉、〈應帝王〉，因為境界太高了，我覺得好難詮釋。但是病後三年，我剛好接觸了Kriya Yoga，細讀《樂育堂語錄》，發現其中描述的上師或得道者，境界都和〈應帝王〉裏那個難以理解的壺子很像。

當我透過閱讀更多的經典，或者透過自己的生活實踐，更深刻地理解這門學問之後，卻也更感受到這個領域的深廣，不是過去自己窺測或想像的那般淺薄模樣。

就好像年輕的時候讀《傷寒論》，覺得太陽經這部分我已經讀得太熟了，可是有一天我在經典中又發現了新的東西，才知道以前體會得還不夠深刻，自己知道的永遠不夠。

所以說，有些事情你以為知道，但你其實不知道；當你覺得自己不知道，可能才是真的知道了。一個人「知道自己不知道」，河上公注解說是「德之上」，「上」字的意思是這個人很有德性。

在太極拳這個領域，父親的凌空勁在海峽兩岸都頗知名。可是父親在講解太極拳時永遠都說：「太極拳，你越往它的深處探究，越覺得自己在它的邊緣。因為它太高深了，而人很渺小，即使窮盡一生去探尋，還是離得很遠。」每次聽父親講這樣的話，我就可以體會什麼叫「知不知」。當你能在學習當中知道自己知道得還不夠徹底，就表示你可以不斷地進步。如果你覺得：「我都做到了啊，怎麼還沒練成？」那就還差得很遠，甚至很難再精進。你會發現，在江湖上喜歡被人尊稱「大師」的人，絕對不是真正的大師。當你真的深入某個領域之後，會覺得自己擁有的知識、學識都很有限，因為傳統的學問都太高深了，想要有所成不只需要時間，還需要投注大量的心力、體力去領悟、實踐才行。

有一次練穴道導引的學生問我：「老師，你可以解釋一下什麼叫『放鬆』嗎？」我說：「這不容易解釋，因為放鬆不是語言層次的東西。但如果你知道什麼是僵硬，那麼比較不僵硬的狀態，或是絲毫都不覺得僵硬了，對你來說就是一種放鬆。」可是要如何才能更放鬆呢？那是一種身體的體會，你一定得有這樣的經驗，才能體會得到。在閱讀經典的過程中，我覺得最能讓人容易理解「放鬆」概念的經典是《太極拳經》[4]。但如果《太極拳經》是只用眼睛看就能理解，那念中文系的人豈不是個個都是功夫高手？所以真的必須要身體力行，往對的方向一直努力，才有可能持續進步，靠近你想探究的核心。

「不知知，病」，如果一個人明明不知道，卻覺得自己都已經知道了，或者明明還沒有盡力嘗試，卻覺得自己已經盡力了，河上公認為這是「德之病」，這個人在德性上是不足的、是不夠健全的。

有時候我們都自以為很了解某個人，會跟他說「我知道你很忙」或「你現在運動好像沒有以前認真」這類自己覺得是好心提醒對方的話。但即便你一天二十四小時都和對方黏在一起、做一樣的事，還是未必能完全清楚對方生活的全貌。像是一個人靜靜在做莊子的「心齋」、「神凝」，或某些穴道導引的動作，或者心靈的工夫，除非他本人自己如實說來，不然旁人根本無從得知。所以說，你真的知道對方是忙、是認真、還是偷懶嗎？其實要知道別人是很難的，可是我們卻常常覺得自己知道。甚至不要說知道別人了，有時候我們連自己都了解得不夠。

曾經有個學生，當我問他：「你不喜歡《莊子》嗎？我們講的這些道理，你要不要試試看？」他回答我：「老師，你們都是能走、能跑的人，可我天生就坐在輪椅上。這些你們認為很棒的道理、可行的方法，我如果照做就會跌倒受傷，再也爬不起來。」等於他直接宣告自己辦不到。可是他真的辦不到嗎？我後來發現這位認為自己傷得太重、站不起來的人，一旦遇到了一個他深愛的人會突然振作起精神，原本了無生氣的他又能站起來往前

4　至今依然為當代庶民修鍊所本的歷代太極拳經典有：宋．張三丰〈太極拳論〉，明．王宗岳〈太極拳論〉、〈十三勢行功心解〉、〈十三勢歌〉，明．張松溪〈打手歌〉、〈補張三丰著太極拳論〉等。

衝追求愛情。所以真的不要小看自己。我覺得愛情和考試對人很重要的意義，就是會讓人發現原來自己可以那麼認真、那麼投入。就算你想追求的對象沒多大勝算，就算所念的科目對你實際的人生沒有多大用處。我母親畢業於臺大藥學系，她跟我說過：要不是因為考試要背藥品的拉丁文原名，她真的不知道自己可以好幾天不睡覺，而且最後居然可以把那些陌生、冗長的拉丁文藥名全部背起來。簡單來講，在愛情和求學的路上，讓我們有機會拓展自己的極限，當你甘願這樣全心全力去付出。

《老子》這一章告訴我們兩端，前一端是「知不知，上」，這一端是「不知知，病」，你不知道，可是自覺知道了，這是德之病、德性的匱乏，我們至少要知道，「自以為知道」是一種匱乏。

「夫唯病病，是以不病」，「夫唯病病」的第一個「病」是動詞，一個人為什麼能夠不生病？因為他把自己的病當病。如果能知道這是病，那麼就可以避免、預防生這病了。

我以前教中醫課，教到《傷寒論》的時候，好幾個學生跟我講：「老師，我們跟你學中醫之前，不知道那就叫生病。讀高中的時候，常常坐一趟公車回家就覺得好累，好像整個人、整個腦袋被什麼東西罩著，雖然沒有頭痛、也沒有流鼻水。可讀了中醫典籍才知道，那種有東西罩著的感覺就是感冒的症狀。也才知道原來包括這樣的症狀都能透過導引、服藥，或者針灸來消解。」

同樣地，我們在心情上、言行上的問題，如果你自知這樣會影響健康，便會避免讓它發生。就好像我知道不管是從醫家或者道家的角度看，負面情緒都是會影響健康的。既然知道不好，就會儘量避免。雖然情緒來時那一剎那可能還是生了氣，可是下一秒馬上就知道自己錯了。如果已經養成觀察自己的心的習慣，只要一覺察就會即刻把負面情緒收了。這不是壓抑，而是因為知道不應該，會告訴自己：明明知道是蟑螂藥或老鼠藥，我怎麼還可以吞下去呢？我為什麼要用負面情緒餵食心身來慢性自殘呢？當然不可以。

對我而言，最容易解消負面情緒的方法，是想著這個人曾經對我的好，然後就會覺得：「今天這件事其實也沒什麼。」感謝，是最容易原諒對方的方式。

那聖人為什麼能不病呢？「聖人不病，以其病病，是以不病」，聖人不會明明不知道，卻覺得自己知道，因為他並不想擺出自己很博學的譜、裝作什麼都知道的樣子，他把這種德性的病當病，所以就不會犯這樣的錯、不會生這種病。

各位會發現，不管是《老子》還是《莊子》，所有負面的例子都是「不見其（己）過」（《莊子．人間世》），不覺得自己哪裏有錯。而聖人就是知道自己哪裏錯，且能面對自己的錯誤。

只要你能正視自己的缺點，就可以不要再犯；因此倘有人指出你的不足，你應該非常開心，因為知道自己哪裏還能更努力、還能更好，而不是只想去塞住那揭露你缺點的人的嘴，或者去報復揭露你缺點的人，那你就永遠不能被治癒了。

河上公注解「是以不病」時說：「小人不知道意，而妄行強知之爭，以自顯著，內傷精神，減壽消年也。」我每次看到這些紙面上的文字，眼前都會浮現好多具體的例證。在學術圈不管學術地位高低，發表的文章裏引用了別人的說法，就應該按照規範寫出參考來源，或是受了誰的啟發。可有的人會這樣做，有的人不會。人生旅程中你知道自己能夠有今天，是受到很多人的幫助，可當大家讚美你的時候，對於別人的功勞、別人的助力，你會說出來還是不說？你會選擇不說來顯得自己比較了不起，還是會坦白說出來表達感念之情才覺得安心？有一種人是別人幫他甚多，但他從來不說；另一種是別人只幫了一點小忙，可是他卻覺得不可忽視，好像沒有別人的幫助他就辦不到似的。這是不同的人格類型、不同的心態。

在《老》《莊》定義下的小人，是還不夠重視、還不去陶養自己生命實相的人，「而妄行強知之爭」，他明明不知道卻想讓別人以為他是知道的，「以自顯著」，好讓別人瞧得起他。一旦在意的是別人的眼光，希望得到別人的認同，渴望別人覺得他完美、覺得他了不起，倘人生努力的目標是別人眼下、別人口中、別人耳裏的自己，而不是自己的心身、自己到底有什麼，如果重視的是別人怎麼樣看待自己，那當然很容易感到挫敗，因為別人今天獎勵你，明天可能就罵你了；今天覺得你好，明天說不定就看你不順眼了，所追求的一切都不在自己的操控中，很容易就患得患失，這樣的精神狀態會讓人壽命變短、身體變差，「內傷精神，減壽消年」。

那我們怎麼樣才能不這麼患得患失？《莊子》說：「名者，實之賓也。」（〈逍遙遊〉）別人怎麼看你、給你什麼樣的名譽，你要明白，那都無關乎你生命的實相。最值得重視的是，你究竟是個什麼樣的人。一旦搞清楚了什麼是賓？什麼是主？什麼是外面？什麼是裏面？各位在愛情的世界裏，就不會只想著給你的情人、你在乎的那個人，留一個他喜歡的印象；你會把注意力從對方身上收回，望向自己，追求一個一天比一天更好的自己。

愛情是件挺需要緣分的事，這個人不欣賞你，下個人可能視你為稀世珍寶。所以重要的是，你能不能把眼光收回來，去樹立一個更理想的內視的自己，去思考究竟想要一個什麼樣的自己？希望致力於什麼樣的專業能力？然後不斷地去充實它，慢慢地就會在你努力的領域、在職場上展現出成果，你也會因此對自己的生活、工作更滿意，這是很真實的收穫。

「夫唯病病，是以不病」，「病病」的第一個「病」字充滿了行動力。這也是莊子理想中的「見己過」，你能看到自己這個缺失，自然就不會再犯了。如果有一天，你真的能把還在意著那個建構在別人的口水、別人的眼睛、別人耳朵裏的你，把這樣的在意、執著當成缺點、一種德性的缺失、一種病，真不再覺得那個「你」重要了，就能樹立一個向內觀照的人生目標，去成就一個更好的自己。

天之道，其猶張弓與？高者抑之，下者舉之；有餘者損之，不足者補之。天之道，損有餘而補不足。人之道，則不然，損不足以奉有餘。孰能有餘以奉天下，唯有道者。是以聖人為而不恃，功成而不處，其不欲見賢。（《老子．七十七章》）

上一則，老子從「張」看到「歙」、從「強」看到「弱」，從「興」看到「廢」，從「與」看到「取」（《老子．三十六章》）。在〈七十七章〉，「天之道，其猶張弓與？」要講的道理也有通同之處。《老子》告訴我們，天道就好像一把張開的弓，「高者抑之，下者舉之」，如果拉開弓的位置高了，就壓低一點；如果持弓的位置低了，那就升高一點，才能射中靶心。天地間的道理應該就是這樣，「有餘者損之，不足者補之」，太多的就要減少一點，太少了就給他補上一些。比如傳統醫學認為「汗為心之液」，有「一滴汗一滴血」的說法，認為流汗會對心臟造成影響。所以夏天到了好多人心臟氣血不足，心臟比較弱的人容易覺得不舒服，本來心律不整的人心跳就更不規律。而中醫的治療原則很簡單，把不夠的補足，若有過多的就排掉。這就是天道——「損有餘而補不足」。

可是「人之道，則不然」，從古至今的社會卻往往不是如此。「損不足以奉有餘」，大部分的人不在乎弱勢者的利益，甚至虧待弱勢者來為既得利益者保住永久的權位與利益。一般人容易對上位者、有頭有臉的人態度極好；但有機會遭逢生活匱乏、亟需救助的人，卻不知道要給予。即便是當代資本主義社會的民主政治，只要有選舉就有政治獻金，有政治獻金就有財團，有財團就有政商關係，劫富濟貧這種事，在古今中外的歷史上都是少數，只能存在於鄉野傳奇或是小說之中。「孰能有餘以奉天下，唯有道者」，是誰才能把多出來的東西奉獻給天下人呢？只有有道者做得到。

你想：「老子這在講天道、講治國，和感情有什麼關係啊？」當然有。投入愛情的時候不也該「有餘者損之，不足者補之」嗎？可是你回想一下，在戀愛中的你是怎樣運用時間的？很多人會一直望著對方，揣摩他喜歡什麼樣的人，希望自己能成為那樣的人，而不太願意花時間去追求對方不感興趣的領域。可是如果你「耳目外逐」，目光一直停留在對方身上，就會忽略了《莊子》要我們「徇耳目內通」（〈人間世〉），把耳朵和眼睛往內傾聽：心是不是平和安定？還是有負面情緒？是不是有煩惱？當你把全部心力都用在眷戀所愛，盡其可能地付出，直到覺得自己已經掏出一切，掏到油盡燈枯了，為什麼還得不到回報？這卻不能怪別人，因為誰要和一個油盡燈枯的人廝守終生呢？各位捫心自問，你希望自己的感情對象是一個氣血非常充沛、精神非常飽滿、心情非常開朗的人；還是一個可能二、三十歲卻有七、八十歲的身體，整天連要打直身體的力氣都沒有，心情常常不好的人？我想大家都會選擇前者吧？既然如此，為什麼不花時間讓自己變成這樣的人呢？那不就是人人心目中的理想情人嗎？

我們前面說：感情走到某一天，都是要打開心來看。而從精神、氣象上，別人就看得到你的內心。所以你為什麼把全部的注意力都放在喜歡的對象身上呢？為什麼不實踐《老》《莊》的「反本全真」之學，去充實自身呢？我覺得《老》《莊》就是一門教我們怎麼樣把注意力收回自身的學問。我有時候觀察我的學生，他們有的在戀愛中、有的單身，我發現他們比過去還要不計較戀愛的結果，因為他們覺得：只要在過程中我變得更好了，而這個「更好」可以透過自己身體的鍛鍊或專業的學習來確定，至於我和他有沒有結果，或是我接下來會不會遇到更好的人？那都是順其自然的事。我好高興好多學生上我的課以後，比以前更重視運動。有個學生說：「他在體育活動當中，遇見了年輕的自己。」如果你能在體育活動中遇見那個很年輕的自己，就不會在感情的世界那麼患得患失。越搞清楚這點，我們在自己的專業精進和身體鍛鍊上會更用心。也許和對方互動的時間變少了，可是兩人的關係不會變差，因為相處的時間更加珍貴了，反而更在乎彼此。因為懂得望向自己，讓自己的心身條件和氣色越來越好，花在感情上的時間雖然沒有很多，反而好像順遂了。

我覺得最理想的戀愛是充實自身、耳目內通、返本全真的。你與他相戀，如果你沒有很好的性情、沒有很好的身體狀況，對方又怎麼會幸福？所以你會希望自己變成一個更好的人。而你對對方的愛，也是希望他能有更開闊的胸襟、更大的器量、更好的心情、更健康的身體。可是我看到的許多愛情好像不是這樣，很多人在追逐對方的過程中荒廢了自己。每天早起原本應該鍛鍊的，可是因為談了戀愛，要趕快打電話道早安，一聊一個小時，時間就這樣過去了。耳目外逐、眷戀所愛，整顆心往外追逐，彷彿沒有時時刻刻想著對方，就不算是愛情。現在看學生談戀愛，有時會想起年輕時候的自己，把大量的時間放在情感裏面，回想起來不免覺得可惜。如果你能寫詩來表達自己的愛，至少還有作品留下來。否則說不定付出了這麼多，最後卻什麼也沒留下，不是太哀傷了嗎？像我一個中文系的同學，大一交了男朋友之後，整個大學四年很少和系上同學互動，因為每天她一起床，男朋友就騎腳踏車把她接出去，直到晚上宿舍關門的時候才回來，就這樣相戀了四年。沒想到畢業之後這男生一當兵，女生馬上嫁給別人。因為女方家長覺得男生學歷不夠高、條件不夠好。如果結果是這樣，那之前四年的早出晚歸算什麼呢？所以我想提醒各位，在愛情裏，永遠不要過頭、不要過度地執迷，也不要讓對方過度地付出，這樣的情感才能長久。

勇於敢則殺，勇於不敢則活，此兩者或利或害。天之所惡，孰知其故？是以聖人猶難之。天之道：不爭而善勝，不言而善應，不召而自來，繟然而善謀，天網恢恢，疏而不失。

（《老子．七十三章》）

讀到這裏，相信各位已經知道：感情不是傻傻地一直付出，不是非常、非常用力地去愛，然後陶醉在擁有的快樂裏面就夠了。而是當自己處於波峰的時候，就能預見可能的波谷；在出力的時候，就要注意有沒有用力過頭；過程中更要知道怎麼樣「損有餘而補不足」（《老子‧七十七章》）、怎麼樣「柔弱勝剛強」（《老子‧三十六章》），並且始終保持那麼點注意力在自身。如果你問：「我還留那麼點注意力在自身，會不會就不能好好關注對方？一旦不能全心全意關注對方，會不會就因此失去他了呢？」

《老子‧七十三章》要講《老》《莊》一個很重要的道理：「不爭而善勝，不言而善應，不召而自來」。所謂「不爭而善勝」，這個人不太跟別人爭，可是最後成了贏家。

有時候我看學生在戀愛中的樣子，真覺得很有意思。一個平常懶得運動、亂吃亂胖的男生談戀愛了，女朋友是個芭蕾舞者，窈窕纖細，年紀又很輕。這男生就這麼開始勤往健身房報到，還吃低脂高蛋白口味十分清淡的水煮料理便當。他和芭蕾舞者在一起才幾個月不到，男生的身形就從大肚腩變成倒三角。這是我在學生的戀愛中看到算是很正面的例子。可是有一天他們分手了，女生不知道為什麼就走了。而這個男生是一個平素對愛情不積極，但一旦談起戀愛來便會盡心為對方設想、不斷帶給對方驚喜的人，也因此女生突如其來的離開教他不解、痛苦，覺得：「我都已經對她這麼好了，為什麼她還是離開我？」後來這男生又開始吃油膩膩的東西，也不再那麼勤勞地進健身房了。那個曾經讓身邊所有人覺得驚訝的腰線，他又失去了。

我就在想：如果這個學生讀過《老》《莊》，知道「不爭而善勝，不言而善應，不召而自來」的道理。如果他在心身上所付出的一切努力不是為了別人，而是在那女孩出現前、離開後，每天都做這樣的努力，早睡早起、健康吃飯、勤於運動，那他會多迷人、多精神啊！在這種情況下，就算他不去追別人、不去跟人家競爭，也會是個贏家，因為他的心身狀態就是這麼地好，很難不匯聚眾人目光。

我有一個很靦腆的男學生，上課的時候他總是靜靜地聽講，課間也鮮少提問。大學一年級的時候他喜歡上一位非常優秀、才華洋溢的女孩，但這男學生覺得當時的自己實在配不上，於是決定用大學四年的時間追趕上她。接下來四年他都沒有告白，只是非常用功地念書，想成為他這個專業的翹楚。也認真培養一些嗜好：像是沖煮咖啡、學習拉花、組裝音響、學寫詩歌……，充實了不少讓自己生命更加豐富的才藝。到了他終於覺得自己準備好的那一天，他親手做了一大把巧克力花束向女孩告白。沒想到女孩說：「謝謝你對我的欣賞，但是我已經有男朋友了。」聽到這裏，你可能覺得這個男生蠢斃了，為了讓自己成為更好的人，默默努力準備了四年，結果心愛的女孩早就被追走了。

後來這個男生在臺大念了碩士班、博士班，成績一直是系上翹楚。其間也追過一個在校內時常擔任活動主持人、並在電視臺擔任外語主播的女孩。但女生覺得這個男生太木訥了，和他相處沒樂趣。這個男生在臺大電機系博士班畢業以後，因為成績優異，得到去麻省理工學院做博士後研究的機會。而當年他追求失敗的主播女孩，也飄洋過海到美國留學。

就在我生病那年，這個男生隔著太平洋聽到老師快死的消息，他好難過，想找一個也認識蔡璧名的人聊聊、說說心事，就找到他曾經告白失敗的主播女孩。沒想到就在見面聊天的那個晚上，女生看見他為了一個只教過他一年國文的老師，竟哭得那麼傷心、難過，忽然覺得：我如果嫁給一個這麼深情的人，可能會很幸福。女生就在那晚改變了對這男生的看法，他們倆就在一起了。

現在他們已經有一個非常可愛的小孩，夫妻感情非常好。而女生和他在一起後直到今天，都覺得自己實在太幸福了，老公會泡咖啡給她喝、杯裏總出現教她暖心的拉花；還用親手組裝的音響和她一起聆賞音樂；更為她寫一首首動人的情詩。她覺得老公非常地浪漫、很懂得生活、擁有很多的愛。我要說的是：比起急著對所愛的對象付出，更重要的是在自己生命中充實自己，充實那個《老》《莊》很重視的生命實相。有一天，也許你沒有跟競爭對手去爭，你就贏了。

「不言而善應」，也許你不是那麼會說話，可是最後你自然流露出對人的深情，卻感動了對方；「不召而自來」，這時候不刻意追求對方，對方卻愛上你了。

當你不斷地做自我心身的提升和努力的時候，你的一切狀況都會更好。這一生，不管你是想在自己的專業領域上收穫很多成功、得到很多迴響，或者你希望在人際關係中能擁有很多天涯知己，或者你渴望有一樁美好的愛情，又或者希望自己是心安身健、神清氣爽的，那麼，老莊的「反本全真」之道是很重要的。就像《莊子．德充符》裏的哀駘它，他不跟別人爭，卻是贏家。有一齣日劇叫《窗邊的小荳荳》，戲裏一位戲劇老師說：「什麼叫演藝圈呢？演藝圈就是你不踢走別人，別人就踢走你。」女主角聽了很難過，可是另一位她更敬重的老師告訴她：「也許有的人是透過踢掉別人來站上那個位置，但你也可以不必踢掉別人就站上那位置。如果你有天賦加上努力，能讓自己夠好的話，就不必去踢掉別人。」這就是「不爭而善勝」——不必靠與別人爭奪來得到自己所想要的，而是回到最根本的地方讓自己的生命更好，其他的就順其自然吧！而在順其自然之後，有可能你是贏家，有可能得到很多迴響，可能有更多人歡迎你、樂意與你同遊。

這個單元最重要的是教我們看清全局，教導我們在情感的最高峰，或者你以為最美好的時刻，或是對方付出許多、用盡心力的時候，能夠洞燭機先。但是各位也不要因為聽到「將欲取之，必固與之」（《老子．三十六章》），就在有人跟你告白的時候覺得：「太可怕了，他來追我了，因為他打算甩了我。」我們讀這些篇章不是只教你看到愛情、人事的無常，而是希望各位不要做一個不斷盲目地把感情往外投注的癡心人。甚至不只是愛情，面對一切你追求的外在目標都是如此。世界上有很多人，可能為了學業、為了工作、為了地位，或者可能為了政治理想而付出一切心力，把自己搞得疲累不堪。《老》《莊》提醒我們：其實這樣付出不一定有好結果，所以要能「守柔」（《老子．五十二章》），將「反本全真」當作生命的主軸、最重要的實踐，讓自己成為一個《老》《莊》定義下更理想的人。因為當你成為更理想的人，你就同時會是個更理想的情人。理想的人和理想情人的標準是一樣的，一樣是減少負面情緒、減少成見，大器、充滿愛，很能設身處地為人著想，不是嗎？

真的要談感情，那感情就應該是：因為遇見你、因為愛你，一定要讓彼此的生命變得更好。而不是，因為遇見你，所以把二分之一的錢給你、並且花二分之一的時間在你身上、心甘情願當你的僕人、侍者。不要成為那種「為了表現對花的愛，把它壓在你的胸前」的情人，或者「用過度的力氣彈了絃，絃就斷了」的情人，如果大家都能獨立自主，具備基本的生活能力、具備至少能照顧自己的能力，哪裏還需要僕人般的情人，用盡力氣地對你好呢？當然如果你的情人細心照料你，你還是會感念這樣的恩情，但要清楚明白對方不是必需如此的。

我看過好多追尋愛情的人，一站走過一站，好希望遇到的對象能獨具慧眼就喜歡天生如此、無需做任何改變的自己。可什麼是天生自然的你呢？難道你小時候會寫的字和現在一樣多嗎？你現在會的英文單字和你幼稚園大班時一樣多嗎？人本來就是每天都在改變的，百年人生你要變成一個什麼樣的人，都操控在自己手中。

我覺得讀《老》《莊》之後的我，和年輕時候相比最大的差別，是越來越不容易緊張。朋友問我為什麼？我說：「以前會緊張，是因為覺得站上臺，我要演出、要讓別人看到的是蔡璧名。可我現在不是了，我覺得我像個陪伴孩子、陪伴讀者、陪伴聽眾朋友讀經典的人，在介紹的是傳承二千三百多年，有無數人注目、吟咏、沉潛其中的《老》《莊》之道。我是千萬《老》《莊》經典的追隨者之一，只是希望能夠用比較好的態度、比較清晰的口齒，把我也有幸遭逢的文化傳遞給更多人。」也許因為不再急於表現自己，不強求要讓別人看到最好的自己，反而就不緊張了。不緊張，表現自然就勉強差強人意、雖不中亦不遠矣，即便有時身體狀況不是很好，還是可以有水準以上的發揮。所以我覺得能不能把人生用功的重點，回歸到自我的生命實相，而非在意別人眼光、在意別人耳朵、在意別人口水，這是《老》《莊》教我們非常重要的一課。

當然，我這個論述可能不太合適中國醬缸社會，希望和每個親友都能維持良好關係的民情，所以人家怎麼看、怎麼說你就照著怎麼做，我的想法與這樣的舊習不太一樣。可是各位不要忘了《老》《莊》思想的緣起，根據楊儒賓教授的《儒門內的莊子》中所述，牟宗三先生說是在周文化體制下的生活讓大家覺得累了，面對「周文疲弊」，所以才有新學說的出現。我認為相較於儒學，《老》《莊》所注重的可能是生命中更根本的。如果你讀過儒學再讀《老》《莊》，就既能保有儒學的優點，且能消解儒學多餘的執著，可以讓你成為一個更好的人。

所以絕對不要以為當個理想情人，和當個很好的人是兩回事，其實是一回事。活到這個年紀，人生經驗讓我容易洞燭機先，我會提醒學生：「這個女生非常喜歡《老》《莊》，表示她非常重視心身，所以你不要只是一味對她好、送她東西，你要讓自己成為一個《老》《莊》義界下的更好的人。」兩個人的交往，一旦過了那個相看順眼的第一眼、過了幾次覺得聊得來的經驗之後，對方就開始望向你的內心了，交談、互動，你終究得打開心房教對方瞧見。它美嗎？它真誠嗎？它清朗如月、靜定如冰嗎？還是它喜怒無常、動輒煩亂糾結？所以各位不要不重視，心、身真的很重要。

希望在讀完這個單元之後，大家不管是單身或是已在一段感情中，每天都能持續地比昨天更好，人如果能這樣活著，是很有滋味的。

無關履約，就是誰也拆不散的情誼

當你愛一個人，就會希望能和他在一起。不管西方、東方，在不同國家、不同文化裏，所謂希望今生能在一起，應該都是能夠一直持續下去，而不是只有五分鐘吧？所以，希望能夠在一起天長地久、直到海枯石爛，應該是古今中外大多數人對愛情的共通嚮往。在第三個單元「無關履約，就是誰也拆不散的情誼」，首先透過《老子・二十七章》來談談該如何實現與所愛之人天長地久的嚮往：

善行無轍跡，善言無瑕謫，善數不用籌策，善閉無關楗而不可開，善結無繩約而不可解，是以聖人常善救人，故無棄人；常善救物，故無棄物；是謂襲明。故善人者不善人之師，不善人者善人之資。不貴其師，不愛其資，雖智大迷，是謂要妙。

以前我有一個學弟，某天我看他臉色很差，問候了一下，他說女友為了他考上研究所之後兩人即將分隔兩地，半夜一點把他從睡夢中挖起來立字據，要他寫下「本人某某某，如果念研究所後變心，不能從一而終，罰款新臺幣一百萬元」。——但簽這個約是否就能保證不變心呢？你今天訂一個契約去綑綁，明天還是可以毀約；你今天在繩子上打了個結，明天還是可以把這個緊緊的結解開。

所以《老子》這一段說「善結無繩約而不可解」，如果這個「結」是一種綑綁，「無繩約」就是說，這個世界上最會綑綁的人，其實完全用不到繩子，就可以怎麼樣都解不開。「繩約」有一些不同的解釋，有人說「約」是一個結，「無繩約」就是不需要繩結的意思。另一種解釋是，一條「繩」子，你拿來做「約」、約束這個動作。我們現在不在「繩約」這兩個字上探究，不管哪一種解釋，「無繩約而不可解」都是說，完全不需要繩子綑綁，但你和他就是分不開。聽起來好像難度很高？這句話王弼的注解說：「因物自然，不設不施」，講得簡單一點，就是兩人在一起，不需要特別去約束什麼，自然而然心就再也分不開了，我給它取個名字叫「自然結」。

各位有沒有想過到底什麼樣的感情是分不開的？不知道為什麼從高中開始，就有不少同學喜歡找我當感情顧問，聽多了愛情故事，有時候心裏真的會有一種遺憾，覺得這個世界為什麼會這樣呢？有的人比較花心，有的人比較專情，為什麼老天爺不安排讓花心的遇到花心的，這樣兩個人每天都忙著出去花心，彼此可以少一點遮掩？然後專情的就遇到專情的，比較不會受傷，為什麼常常是花心配專情呢？所以當我讀「善結無繩約而不可解」的時候，就會想：假使一個人的愛情觀就是比較專一或是比較懶，想要生命中只有一個感情對象，而剛好有另一個人也是這樣，他們相遇了，這不是很幸福的一件事嗎？

我剛進臺大的時候，有一次和同學們去一位大學者家裏拜訪，聊天當中不知道為什麼話鋒一轉，提到感情，那位教授說：「其實啊，感情才是生命中最難的一門學問」，講完嘆了一口氣。當時年紀輕輕的我覺得：哇，原來感情的學問這麼難，連學識如此淵博的人都覺得這才是最大的學問。後來無意間得知，這位嘆氣的學者身處的系所，系上教授結過兩次婚的不少，還有結三次的，這是多麼驚人的數字啊！所以你開始會問：「自然結」到底有多難遇？就那麼自然地愛上了他，那麼自然地相守終生、相愛終老，沒有二心，真的很不容易啊。況且，並不是沒有離婚就表示是「自然結」了，沒有離婚也不代表感情一定很好。

於是我們不禁想問：「自然結」為什麼那麼難？其實難處就在於，對方有多愛？你不知道，只有他自己知道。世界上很多事情只有當事人心裏明白，有時候再愛對方你都不能完全了解他。我有個男學生和女學生在一起，這個女學生的所有朋友都很羨慕她，覺得她男朋友在這個時代真是清流啊，從大一陪伴她直到畢業，對她非常好，從來沒搞過任何曖昧關係。這是女方的認知，可是這個男生的朋友知道的就不一樣。而我扮演一個奇特的角色，因為我對這個男生來講既不是女人、也不是男人，而是個老人，所以他在遇到困頓的時候都會來找我談，也因此我知道他在和那女學生交往的同時還有過大概三、四段感情吧，可是他女朋友從來不知道。

我小時候思考過一個我覺得很不公平的問題。就是：人來到世上，在不同年齡階段會遇到許多不同的朋友。比方說你還在醫院嬰兒房的時候，小眼睛一張開看到隔壁床躺著的另一個寶寶，那說不定就是你今生遇到的第一名異性；或者你在幼兒園玩遊戲的時候，有個人把你撞倒了，那個人可能是第一個讓你心動的人。可是以上這些人，你都不可能和他在一起。或者有一天當你垂垂老矣，遇到一個非常聊得來的人，可那時候你已經勘破紅塵，對愛情不太感興趣了。那為什麼那麼長的人生，滾滾紅塵中千帆過盡，居然就只有在所謂的適婚年齡，小一點十幾歲、大一點三十幾歲的時候，你遇到的人才有可能拿出戒指來問你：「願意與我共度一生嗎？」各位不覺得不公平、不合理嗎？

我要講的是，每個人一生當中都會遇到很多對象，有的是，你知道你愛他，毫無質疑地深深愛著他；也有的是，你覺得跟他有點曖昧，像是——今天在網路上看到一則貼文，他來到妳的系館附近，寫了有點曖昧的話，那段話裏不知有意還是無心地嵌上妳的名字，當妳看到的時候，感覺有點疑惑、有點緊張但又有點高興，想不去理會，偏偏又盤旋在心頭，這就叫曖昧，不是嗎？但他只這麼對你嗎？在此時此刻、在這個月、這一年、這段韶光？還是今生？

還有一種，你很清楚和他是那麼久的好朋友，可是曾經有那麼一秒鐘，你幻想過他是你的男朋友或女朋友，但你們就只是好朋友、好哥兒們、好閨密。這些對象不會一個個依序占缺、排著隊來到你的生命中，有的時候是以複數的形式同時出現，與你交錯。於是有些情感關係可以很清楚明白，有些則不能公諸於世，還有一些永遠深埋在心底。所以每一個當下，你的愛情是什麼模樣，都只有你自己心裏清楚。

在這種情況下，其實我們好難、好難找到一個，你知道你只愛他，他也只愛你、彼此全心全意相愛的人。無論各位對愛情的看法如何，不管你心裏同時有幾個對象，我們都希望對方專心地只愛你一個，不是嗎？可是你要怎麼找到這樣一個人？當世界上的情感如此複雜多元，而且對方的心意又這麼幽隱難知，到底怎麼樣才能夠「善結無繩約而不可解」？

情感的複雜也不只是對象數量的問題。有時候同一件事，雙方會有完全不同的理解、完全不同的判斷。我有個男學生和他女朋友已經論及婚嫁，甚至還買好房子、準備裝潢了。男生非常有誠意，完全以女朋友的喜好去設計這間房子。沒想到，就在房子快要裝潢的時候，女朋友過來家裏幫他整理東西。這個男生不知道是太大意還是覺得無所謂，讓女朋友在衣櫥裏發現怎麼有這麼多情書啊？其中一個女生特別可疑，一問之下，那男生就照實說了：「這女生住在國外，和我是很好的朋友。她每年都會回臺灣一次，我們會約見面吃個飯，喝個酒，好好地、暢快地聊一聊。雖然我曾經想過和她在一起的可能，但是發現和一個不住在臺灣的人談遠距離戀愛太難了，所以就放棄了。後來和她變成很好的朋友。」女朋友聽了之後覺得：「原來我今天贏她的點是我住在臺灣？」女生無法忍受這事。男生對她說：「我這輩子第一次為了一個女孩買房子，裝潢設計圖都照著妳的意向做，我都要娶妳了，妳為什麼還不相信我？」女朋友說：「那你就跟那個女人斷絕往來！」男生說：「我和她是多年的好朋友了，為什麼要因為妳盲目的捕風捉影而跟她斷絕往來？」女朋友覺得這個不肯為愛斬斷前緣的男生非常糟糕，結果就真的分手了。做為事件的旁觀者，我覺得這種情況很難善解，這男生顯然想要保留一些回憶，他覺得這樣的回憶、這樣的歷史，並不會危及目前的愛情，女朋友應該要尊重體諒的。可是女生卻很不舒服，覺得：「我的愛情不乾淨，像有雜質的玻璃。他跟那個女人在調情、在玩火，我的愛情隨時都可能被葬送火窟。」怎麼辦呢？我在這邊不是要告訴各位怎麼辦，而是要告訴各位為什麼難辨。「無繩約而不可解」，兩個人之間若要沒有任何約定卻永遠不分開，還得要你和他對愛情的信念是一致的，這真不是件容易的事。

我講情感世界的複雜，只是為了讓各位了解，茫茫人海中要遇到可以讓你這麼放心的人，彼此這麼投合、這麼自然地就在一起，然後「執子之手，與子偕老」（《詩經・邶風・擊鼓》），成為不必任何捆綁也不會分開的「自然結」，真的是很困難啊！因為對方心裏對你、對另一個人的感覺只有他自己知道。兩個人對於情感的觀念與認知，也很難天生就完全一致。

如果是這樣，以上講的那些例子難道是要讓各位懷疑，有一天你遇上一個清流般的男朋友，你不要相信他是清流；有一天當你以為自己被深深地愛著的時候，你得提防對方其實有很多對象；或者當你在臺灣談戀愛的時候，要當心對方的最愛可能在美國？——不是的，我不是要告訴你們這些。「自然結」很難，但如果今天道家講的「善結無繩約而不可解」只是個可遇而不可求的自然結，就像中樂透、彩票那麼地罕見難得的話，那我們也不必聽這門課了，因為萬一遇不到這樣一個人，不就什麼都沒了嗎？所以一定要再用另一個角度來談「善結無繩約而不可解」。就是因為存在另一種理解的可能，我們才可能去學習、去改變我們的相遇、改變我們的生命，改變我們的愛情。

河上公對這一句的注解是：「善以道結事者」，他說，一個擅長用「道」和外在世界交接的人，「乃結其心」，結的是心，所以「不如繩索可得解」，因為是心與心相結，所以這繩索就打不開。「以道結」，「道」就是「路」、就是途徑，也就有方法可循。各位想想，當我們讀了《老子》、《莊子》、《黃帝內經》，我們學會什麼樣的「心法」？《莊子》講心、講人與人之間的對待，讓我印象深刻的一句話是：「莫得其偶」（〈齊物論〉），就是不要站在人我對立的立場看待事情。什麼叫「對立」？當你去計較為何你愛他就是比他愛你多——一旦陷入這種比較，你讓自己和他站在天平的兩端比較哪一方投資下注的籌碼多，你就已經和他對立了。

莊子要我們的心思不要這樣，而要「得其環中」（〈齊物論〉），假使我們站到看自己和看對方等距的圓心，或提升到日月的高度，就可以有比較客觀、中立的立場和眼光。如果他站在圓周上的這一點，而你站在圓周上的那一點，兩個人是站在兩端、是各自對立的。因此看自己和看對方就會有一遠一近、體貼與否的差別，所以你要走到圓心來看你自己，也走到圓心來看他。比方當兩個人有了爭執，一個說「我又沒有怎麼樣」，一個說「你這樣就是在搞曖昧，給我戴綠帽子」，這兩個人就是分別站在兩端、是對立的。而「得其環中」是你站到輪子中央，客觀等距地去體會對方的感受，就能體諒彼此立場的不同，可以更妥貼地為爭執找到解答，就像心理學所謂的「換位思考」。「得其環中」是一種設身處地，你隨時去感受他的感受，不只是感受自己的感受，請注意「隨時」這兩個字。一旦進入《莊子》的心靈習慣，你不會想：「我現在身在國外，他不會知道我有另一個對象吧？」即使他真的不會知道，可是你想到他的感受，彷彿他就在你身邊凝視著你，你不會忍心讓他難過和傷痛，就會覺得：「這樣做好像不太好。」也就是說，你很容易感受到他的感受、傷痛他的悲傷。

我最好的朋友結婚之後，有一天問我說：「璧名，我最近有一些話題，很喜歡跟一個男性同事聊，卻不太想跟我的老公聊，妳覺得這樣可以嗎？」我說：「如果妳老公有好多話都只想跟紅粉知己說，不想跟妳說，妳覺得可以嗎？」將心比心，她於是知道答案。

《莊子》教我們的「莫得其偶」、「得其環中」是要我們取消對立，依循《莊》學用心的方式，重新思考該怎麼做最好，不是要求彼此要公平對待，投桃報李或以牙還牙。

《莊子》在處理這些事情時，從來不是用一種訂契約、立罰則的方法，而是讓我們調整自己「用心」的方式。以前我男朋友很喜歡看電影，他在哈佛大學留學時，有時候說起他和一個相熟的學姊去看電影，那個學姊人很好、我也認識，我總說：「很好啊，看了什麼片、電影的內容怎樣？」他就講得很開心。

而有一次我在臺北，幾個研究室的好朋友一起約去看電影，可碰巧那天很多人臨時有事不能去，剩下我和另一個男生，我就說：「那算了，別看了。」男生很不解，他覺得我的男朋友可以這麼做，為什麼我不行？我告訴他：「他如果知道我和你去看電影，應該會不太高興，雖然我們之間沒什麼，但我不想讓他不開心。」這個男生人也很好，我男友也認識他，他聽我不去看了就說：「可是他不是也和學姊去看電影嗎？」我說：「對啊，因為我不會不開心。」

所以這沒有什麼固定的標準，不管對方知不知道，我常會想像他就站在旁邊看著我做決定，而我的決定都是希望他能開心。當你愛一個人，不可能不在乎對方的感受，這就是一種設身處地的著想。

當你可以隨時感受到對方的感受，「乃結其心」，任何會讓他不舒服、不健康、或不快樂的事你都不會讓它發生。在不傷害自我心身、不違背自己心情體況升進的前提之下，你很自然地會願意為他這麼做，讓兩個人的心情體況可以一起變得更好。

當我們能學會以「道」結其心的「用心」之法，就不必期待要在滾滾紅塵當中，在千人萬人之中，遇到一個這麼少有的「自然結」，因為「結其心」是人人可以學會、可以臻至的。一旦你認同了這樣的價值，養成設身處地感受對方感受的習慣，這不就是儒家講的

「四端之心」嗎？就好像看見有人掉到井裏，任誰都會有惻隱之心、都會覺得不忍；而你想去做一件事以前，先到對方的處境去考慮對方的感受，才決定去做或罷手。這是同樣的心情。

我得癌症那段歲月，有個學生跟我說：「老師，妳不要掛念我們，不管是妳指導論文的、或是本來答應要教我們的，妳都不要管。安心養病沒關係。」我知道這學生平日常為承諾、應允太多活動所苦，更常對作業、報告無法準時交件倍感壓力，所以他是用他認為最舒心、最好的方式來對待我，他希望我不要有這樣的壓力。也就是說，一個人愛另一個人，自然就會把自己認為最好的狀況送給對方。

一個學習《莊子》、《老子》、《黃帝內經》的人，在人生眾多的功課裏，保持心神的恬淡這門課是比人生的任何考試、任何科目都還重要的。如果你能設身處地為他人想，同時雙方認同的核心價值相同或十分契近，你們一同往這個方向走，那麼「善結無繩約而不可解」，你們之間的結不可能那麼輕易就解開，因為你們結的是心，不必用其他方式綑綁彼此，心意自然就是相通的。

那種關係就好像我跟學生所說的：「你不必覺得非和誰在一起不可，這都是很自由的。只要要求提升自己的心身、善養自己的氣血就好。」以前很多學生會帶男女朋友來給我看，我通常會跟對方聊一聊、看這個人好不好。忘記從哪一天開始，我發現不需要看那個對象，只要看學生的氣色就大概知道了。對方能讓他這麼地健康、這麼地開懷，我就覺得這個人太好了！或許有一天你告訴我：「老師，我還是選錯人了，後來那個人劈腿了！」如果你認同自己從《老》、《莊》、《黃帝內經》學到的核心價值，就會知道劈腿也是自然狀態之一。活在這個時代，要是調查每對夫妻實質上和精神上從來都沒有出軌的人口比例有多少，數字可能會少得出人意料。

所以，只要你能在「心靈」這個最重要、影響也最巨大的地方下工夫，你的生命就是圓滿的，倘有緣在適當的時間、地點遇到一個和你有相同價值追求、因為同心，所以能永結的對象，感情自然能細水長流；如果發現對方漸行漸遠，散了，那也是緣分，你仍舊是原來的完整。

我在《勇於不敢　愛而無傷：莊子，從心開始二》這本書裏講到愛情，因為你的心是遊刃有餘的，不會整天這裏也不開心、那裏也不開心，代表你的心的容量不是量米杯，也不只是個浴缸，你的愛可能像海洋一樣，情深似海、愛厚如洋，也因為如此能夠包容、體貼對方，而且時常能夠設身處地地為對方著想。然而這世界上去哪裏可以遇到，有兩個人剛好都情深似海、愛厚如洋呢？有可能的，如果你二十歲開始讀

《莊子》，經年累月，應該就能變成這樣的人。像在大學裏修習《有機化學》、《微積分》、《微生物》那種高難度的科目，你一定會盡力去把這些特別困難的科目念好，同樣的你修習「當《老》、《莊》遇見《黃帝內經》」，實踐心的功課、情感的功課，只要盡力你真的是可以辦到的。就算彼此現在不是海洋情人，但能從量米杯變成浴缸，慢慢地越來越能設身處地為對方著想，感受對方的感受，而不是整天只注意到自己，那麼彼此也會因此愈來愈感到開心。

也許你們都覺得自己很愛對方，但如果沒有經過學習，不知道怎麼樣才能「結其心」，反倒因為愛而互相傷害，增添痛苦、消磨彼此，那不是很可惜嗎？我在某一場新書發表會結束後，正要離開會場的大門，忽然有一對年輕人跟我打招呼，他們倆牽著手笑盈盈地對我說：「蔡老師，今天是我們戀愛的第幾天，我們約好一起來聽妳的演講。」那一剎那我真替他們高興，如果在這麼年輕的時候就好好學習如何愛人，往後在他們相處的過程中，一定會留下很多美好的回憶、綺麗的風景，不必搞得傷痕累累，不用半夜起來立字據，就可以擁有美好的愛情。

我們常常說的「老莊」這個詞彙，是漢代以後才出現的。莊子在寫書的時候可能還不曉得有一天，自己會和老子並稱為「老莊」。不過「老莊」並稱還真是有道理的。「無關履約，就是誰也拆不散的情誼」，在《老子．二十七章》後我們緊接著介紹《莊子．德充符》，《老子》用「繩子」來譬喻，《莊子》用「膠」。

故聖人有所遊，而知為孽，約為膠，德為接，工為商。聖人不謀，惡用知？不斲，惡用膠？无喪，惡用德？不貨，惡用商？四者，天鬻也。天鬻者，天食也。既受食於天，又惡用人？有人之形，无人之情。有人之形，故羣於人。无人之情，故是非不得於身。眇乎小哉，所以屬於人也！謷乎大哉，獨成其天！（《莊子．德充符》）

「聖人有所遊」，聖人在人間世、在天地間遨遊，是怎麼看待「約定」或「契約」的？莊子說「約為膠」，契約不過就是膠固彼此的束縛，在聖人的世界裏並不需要。因為打契約就是怕變卦、怕違約，但就算真的許下承諾、發了重誓、訂了契約，就一輩子安穩了嗎？也未必。

為什麼一個人半夜要把愛人挖起來立字據？不過想要用這種威嚇的手段，讓對方知道變心要付出一百萬元的代價。當你有了立約的念頭，正說明你覺得對方可能會變心。然而你是否曾經問過自己，有沒有可能，對方是為了「保住一百萬」而繼續愛你，並不是因為

「愛你」而繼續愛你？你在乎愛的動機嗎？還是只要這個人待在你身邊就好？這真是一個不堪追問的問題。

那聖人為什麼不需要約定呢？莊子說「不斲，惡用膠？」「斲」就是砍、是斬斷，指的是絕不會與人絕交、斷絕關係，那麼又何需要求對方訂下契約，像用膠漆去黏住彼此的關係呢？當你覺得需要用黏膠把你和他黏在一起，就表示你覺得可能有人中途會想轉身離開。但如果轉身離開的不是你，而是對方的時候，你也覺得順其自然，那麼你就不需要去黏。也就是說，你是害怕對方離開，或是沒有把握自己不會離開，才需要去做這樣約束彼此的約定，不是嗎？如果沒這可能，或任何改變你或對方都能安時處順、順其自然地接受，那根本就不需要再刻意去綑綁、刻意去黏。這並不是說學了《老》、《莊》就拒絕結婚，只要愛就是了，不是這個意思。莊子講的是，一般人想透過外在人為的手段，來保證親密關係的有效期限，學《莊子》的人並不需要這樣的保證。

我讀大學的時候，認識一位患有癲癇症的學姊，她是我直屬學姊的室友。因為女生宿舍有門禁，我常常會在門禁時間快到的時候出去買夜宵，就會看到好美的一幅畫面：學姊站在鐵門的這一邊，她的男朋友站在鐵門的另一邊，就這樣牽著彼此的手，凝視著對方微笑，彷彿世界只有他們兩人。後來有一次我去直屬學姊的寢室，剛好遇到這位學姊癲癇發作，口吐白沫，全身抽搐。我不知道她這麼好的人卻生了這樣的病，癲癇這症狀不容易醫治，而且是有可能會遺傳的，我那個時候開始有點替她的感情擔心。不料學姊卻說：「璧名，妳知道嗎？就算我沒有癲癇這個病，在網路交友這麼方便的時代，有一份感情居然能維持四年，不要覺得是理所當然的，要心存感激。妳學長知道我有這樣的病，也看過我發病，但還是願意和我共度一生。我從來不覺得自己得到這一切是應該的，我覺得每天都在接受上蒼賜予的一份讓我非常意外、非常驚喜的禮物。所以如果有一天，我跟他的人生沒辦法繼續走在一起，我會安然地接受，因為在這個時代這是很正常的。更不要說我有這樣的病，如果他會害怕、會嫌棄、會離開，也很正常。如果他居然不害怕、不離開，最後還娶了我，那我真是太幸運了。所以你不用擔心，不管他離不離開，我都會好好地活下去，而且覺得自己很幸福。」幾年後得知他們結婚，二十歲的我見證了不用抓緊也不會分離、不害怕失去反而地久天長的愛情。

有時候學生問起感情的事，我會告訴他：「如果你最後就是跟他結婚，那也不一定好啊！如果你後來跟別人結婚，那也不一定不好啊！如果你最後沒有結婚，那可能也沒什麼不好啊！所以都很好。」如果兩人不能相守到老，最後那個人離開了，也許他違背了當年的諾言，可是當一個人跟你說：「我愛你，我們結婚吧！」表示他在那一天的那個時刻是真的想嫁給你或娶你的。或者他說：「我永遠愛你！」那也是他曾經在那一天的那個時刻願意永遠愛你，那個願意是真的，只是後來發生了變化。當這麼處事、這麼面對無常的時候，你不需要膠水，因為變化是這麼地自然，所以有了變化你也不會怨懟。

要怎麼樣才能擁有這樣淡然面對無常世事的能力呢？莊子說這是「天鬻」，「鬻」是粥，就是米食，這是老天爺給你的食糧。只是這食糧不在家裏的米桶裏，而在你的生命裏，每個人生下來就擁有，「無所不足」（清．吳世尚：《莊子解》）。「天食」，古代注家有的講「天爵」，有的講「天祿」，世俗之人在意人世間擁有的爵位、薪資、食物，可是卻忽略了天生就擁有的財富。什麼樣的財富？「聖人不謀，惡用知？」既然不謀劃算計，就不需要多餘的智慮和知識；「不斲，惡用膠？」不會跟人絕交離散，就不用刻意訂定契約；「无喪，惡用德？」沒有丟失內在的德性，所以用不著外在的道德規範；「不貨，惡用商？」沒有要去賣東西換取錢財，所以不需要那些商業營利的行為。大家想想，當我們還是躺在搖籃中的小嬰孩，那時候怎麼會去算計，怎麼會去記恨或與人絕交？當然也沒有壞心眼，嬰兒的德性是完整、圓滿的，一旦擁有什麼美好的東西，也不會想拿去賣，只會分享給喜歡的人。這就是我們與生俱來的財富。各位，如果我們都曾經是，那應該就能重返這樣的狀態。「天鬻」也可以這樣解釋：我們的心其實都有主宰自己、治理自己的能力。如果能善用這樣的能力，成為能夠主宰、治理自己的人，心神能夠靜定、氣血便能順暢，更能夠吸收天地間清和之氣，讓體內的真陽之氣增長。所以這裏的「天食」，也可以解釋成真陽之氣豐沛。

「既受食於天」，既然天賜予你這樣的滋養，你擁有這個能力，「又惡用人」，那為什麼還要這麼多人為造作的知識？為什麼還要不斷地用外在的標準，去算計利害、保住財產或一段關係？這句話不是說學《莊子》的人就完全不理會社會世俗中的規範了，老莊這麼和光同塵，怎麼會特立獨行和一般人不一樣？《莊子・人間世》講「與人為徒」，莊子之徒外在的行徑、樣貌，和世俗之人沒有太多差別，既融入人群，又不會讓自己太突兀、太顯眼，所以是「有人之形」。可是「无人之情」，卻能做到沒有一般人的負面情緒，或過多的念慮。「有人之形，故羣於人」，莊子之徒由於外貌行徑和世俗之人相去不遠，也具備有用於世的職業，因此必然會和許多人互通往來、與人為伍，而非離群索居。〈齊物論〉說：「庸也者，用也；用也者，通也。」能和外在世界的人互通往來，就是人群中的一分子。但與此同時，又「无人之情」——隨著成長，我們有了欲望；進入社群中，我們開始有了心機。擁有智識，同時也擁有了煩惱、情緒和執著，所以要「无人之情」，沒有會傷害心身的多餘情感和情緒，「故是非不得於身」，所以外在世界的是非、紛擾也就不會牽扯、傷害到自己。為什麼這麼講？若你仔細回想，每次跟別人吵架，是否通常是對方講了什麼不中聽或冤枉你的話，你在當下嚥不下那口氣急著辯解，卻忘了讓心靈維持安寧恆定才是生命中最重要的事。一旦你放下成見，沒有負面情緒，就不容易跟別人起糾紛。有時候我回頭看那些曾經有過的爭執，都覺得很不值。很懊悔那時候的修養不足以讓自己的心靜定平和、用最有智慧的方法處理。

「眇乎小哉，所以屬於人也！」真是渺小啊，這屬於人間塵俗的一切！因為「類同於人所以為小」（唐．陸德明：《莊子音義》「眇乎小哉，所以屬於人也！」條下引崔譔注），大家不必努力都做得到的，當然渺小而微不足道。在莊子的眼中，在道家的眼中，人間俗世的一切不是不珍貴、不是不難得，可是比起每個人能去開發內在心身的潛能，後者是更珍貴的。「謷乎大哉」，多麼偉大啊，「獨成其天」，如果能在滾滾紅塵，和這麼多人事物「相刃相靡」（《莊子．齊物論》），隨時可能產生摩擦，發生很多意外的人間世，你還能練就這天生賦予的一切——心神靜定、長養真陽之氣，是多麼不容易！「情合於天所以為大」（唐．陸德明：《莊子音義》「謷乎大哉，獨成其天！」條下引崔譔註），這樣的潛質雖然我們每個人天生都具有，可是要樹立與眾不同的目標、持之以恆地把更多的注意力拿來成就、提升心身達到更理想的境地，這是比較困難的。

這個單元講「無關履約，就是誰也拆不散的情誼」，比起牢牢守住一段情感，我覺得更重要的是不怕離散，你個人的生命能夠自足、能夠圓滿。而這樣的自足、圓滿也可以讓你在每一場情感裏面都更順遂。當你擁有很溫暖的、很多的愛，擁有如海洋般的器量，和你在一起的人可以有進入避風港的感覺，而不是進入地雷區的感覺，所以在情場上你就可能更順利。也許這個人曾經是你的男女朋友，今天不是了，茫茫人海不復相見，但你們是深深祝福彼此的，這也就很夠了。你們不會是「但願從前不曾遇見過你、此後不想再見到你」的狀態。中國人喜歡講「禮」，禮的用意所在是人與人之間有一個最適當的距離。不是說你愛一個人就要和他牽手到老，有時候你和一個人的適當距離是遠的，反而是關愛彼此的最佳方式。

在這個單元提到怎麼樣「結其心」，也帶大家去思考「約」和「膠」這個命題。各位會發現，並不是你愛一個人就要抓得很緊，因為你越想抓緊越有可能失去。當兩個人的價值觀很接近，是最容易長久的。那個很接近的價值觀不是說兩個人都想玩一玩、逢場作戲，而是在返本全真、在重視心身、重視生命的核心價值這一點，你們是一樣的。這樣一來，再多的不一樣都可以透過磨合而取得平衡！

把所愛據為己有，最穩妥的方式

前兩天發生一件好可怕的事。我和一個女學生正要出門吃晚餐的時候，一個不留神，我的邊境牧羊犬竟然從門縫鑽了出去，然後像火箭一樣頭也不回地跑了。我和學生一路追趕，整條路上的行人都在看這隻狂奔的狗和兩個狂奔的人。當時大馬路上車輛很多，非常危險，路人還告訴學生說，看到牠瘋狂亂竄時差點被車撞到。最後追到了臺一冰店前面，我的學生捨命一樣地撲上去抱住牠，把牠攔下來。我們兩個就用非常滑稽的姿勢，趴在地上壓著一隻狗動都不敢動。當時或許牠強烈地感受到：「你們要抓住我、不讓我走，你們要限制我的自由！」所以就產生了一股洪荒之力，一下子往前衝，一下向後拽。我和我的學生非常害怕，因為牠臨時跑出來，沒有上牽繩，很難控制住，我們只要一鬆手，就可能永遠失去牠，甚至牠可能會失去生命。正當求助無門的時候，我心生一計，趕快攔了一輛計程車把狗抓上去關住，把車子當成臨時的狗籠，讓我的學生坐車帶牠回家，這才鬆了一口氣。

為什麼一開頭跟大家講這個故事？這事發生之後，我總在想：我這麼疼愛這隻狗，為什麼牠還會想出走？而且在我們壓制住牠的那一剎那，牠越發瘋狂地要逃走？來過我家的朋友都覺得我的寵物挺幸福，因為我把原有的室內隔間打通，寵物在屋裏也可以暢快奔跑，還有院子可以玩耍。可被圍牆、柵欄圈住的室內、院子空間再大，都不比外在世界遼闊、迷人。好比在愛情中，可能你對他很好，你們的感情其實也不錯，那為什麼他還想出走？因為被綁住、被監控是不舒服的，當你被監控、被綁住太久，就會透不過氣，想要掙脫。可是在愛情世界裏，我們常常忽略這一點，忍不住要去監控、去綁住另一個人。那天我很深刻地感受到這樣的心情，因為當下很怕狗再度亂竄、發生危險，所以我抱得非常用力，用力到隔天早上醒來，身體四處都還留有很可怕的痠痛，自從癌症治療後、我鍊功以來，從來沒有感覺到這麼痠痛過。那時我忽然間意識到：「啊，我昨天壓住牠的時候，身體、情緒整個緊張、用力到不行。」所以當你很怕一個對象跑掉，你會很用力地抱緊他。但到底怎麼樣抱最不會跑掉？怎麼樣抱最不會讓對方不舒服？到了我這年齡就知道：當你越怕對方跑掉，對方越會跑掉；當你越不怕對方跑掉，對方反而不容易跑掉。這是人間世非常奇妙的際遇。

可是到底為什麼我們會那麼害怕一個人跑掉？也許在這個問題之前，我們更應該先問：「人活在天地間，究竟擁有什麼？」這句話，如果不是到了某個年齡，還真品不出滋味來。我覺得年輕時候，大部分的人應該都覺得自己很富有。有很多好朋友、有對你很好的家人，你在這個世界不寂寞、也不孤獨。可到了某個年齡，尤其如果談過戀愛之後——那個人分明是這麼地喜歡你，當有一天你和他不再是情侶了，你們重新談話，你才訝異於彼此的核心價值居然差距這麼大。好像天地之間，你除了當他的男女朋友，其實你們之間沒有太充分相聚的理由。當然，要發現這件事情不容易。通常是要在人生最艱難之處，你才能看出，價值觀契近、真正的朋友有幾人。那麼，「人活天地間，究竟擁有什麼？」我們先把這個問題擺在心裏。

現在來看看《莊子》教我們，把所愛的人據為己有，最穩妥的方式是什麼？《莊子．大宗師》說：

夫藏舟於壑，藏山於澤，（人）謂之固矣。然而夜半有力者負之而走，昧者不知也。藏小大有宜，猶有所遯。若夫藏天下於天下，而不得所遯，是恆物之大情也。特犯人之形而猶喜之。若人之形者，萬化而未始有極也，（弊而復新，）其為樂可勝計邪！故聖人將遊於物之所不得遯而皆存，善夭、善老，善始、善終。人猶效之，又況萬物之所係，而一化之所待乎！

各位有藏東西的經驗嗎？有沒有原本以為藏得很好，最後卻搞丟的經驗？我有。小時候爺爺曾經給我們每個小孩一小塊那種999的黃金，我自恃聰明，想把珍貴的東西藏在小偷最不會碰的地方。各位猜猜是哪裏？垃圾桶，一個放衛生棉的小垃圾桶裏，我還把一塊真的衛生棉剪開，把黃金藏到裏面，外面再灑些紅藥水，搞得很像用過的，然後把這個偽裝的垃圾桶放在廁所不起眼的角落。當下我覺得自己真是天才！沒有小偷會來偷衛生棉的，這樣我那小塊黃金永遠不會丟。可是有一天，我回家以後真的是失聲大哭。因為家裏新請了個打掃的人，她就想：「這垃圾桶裏為什麼有一塊衛生棉？我幫他們清理一下好了。」就倒進垃圾車載走了，我從此跟生命中唯一擁有的一塊黃金告別。

「夫藏舟於壑」把一艘船藏入幽深的山谷裏，誰會跑到山谷裏去偷船呢？感覺應該很安全；「藏山於澤」，把一座山藏在大澤裏。各位如果去過臺灣日月潭，看過光華島；或者中國產茶葉很有名的君山，位於一片湖泊當中，這怎麼偷啊？「（人）謂之固矣」，這樣可以說是很穩當了吧。「然而夜半有力者負之而走」，可是三更半夜你不留神的時候，自然造化的巨大力量竟像大力士一樣，輕易就將船、山搬走了。我們看過南亞海嘯，經歷過九二一地震，或者你去蘭州看過沙塵暴，自然造化輕易地就把你藏的東西都破壞了、拿走了。可是「昧者不知也」，傻子還不知道，還以為自己藏得很好、很放心呢！就像我自己覺得藏得很好，可是怎麼被當成垃圾倒掉了？說不定放在一個正常的抽屜裏還沒人去動呢。可是生命中所有你覺得自己藏得很好的東西，不都是這樣嗎？

生命中確實有些東西，我們會想藏好、收好，就像《莊子》這邊講的「藏小大有宜」，你想把它藏得很妥貼。為什麼？因為想要天長地久地擁有。藏的時候當然希望它永遠不要弄丟、不要讓任何人奪走，所以才會想藏。可是為什麼「夜半有力者負之而走」？這個有力者到底是誰？各位聽了很害怕，可你們知道那個有力者有可能就是你們自己嗎？我有兩個男學生是超級好朋友。有一天其中一個知道了另一個男生正暗戀某名女子，但他覺得那個對象非常不適合、係屬不倫戀的禁忌，所以他朋友很難成功、註定要傷心。因此他很替朋友著急，著急到跑來請我幫忙想辦法。我就問他：「你覺得你朋友暗戀這個人會維持多久呢？」這個同學說：「老師，他告訴我，他決定愛這個人九十九年。」我問：「你這個朋友，現在幾歲呢？」他告訴我：「二十一歲。」我說：「二十一歲的九十九年，應該可以撐六到九個月吧。」這男生聽了，覺得我瞧不起二十一歲的愛情。幾個月後我忽然又想起這件事，就把那位很擔心朋友的男生叫來問：「你的好朋友現在依然為情所苦嗎？」「老師，好像沒有了，他現在比較好了。」我說：「你朋友暗戀了多久呢？」他說：「大概五、六個月吧。」原本想要千秋萬世的愛情，沒想到這麼快就消失了，那個

「負之而走」的有力者就是你自己，二十一歲的九十九年，那麼快就被自己給偷走了。

還有誰會偷走你的愛情？前些年有個學生，我在她的臉上看見一種幸福的笑容，雖然那時候我還不知道她在談戀愛。結果過了些時候，那幸福的笑容消失了。她在微積分期中考的前一天，居然把我找去咖啡店談話，我還記得她點了一杯叫「夏日戀情」的熱飲。很巧，她喜歡的男生姓夏。然後她告訴我：她最近偶然地用了另一個人的帳號去跟喜歡的人交談，才發現對方與她之間存在好多謊言。不管是有意無意、得已不得已，都讓她很失望，因為她最痛恨的就是別人說謊。我說：「那現在妳心裏的幸福，還和以前一樣濃郁嗎？」她說：「怎麼可能？剩下差不多百分之六十。」這時候服務生過來打斷了我們的交談，問道：「小姐，妳的夏日戀情涼了，要回溫嗎？」那天的對話、光景令我終生難忘。「夜半有力者負之而走」，你最怕被第三者奪走的愛情，最後奪走它的——第一個例子是你自己，第二個例子就是你的感情對象。

所以「藏小大有宜，猶有所遯」，就算大小人事都覺得已經安置、收藏好了，但還是會有丟失、改變的時候。那到底該怎麼辦？這時候莊子揭開謎底了。還不如「藏天下於天下」，這是藏而不藏、不藏之藏。把天下萬物就藏在它原來的地方，不把事物據為己有便不會有所失去。

後來我學生只要談戀愛，快要開始疑神疑鬼了，我就告訴她：「不要疑神疑鬼，這對你們的感情傷害很大。」「老師，那我該怎麼辦呢？」我說：「你就把注意力擺在好好地吃三餐，好好地睡覺，好好地運動，讓自己每天都比昨天好。當你很有把握自己每天都往更好走去，就算有一天他真的離開了，你也會覺得：『他真傻，錯過了這麼棒的人』。所以你不必藏。」她說：「老師，我就這樣傻傻地信任他嗎？」「對呀，你就信任他，直到不值得信任那天為止。」她問我：「老師，如果有一天我真的發現他不值得信任呢？」「就走啊，會有更好的讓你遇見。」

所以說「藏天下於天下，而不得所遯」，不據為己有，你就不會失去。「是恆物之大情也」，什麼叫「恆物之大情」？下面《莊子》說：「聖人將遊於物之所不得遯而皆存」，所謂的「逍遙遊」，莊子究竟想在哪個領域遨遊呢？如果我們的生命中、生活中有一方遊樂場，你的遊樂場在哪裏？《莊子》說：「遊於物之所不得遯而皆存」，悠遊於永遠不會逃遁、丟失的所在。什麼是永遠不會失去的？回到《莊子》的文本，講的應該就是「真宰」、「真君」（〈齊物論〉）。〈齊物論〉說：「若有真宰，而特不得其眹」，每個人的生命都有一個真正的主宰，也就是我們的靈魂、我們的心神，只是我們看不到他的跡象。這也是〈養生主〉講的：「指窮於為薪，火傳也，不知其盡也」，我們的心神是火、身體是薪柴，薪柴會從嬰兒到年老，從青春正好到衰老、死亡。就像薪柴會被燒掉，但是火卻可以在下一塊薪柴上繼續燃燒，可能便是你的來生了。我要講的是：如果心神，這個真宰、真君是永恆的，那就讓我們「遊於此」吧。倘若各位還不知道什麼是「遊」，可能是你還沒有開始進行這個課程的老莊心靈練習。如果現在遇到一道你以前覺得過不了的坎，從前你會生氣、傷心、難過，或者你會嫉妒、不滿。可是如今透過《莊子》提供的方式，前面提過所謂的「得其環中」、「莫得其偶」（〈齊物論〉），轉換立場、不站在對立的兩端而站到圓心去看對方，你變得可以不生氣、不難過，也不會嫉妒、不滿了。當你開始注意自己的心身，並且小有成績，你感覺自己的氣色好了、坐姿端正了、心情比以前歡喜、煩惱少一些了、睡眠品質變好了，你會覺得真好玩，這就是「遊」，你能夠在不朽的生命裏面遨遊。心神是一畝很值得耕耘的田地，因為你只要耕種就一定會有收穫，而且完全操之在己。這畝田可以不受颱風、豪雨、乾旱等任何外在世界的干擾，因為只要你的心神夠強，外在就沒有什麼能夠傷害你。

一旦致力於心神這畝田的耕耘，莊子告訴我們「是恆物之大情也」，我們不要執著、陷溺於繁華過眼、轉瞬即逝的人事物，而是致力於永恆的心神靈魂的強化提升，這就是「大情」，是我們一生能最深情對待的對象。如果你說：「老師，心神太虛無了。」不會的，你的心神就是由身體承載著，並且與精、氣、血、肉、筋、骨密切相關，交互影響。所以透過鍾鍊身體，也能讓你的心神更靜定；心神更靜定了，你的身體也就更健康，心身的提升，是兩造並進、一次到位的工夫。

當你勤耕心神這畝田，你對外在世界的得失會看得很淡。古人最在乎的是孝順爹娘，要「事其『親』」；是盡忠君王，要「事其『君』」（〈人間世〉）；至於現代人最在乎或許可說是愛情、是工作。莊子告訴我們這些都值得在乎，但有一件事比這些更值得在乎──那就是善待你的心。對一己心神所付出的是《老》、《莊》、《黃帝內經》認為在這天地之間最值得付出的情感。一旦開始養成這樣的習慣，你就會覺得這畝田真的是非常值得投注時間與關愛的所在。

如果你能致力於自己的心神或是身體，那就是「大情」，是世間最弘闊的一種感情。為什麼說是最弘闊的感情？在《莊子》的價值裏，生命中最重要的事是「自事其心」，這比忠愛君王、孝順父母還更重要。而且一旦投入了，你會歡喜於這樣的收穫，你會覺得，這真是非常好的情感投注所在。這不表示你不愛人，只是你對於自我心身的陶養之外，所付出的一切結果如何，是沒有預設期待、是順其自然的。你只期待在「自事其心」這塊田一定要有收穫，其它就當作：遇到好天氣是幸運，遇到壞天氣也很正常。於是就算情感世界的親密關係颳起了風、落下了雪，發生任何變化，因為你仍護住你的心，所以都撐得住，你會覺得：「沒事，還好。」再美好的東西總有一天會毀壞，再親愛的人也遲早要面對分離，但不管世事如何變化，自己每天都耕耘著的那塊田是永遠不會飛走的。

我常覺得華人地區的哲學教育是薄弱的，我們在成長過程中比較少有機會去思考：為什麼我要活著？我想要自己以什麼樣的心身姿態、什麼樣的情感關係去度過我的百年人生？——真希望我們能及早教育，讓下一代能及早開啟這樣的思考。

活在這塊土地上的許多人，包括我自己，花了好多錢、費盡心力去買一棟房子。可是當你開始過一種在泥土地上打拳的生活，就發現再大的房子也無法取代一片適合打拳的泥土。

對如今的我而言，一塊可以打拳的泥土地，真的比去哪裏旅行、住什麼樣的豪宅、領多少的薪水都還要珍貴。因為那些東西既沒辦法讓心神更靜定、也沒辦法讓氣色更好，更不可能讓你擁有更理想的心身狀態。既然如此，你於是不會為了抓住外在世界的東西而花費太多寶貴的時間與精力。當我走到臺大校園，覺得兩隻校狗還真富有，坐擁整個臺大的風光。你用這樣的角度去看那些豪宅，那些沒有綠色植物、很冰冷的房子時，就不會覺得珍貴。那到底什麼是富有？什麼是世界上最珍貴的？

說完了「恆物之大情」、「藏天下於天下」，回到一開始的提問：「人活天地間究竟擁有什麼？」各位想清楚了就知道，有些東西可以不必那麼用力地抓、費心地藏。這世界上的事物多半都會消失，不管是人與人之間的情誼，或你擁有的物件。如果生命真是永恆的，百年之後，當你這具軀體盡歸塵土，那麼最後只會剩下你的心神，所以什麼是最貴重的東西？什麼樣的給予需要回報？又是什麼樣的給予無以為報？在你心裏會有不同的想法。如果你的價值觀如此，面對所有你曾想鎖在保險箱裏的財物、所有曾經用盡心力捆綁在一起的情感、所有人世間你渴望過能天長地久、海枯石爛的約定，你會知道把這些所愛據為己有最穩妥的方式，就是「藏天下於天下」——一種不藏之藏。

剛剛講《莊子》，現在來看《老子．十三章》教我們把所愛據為己有，最穩妥的方式是什麼？

寵辱若驚，貴大患若身。何謂寵辱若驚？寵為下，得之若驚，失之若驚，是謂寵辱若驚。何謂貴大患若身？吾所以有大患者，為吾有身，及吾無身，吾有何患？故貴以身為天下，若可寄天下。愛以身為天下，若可託天下。（《老子．十三章》）

各位在人生經驗較少的時候，一旦受辱、被臭罵一頓往往會非常震驚，覺得：「天啊！我要怎麼樣小心謹慎地去處理？」但受寵的時候，卻容易忽略自己為什麼受寵，覺得好像是應該擁有的、非常陶醉，不知道就快要大禍臨頭了！為什麼？因為受「寵」很可能使你把本來對於自己心身的注意力，比方說照顧三餐、注意早睡早起、維持運動的注意力，轉移到寵愛你的人身上。萬一那個人不在身邊，或離你而去，可能你連三餐都沒辦法好好吃了。就像張九齡說：「自君之出矣，不復理殘機。思君如滿月，夜夜減清輝」（〈自君之出矣〉），自從你走後我就不再織布了，因為穿得再美也無人欣賞；而想念你的我的容顏就像那天上的滿月，每夜都更加消瘦憔悴、減損光芒。於是你就讓自己的心神氣血日復一日消損了，這是多麼糟糕的事。讀完這個單元以後，萬一你碰上這種狀況，記得趕快把注意力拉回自己的心身。這個狀況不只在情場上，在職場也很容易遇到。《老子》提醒我們「寵辱若驚」，不管受寵或受辱，態度都應該臨淵履薄。用《莊子》的語言是「蘧蘧然周也」（〈齊物論〉），有點誠惶誠恐地、小心翼翼地活著，莊子是這麼戰戰兢兢地對待人間世的一切。

「貴大患若身」，我們要重視、謹慎對待遭遇到的災難，就像重視我們的身體。這什麼意思？我們先往下看。《老子》接著說：「寵為下」，受寵不是好事。不管受誰的寵愛，今天能受寵，明天也能失寵，這件事自己不能操控。當你受寵，得到了很多他人的讚譽、厚愛，你覺得身邊有多少人會真心祝福你？覺得你很有本事？我一個朋友的教學研究榮譽就讓她因此而樹大招風，受到排擠。當時他們全系教學和學術最優良的一位學姊特別把她找來，寬慰她：「相信我，我年紀比你大不了太多，你今天得到的這些光榮，以及伴隨這些光榮而來的災難，我都曾遭遇過。」我這個朋友非常地震驚，她從來不知道集眾多榮譽於一身的這位學姊，原來也飽受榮譽帶給她的災難。不久後我和一位在思想史學界表現卓越的朋友聊天，我說：「學長，恭喜你！國科會的研究傑出獎不容易啊！一個系所頂多只有一、兩個人得過。」他說：「別提了，我被那個獎害得有多慘妳知道嗎？不得這個獎，全系看到我笑臉迎人；得了獎好像犯了什麼錯一樣，大家都看我不順眼。」後來聽說他就這樣被同事鬥走了，離開了原來所在的系所。各位聽了不必驚訝，這不是臺灣或是華人地區特有的現象，而是全世界都這樣。這是人性的幽黯面。當看見別人好的時候，你會怎麼對待？我覺得這是很考驗人性的一件事。所以說「寵為下」，原來受寵是這麼不好的事。也許各位在自己的領域也曾有過類似的遭遇，或者有一天遇到這樣的災難，你就能明白：「喔，原來我終於夠優秀了。以前不夠優秀所以體會不到，現在體會到也是應該的。」

受寵不是好事，「得之若驚」，得寵的那天你就要預防災難快來了，因為很可能你的注意力開始往外、不再關注心神、留意氣血了，因此得寵時反而要特別小心。「失之若驚」，能得寵，就可能會失寵。「失之若驚」可以有兩種解釋，一種是因為得之於人之寵，憑藉的是別人的賜予，不是操之在己，也就隨時可能失去，自然需要小心翼翼地對待，做好隨時會失去的準備。還有一種失去是你的注意力變成在外面，所以就不在意陶養自己內在的心神氣血。前幾個單元我們說過《老》《莊》書中的聖人總是臨淵履薄、小心翼翼的，並不像一般人幻想的閒散、每天在樹下睡大覺，像魏晉南北朝那些七賢八達喝酒、吃蟹腳，還和嫂子同睡，絕對不是那種放浪風格，而是非常戰戰兢兢的。

不管受寵或受辱，都像面對大難一樣，那我們是怎麼樣對待大難的呢？《老子》說：「貴大患若身」，為什麼呢？「吾所以有大患者，為吾有身」，我們為什麼會有這些災難？是因為有這個身體。要是沒有這個身體，就不必擔心生病、不必煩惱成績了，你也不是別人競爭的對象了。各位仔細想想，所有的災難都因為這個形體才存在，都是伴隨著這個形體而來。

「及吾無身，吾有何患？」有一天當我沒有身體了，哪裏還有什麼災難呢？我想李商隱是讀過了這樣的句子，才會寫下〈暮秋獨遊曲江〉：「荷葉生時春恨生」，在花開的時候就看見花謝，好像在每一個希望裏看到了惆悵。「荷葉枯時秋恨成」，荷葉枯的時候，等待的人還沒有回來，心裏的悵恨也和秋天一樣成熟了。「深知身在情常在」，如果你說：「不要把感情看得那麼重。」李商隱會說：「只要有這個身體，我就有感情。除非我死了。」「悵望江頭江水聲」，所以他永遠望著那個等不回來的方向，最後他等回了什麼呢？人已不見，只聽到江水滔滔潺流的聲音。這首詩讓我們感受到，人活著一天，就為情所困。

我十年前生病歸來，開始寄情於鍊功，有一天我在隨身鍊功小冊的封面上題簽了一句惕勵自己的話：「只看死的時候需要的東西活。」那是當時的覺悟。我曾經參加過親戚師友的葬禮，所以現在如果遇到什麼難過的事，或是過不去的關卡，我就想像自己躺在棺材裏，身體快要被推進火化場了。這時候問自己：「這件事我死的時候還在不在意？」我發現這樣一想，就沒有其他奢望了，只想好好用心、好好打拳。那麼如何能擺脫我們活著具有的執著、擺脫有這個身體就有的憂患？不管那憂患是來自愛情，還是來自所有有人的地方。

如果這個世界寵辱如此、大患如此，有身即在，那該怎麼辦呢？「故貴以身為天下，若可寄天下，愛以身為天下，若可託天下」，這段話在過去《老子》的注本裏，比較常見的是這樣的解釋：你要貴愛自己的形軀，因為你的身體無物可易、無物可損——別人不可能拿任何東西跟你換；你也不會願意讓任何東西傷害自己的身體。你要這樣珍惜身體。但珍惜身體不是為了自己，而是為了你的位子、你要做的事。《老子．二十六章》說：「奈何萬乘之主，而以身輕天下」，一位有一萬輛兵車的大國之君，他居然把身體看得比天下還不重要，老子覺得很無奈。為什麼一位君王應該把身體看得比天下重要？一國之君如果不好好照料自己的心身，怎麼能是神智清明的君王？怎麼能當萬民的父母？所以是為了天下而珍重自己的身體。有一年我到大陸旅行，參觀宋慶齡故居紀念館，看到魯迅寫給宋慶齡的信，內容大概是說：為了國家要好好珍惜你的身體。有時候愛惜自己的身體不只是為了健康、為了好看而已，如果你是一個有社會責任或是文化理想的人，你也得好好照顧身體，才能夠實現你的責任和理想，更何況是一國之君的位階呢？「貴以身為天下」、「愛以身為天下」，就是說以「貴身」、「愛身」的態度去為天下，這是陳鼓應老師的解釋。

日本有一位著名的道教學者福永光司，我非常喜歡他對這一段的詮釋，他說：「本章謂真正能夠珍重一己之身，愛惜一己生命的人，才能珍重他人的生命，愛重別人的人生。」我覺得這段話很能契近《老》《莊》的意旨。當你愛一個人，你一定會把你最愛的東西給對方。因為那是一個分享的概念，就像你覺得東西很好吃，會想和別人分享。如果你不覺得心情好，或者沒有負面情緒、沒有多餘念慮的人生很重要，你也不會想要幫助別人培養這方面的修為。就好像一個熬夜的人不會鼓勵你早睡早起，因為他覺得熬夜很好啊，夜晚既迷人又安靜，很適合出遊、暢談或工作。所以真的就像福永光司所講的：真正能夠珍重一己之身，愛惜一己生命的人，才能珍重他人的生命，愛重別人的人生。一定是很在乎一件事，我們才會精益求精、甚至吹毛求疵；你自己在乎也才會推己及人。福永光司接著說：「並且，也只有這樣的人，才可以放心地將天下的政治委任他。」你說，這和政治有什麼關係呀？當然有關係，因為一個政治家自己在乎什麼，他的價值在哪裏，就一定會在那裏用力。我最近拿到臺大學生會的傳單，抗議臺大校務基金將一億七千萬投資給臺灣塑膠工業（臺塑）這種高污染的企業。臺大不是應該投資一些比較重視環保的企業嗎？拿到這樣的傳單我覺得很珍貴，因為大學生會這樣想很難得。執政者重視自己什麼，在施政的時候就會重視什麼，如果執政者和製作傳單的同學想法一樣，那一定會保護環境、斷絕污染源，一定很重視人民的食衣住行。《老》《莊》既然以心身為重，《莊子．應帝王》就提到列子跟他的老師學習三年，三年以後就會做飯、做菜，一個男人在古代會為妻子、為全家做飯菜是不得了的事，由此各位就知道《老》《莊》的核心價值是什麼。

當我們看了很多古注，再看到這則現代東洋的注解，可以說把老子這則文本的道理說到極致了。但是我這幾年的研究，一直在仔細探究、比較儒家與道家的不同，會覺得這說法雖然合理，可還是儒學了一點。儒家本著「推恩」的理念，以父子兄弟間的孝悌天性為起點，「老吾老以及人之老，幼吾幼以及人之幼」（《孟子．梁惠王上》）地將敬愛之心從親到疏、從內向外推擴。在孝事自身親長、親愛一己子弟之餘，面對非自家父兄的長者，也同樣恭敬地去事奉。這麼一來，福永光司這樣「真正能夠珍重一己之身，愛惜一己生命的人，才能珍重他人的生命，愛重別人的人生。」的詮釋，使得《老子》本章的要旨似乎和儒學的「推恩」精神沒什麼不同。那麼如果真用道家的原汁原味來解釋，「故貴以身為天下，若可寄天下，愛以身為天下，若可託天下」，到底是什麼樣的樣貌？

首先看「貴身」二字。陳鼓應老師非常不滿意有些人用「忘身」來講《老子》，他認為：「造成這種曲解多半是受了佛學的影響，他們用佛學的觀點去附會老子。」因為佛教主張「身」是一切煩惱的根源。然而老子明明是「貴身」的，比方說《老子．四十四章》就講：「名與身孰親？身與貨孰多？」明顯地告訴我們，身體比名譽、比財貨重要太多了。世人有時候為了追求功名，連命都不要了，身體都搞砸了，這時候你就很想問一句：「你的名位、財富和你的身體，到底哪一個和你比較親近呢？你應該更重視哪一樣東西呢？」陳鼓應老師補充：「如果『貴身』，自然可減除許多外患（外患的由來都在於『為目』——縱情縱欲的貪求）；如果『貴身』，則清靜寡欲，自然會漠視外在的寵辱毀譽。」

我也贊成《老》《莊》的「忘身」，絕對不是否定肉身、看輕身體，把它當成臭皮囊；覺得眼、耳、鼻、舌、身、意都是夢幻泡影、都要丟棄，不是這樣的。在這裏我要用另一個角度證成陳鼓應老師的說法。我認為老莊是用「忘身」的方式來完成「貴身」的目的。《莊子》的心身修鍊是非常重視身體的，「忘身」指的是《莊》學定義下「忘」的工夫，不是佛家講的「忘身」。未來在「身」的模塊裏，各位就會更清楚《老》《莊》和《黃帝內經》有什麼樣共通的貴身思想，以及我們的身體要怎麼樣修鍊才能達到忘身的境界。

簡單講，醫道兩家「治未病」的工夫其實非常簡單，就整天脊椎打直、肌肉放鬆、不要緊張，維持心情平和，行走站立雙腳虛實分明，重心只落在單腳，就這樣而已。可是因為不容易做到，所以經典帶我們進入所有的處境，一章一章、一堂一堂，讓我們學習做到放鬆。我們有太多的緊張都來自於過度地執著，道家的工夫正是教我們如何把執著化開。「忘身」的工夫，就是透過「緣督以為經」（《莊子．養生主》）、「守靜督」（《馬王堆帛書老子乙本殘卷》）、「專氣致柔」（《老子．十章》）或者「形如槁木」（《莊子・齊物論》）的修習，讓你的身體越來越放鬆，筋絡越來越柔軟，真陽之氣匯聚，達到「旁礴萬物以為一」（《莊子・逍遙遊》）的境界。在修習這些身體工夫的過程中，你對外在世界的功名，對天下的是是非非是要看淡的，因為如果你拘泥執著於外在世界，你的注意力就沒辦法回返自身。在一層一層看淡、忘掉的過程中，甚至需要看淡、忘掉你的身體。這一切修鍊都要透過身體來完成，所以你非常重視它，直到可以非常輕靈放鬆、把它忘掉的境界。比如我鍊太極拳，鍊太極拳的最高境界是當黑夜裏打拳，身體好像消失在黑夜中。這當然不是整個人沒了，而是你能夠輕盈到忘掉這個身體的存在，沒有這個身體的執著與束縛。所以「忘」也可以是一種重視。

「貴以身為天下」這句話的注解，宋・葉夢得《老子解》說：「處之猶廬」，意思是我們住在身體裏，就當是住在一間房子裏吧。我開始讀《莊子》之後不知道哪一年，有一天看著鏡子裏的那個人，我在心裏無聲地對自己說：「蔡璧名，這就是妳這輩子的樣子。」各位聽得出這句話的意思嗎？我體悟到身體只是一時的住房，終究會換房的。就像一隻寄居蟹，如果蟹的本體是你的心神，牠的殼就是你的形軀，這形軀不管你滿不滿意、健不健康，有一件事是必然的——你終究是要換房的。於是你對生死不會有太重的執著。《老》《莊》也好、太極拳也好、印度瑜伽也好，其實我們不斷修鍊提升的都是居住在這個房子裏面的心神靈魂，也就是所謂的「真」——真正的我。如果把工夫譬喻成射箭，靶心就是心神魂魄。就算你以為自己在實踐《老》《莊》的工夫、打太極拳或是修鍊印度瑜伽，但如果你一直執著於血肉形軀，而忽略了靶心，那就是本末沒有搞清楚，有可能到頭來會是「枉費功夫貽嘆息」（明．王宗岳〈十三勢歌〉），白忙一場。

你的血肉之軀就好像是你這輩子住的房子，你的心神、意志就在這個形體裏陶養。而心神會影響精氣，各位讀《黃帝內經》就知道心神的靜定是讓氣血更旺盛、更平和的重要關鍵所在。甚至於如果你已經病得很重了，卻沒有讓自己的心靜定下來，連吃到身體裏的藥、施用在身上的針灸都將因此難以發揮療效。你居住在這房子的這一生，你的心神和你的精氣、經絡、肌肉乃至於骨髓、骨質密度之間的關係，是這麼明顯、緊密地休戚相關、環環相扣、桴鼓相應。

研究傳統醫學的人知道，人體的足少陽膽經和足厥陰肝經走過我們的脅肋，也就是肋骨兩側。我曾經問班上學生說：「你們曾經非常、非常生氣，氣到覺得脅肋兩邊有點抽痛的舉手」，真的好幾個同學有經驗。這種經驗是很珍貴的，讓我們知道心情真的會影響身體，身體會為你的心情寫下字迹清晰的日記、留下記錄，除非耗費更多時間用力擦拭，否則難以抹去。各位聽了這門課，如果我請你心情要好你偏要生氣，請你不喝酒你偏要，等有一天你病了、餘日無多了，就會乖乖聽話、勒馬回頭。因為有身體的提醒，所以我們更能夠愛養自己的心靈。

因此《老子》說：「故貴以身為天下」，當你知道要愛養自己的身體，最好的方式就是放鬆它、就是「忘」。「忘」不只是個價值，還是個工夫，我們透過「忘」的工夫來放鬆周身。對身體不能過度執著，要知道這就是一間房舍，是你這輩子暫住的一間房子。「若可寄天下」，我們的身體是暫時暫放在天地之間，而心神又是暫時暫住在這具身體之中。「愛以身為天下，若可託天下」，因此你對身體的愛，也就是把你的身體寄託在天下之中而已，是這麼地不執著。

「天地者，萬物之逆旅。光陰者，百代之過客」（唐・李白〈春夜宴桃李園序〉），人的一生就是一場旅行。你能夠這樣看待自己，就是《老》《莊》「忘」的極致。先是忘掉天下、忘掉外物、忘掉是非，最後是放下你的執著，忘掉這個形骸。只要還有形體的執著，就沒有辦法達到《老》《莊》理想的心身境界。

我的朋友裏面有那種很有女人味的女人，會告訴我她每天花多少時間保養雙腿，怎麼樣塗保養品，塗好以後用保潔膜把腿包起來，然後把腿舉高。每次聽完我都嘆為觀止。和她相比，我常常夜裏很晚的時候匆匆趕到泥土地，抓緊時間打拳。那個熱衷於在打拳當中，讓自己的心神靜定下來，讓自己的氣更沉一些的我，和那個把腳舉起來讓它不要水腫，把皮膚敷得美一點的她，其實都是愛養形軀的一種方式，只是我們做了不同的選擇。

也可以說，我和她背後的哲學不同。我背後有一個生命觀、人生觀，我覺得那就是最值得愛養的地方。而她可能覺得，要有很漂亮的皮膚、雙腿什麼的。雖然花的時間可能差不多，但因為我們背後有著不同的價值觀，覺得重要、需要投注時間、心力的地方就會不同。

我以前聽人說：「世界上最昂貴的耕地是哪裏？就是女人的臉。」巴掌大小的面積，有許多人可以花大筆的錢在上面敷這麼多昂貴的保養品與化妝品。可是卻不知道妳在意的外貌和被妳忽略多時的心神靈魂，究竟哪個更能決定妳的美醜？要是我連續幾天打拳，剛打完拳走進浴室會看到一張幾乎不認得的白淨許多、氣色紅潤、法令紋變淡的臉。我第一次發現有點嚇到，第二次對著鍊功後的鏡中容顏真的太驚訝了，剛好身邊有個常跟著我一起打拳的女學生，我忍不住回頭問她：「妳看得出來老師有什麼不同嗎？」她看著我微笑說：「很明顯。」所以也許當我們透過《老》《莊》的方式去追求心靈的進步或境界，會看到用彩粧、保養品達不到的效果。這就讓我們思考：人生到底該追求什麼？

《老》《莊》說「反本全真」的時候暗示著我們：只要掌握這根本，你就可以擁有很完整的人生與天年。可是我們通常不會這麼想，我們以為要緊緊地抱住愛情才能幸福、全神貫注地投入工作、晝夜苦讀，才能成功、才能拿到第一名。可是事情不是這樣。一位上了我一年大學國文的女學生，後來轉到別的學校去念醫科了，她告訴我：「老師，認識妳以後，我真的不容易受傷很多。還有一個很大的收穫，妳讓我知道鍛鍊身體很重要。」除了課堂上學到的「緣督以為經」、「天之生是使獨也」（《莊子・養生主》），她還每天打太極拳、作穴道導引。醫科的課業這麼忙，還有新環境的人際關係要處理，她能維持這樣的運動量，我聽了覺得很好。當我們真的意識到人生很短、心神很重要，而心神是在工作、學業、職業、情感裏面磨鍊的，儒道兩家從來不會隱遁在深山中修行。在這個淬鍊心神的過程中，我們其實不會失去人間世的什麼，反而能更自在地擁有。

如果用我的理解，以「忘身」的方式來詮釋《老子・十三章》「貴身」的話，和《莊子・大宗師》「藏天下於天下」是非常契近的。當你這樣看待自己的身體，就不太可能再執著於存摺裏的數字、車子、房子，原本那個讓你煩惱的、不可知的未來，你也不會那麼擔心，能夠瀟灑一點。好像旅行中，有時候意外走到原本沒有規劃的地方，你會覺得也蠻美好的。

如果連自己的身體你都覺得只是一間暫時寄住的房子，你又怎麼會想緊緊地占有另一個身體呢？每一個哲學、每一個宗教會有不同的方法，去淡化對身體的執著。禪宗有一種破除色相的方法叫做「白骨觀」，不管迎面而來的是誰，你看對方都是一具白骨。我有個學生在情場上遇到一位她覺得真該離開，但是對方不願意放手的男朋友。她要走的時候，那男生緊緊地抓住她的手，我這個學生特別纖細瘦小，根本擺脫不了。她就說了這段話：「不必這麼用力地抓，你再怎麼抓也沒抓住我，你抓住的只是一根白骨。」她男朋友聽到這句話竟然就把手放開了。各位，當我們把心神看得很重要的時候，如果你得不到一個人的心，難道還要那具白骨嗎？

說到這裏，把所愛據為己有最穩妥的方式是什麼呢？就是不要占有。真的想占有，就好好占有你的心身吧。想想這世界有什麼是你可以控制的？可能很多人都和生病前的我一樣，或說和生病以後忙著出書或備課的我一樣，坐著的時候，沒有察覺自己兩個腳底板是不是貼地；沒有自覺自己的骨盆是不是歪斜、前傾或者後倒。我們是否在站、坐等姿勢中，都記得持續讓身體越來越好？還是我們的注意力都在外在世界的課業、情感、工作上，根本忘記了身體才是我們今生第一個相逢的、最初也是最重要的工具？當我們第一次擁有腳踏車時，要學騎腳踏車；第一次擁有電腦時，要學習電腦；第一次使用智慧型手機時，也要稍微熟悉一下使用方式。可是我們往往忽略了身為人，其實有一門學問一直該去學而沒有去學，那就是：怎麼樣使用我們的心和身體？你以為能控制自己的情緒，可是真的能控制嗎？真的能在不開心的時候，下一秒鐘就讓自己平靜嗎？皮拉提斯這個運動在Pilates發明的時候，把它命名作「Contrology」，控制學。你有這個身體，但你會控制它嗎？要是各位學過皮拉提斯，就知道裏頭許多動作，沒有經過訓練的人是做不來的。那麼，行住坐臥中的你能控制自己的身體了嗎？如果連自我控制都還沒學好，又何必這麼急著去掌控一個電玩世界裏的角色，或者去操控你和另一個人的愛情呢？不是應該先學會好好操控自己、擁有自己嗎？正常人都不想陷溺於負面情緒中或讓自己生病，可是為什麼你的身體和心情總不免失控？其實問題不在你的身體或心靈又失控了，而是你從來沒有想或去學會如何真正控制它、愛養它。

「把所愛據為己有，最穩妥的方式」這門照顧生命的哲學課，就是讓我們學習：怎麼樣能夠主宰、治理、控制、提升自己的人生，不要讓自己的心情和身體處在失控的狀態。

成為更圓滿自足的個體，然後相愛；相愛，然後成為更圓滿自足的個體

最後一個單元是「成為更圓滿自足的個體，然後相愛；相愛，然後成為更圓滿自足的個體」。如果是單身的朋友，你們大可在那個人還沒出現以前，讓自己成為一個更圓滿自足的個體，等待與他相愛。如果你已經在一個戀情裏，那麼就可以在相愛中，讓自己更圓滿自足。

泉涸，魚相與處於陸，相呴以濕，相濡以沫，不如相忘於江湖。（《莊子．大宗師》）

最後結束的這段文字，其實就是這一講的開頭。很像我們的人生。

《莊子》談「不如相忘於江湖」這一段的文脈是這樣的：「彼特以天為父，而身猶愛之」，「以天為父」是把天當成自己的父母，也就是你把父母當成天一般地重要，願意用全部的生命愛養侍奉。「而況其卓乎！」「卓」是更重要的，那你怎麼能不把同樣的愛拿來對待更重要的心神靈魂呢？下一句是「人特以有君為愈乎己，而身猶死之」，古人講完爹娘，一定是講君王，人們認為君王比自己重要，願意為了君王而犧牲生命，這樣的儒

家思想不只影響了世世代代的華人，甚至也影響了韓國人和日本人。在韓國和日本的古裝劇或電影中可以看到非常多願意為了君王犧牲自己生命的故事。可是莊子重視的和儒家不同，莊子說：「而況其真乎！」什麼叫「真」？在春秋戰國那個「君不君，臣不臣，子不子」（《論語．顏淵》）的時代，君王還配稱君王嗎？這是值得思考的。因此莊子告訴我們有一樣東西比君王還要真實、還要重要。君王怎麼會不真實呢？但莊子說：「君乎，牧乎，固哉」（〈齊物論〉），覺得當君王很尊貴，牧養牛馬很卑賤，這都是淺陋的見識。在古代，之所以能成為君王，通常是因為你是君王的兒子，可這樣透過血緣繼承而產生的君王真的名實相符嗎？身為君王的人真的就都把人民視如己出地愛護嗎？可能不是。但有一樣東西卻是非常真實的，在《莊子》的文本中，那就是我們的心神靈魂。因此你怎麼能不把這份對待君王的心意，拿來對待更真實的心神靈魂呢！怎麼說心神靈魂是更真實的呢？莊子的生命觀認為：這個形軀之我死亡以後，心神依舊存在，不隨形軀消亡，所以比形軀生命中的一切都更加真實。各位可以發現，莊子在儒家之後開出一套很不同凡響的價值，這個價值就是要愛養我們的心神，而且那樣的愛是超越侍奉父母、效忠君王的，是在個人生命裏的。

然後莊子才接「不如相忘於江湖」這一段，很多人把這一段拿來看待愛情。當泉水乾涸，兩條魚一塊兒在陸地挨著，互相吹送微薄的水氣、吐出僅有的水沫濕潤滋養彼此，好比愛情如果一定要愛得你死我活、愛得千瘡百孔、愛得形銷骨毀的話，那還不如各自在江湖裏自由自在地悠遊，彷彿忘了對方。請各位注意，我說的是「彷彿」忘了對方，不是真的忘了對方。這個「忘」真正的意涵是不執著，因為不執著，所以兩個人在愛情中還是能夠珍愛自己的心神，讓彼此生命中的空氣、陽光與自由非常充足，而不會動輒得咎，容易隨便就踩到對方的地雷，或面對不定時炸彈引爆的狀態。

順著《莊子．大宗師》篇的文脈讀下來，可以知道莊子最重視的東西——所謂的「何況其真乎」、「何況其卓乎」。這個「真」、「卓」正是《莊子．人間世》說：「彼其所保與眾異」中的莊子「所保」——也就是「自事其心」，好好侍奉、愛護、提升自己的心靈。也許在聽《莊子》以前，你覺得有人天生比較樂天、有人天生容易悲觀，有人神經比較粗、有人就比較糾結。現在西方醫學或科學有時候會把這一切都歸因於基因，可是東方思想不這樣看。傳統中國思想認為，當一個人的價值觀改變，重視的東西自然就會改變。其實每個人都會透過自己去想像別人，也會透過自己來關懷別人，如果你不是把愛養心靈當成生命最核心的價值，那也就不知道要怎麼疼惜另一個人的心。就像你很重視三餐，就不忍心你愛的人沒能好好吃三餐。你能愛養自己的身體，自然也會好好照顧所愛之人的身體。這是同情共感、將心比心，一定會推己及人的。可是如果你今天是個不管自己的心情、任情緒牽著走的人，怎麼會想去關懷另一個人是不是擁有靜定的心神？怎麼會去注意對方的精氣、身體是不是受到心情的影響呢？

以前有一位助理來我這邊工作了很短的時間，後來我介紹他到我朋友那工作，他很受不了地說：「老師，以前到了吃飯時間，你會問我們吃飯了嗎？要不要一起買什麼來吃？現在這個老師都不管我們，自己跑去吃了。」也許因為我讀《莊子》，生命中念茲在茲最重要的不就那麼幾件事嗎？我只提醒孩子，照顧自己的餐食並非雇主而是自己的責任。

所以各位，當你聽了這門《莊子》課，當然這套學問最重要的是對待自己，可是在找感情對象的時候，你可以好好地注意：對方是怎麼對待自己的心、對待自己的身體、是怎麼樣吃三餐的？是不是覺得可以隨便亂吃、瘋狂熬夜、懶得運動？還有，可以看一下他的家和他的房間。當他要把戒指套到你的手上，或者你對她說「我們結婚吧」的那一刻，你未來的心情、身體、三餐，以及你的家，還有你們未來孩子的心情、身體、居住的環境，就是你現在看到的樣子。

你說：「老師，不會啊！他每次看到別人會心情不好，看到我就特別好啊。」或者：

「不會啊！現在吃什麼都我在做主。」但這可以持續一輩子嗎？繁華終究過眼，塵埃終會落定，孔雀不可能永遠亮開牠的羽毛，沸水總有一天會回到常溫，然後就會回到你眼下看到的，他的日常生活。他的心、他的身、他怎麼對待三餐、他的房間是什麼樣子。各位，當你做了一件讓他生氣的事，大可不必難過，因為這樣才可以看見這個人在危急存亡之秋的反應。或者找他去一次野外求生，看看這個人三餐做得怎麼樣；或者，跟他說你很需要幫助，請他幫忙什麼的。其實，這才可能是更接近未來真實生活的。

我們可以發現，當生命哲學不一樣，就會有不一樣的愛情。兩個人談戀愛，覺得快要吵架了，這時候讀過《老》《莊》的人可能會這樣問對方：「我們要分手了嗎？」「沒有啊，怎麼要分手，不就吵架嗎？」「既然沒有要分手，我們為什麼不好好珍惜在一起的每秒鐘，讓兩個人都恢復好心情？如果決定相聚，為什麼不讓甜蜜的時光多一點，卻要花時間在回憶裏留下淚水與傷痕呢？」生命哲學會影響愛情哲學，你會用自己愛養心神的這套學問去愛惜另一個人，當這個人因為在意你，所以哭泣了、憤怒了，你絕對不會覺得「太棒了！」因為你知道人與人之間關係的最高境界是「不如相忘於江湖」。

「相忘」不是忘記彼此，更不是看輕彼此，只是更重視醫道兩家強調的「彼其所保與眾異」、「自事其心」，重視所謂的「真」、「卓」。所以各位不管是在戀愛中還是單身、是在求學或者工作，不管你的愛情是春風得意、是可思而不可見、可望而不可及，學業、工作是順遂如意還是挫折重重，你都要肯定一件事：「要讓自己的心情越來越開朗、身體越來越健康，不斷讓心身與生命往進步的方向走。」一旦將這個目標當成最重要的核心價值，就不會在乎對方花多少時間在你身上。感情這種東西，並非稱斤論兩計價的。花的時間少不表示濃度低；多也不表示真心實意。因此你只是很希望彼此都在心身上不斷努力，從更自由的角度去看待愛情。莊子為我們樹立了「愛養心身」這個很重要的價值，所以每個生命在前進的路上，都應該要培養照顧自己的能力、能讓自己開心的能力、能讓自己身體好、吃得好、過得好的能力。有一天，當你所愛之人遇見這樣的你，他不是非常幸運嗎？因為你們可以一起過非常好的生活。或者你運氣很好，因為和對方相愛，讓你不斷地想成為更好的自己，那也很好。有的人因為重視愛情，情感對他來講是很強烈的動機，為了對方於是讓自己變成更好的人。相愛然後更圓滿自足，這樣不是也很浪漫嗎？

《莊子．大宗師》裏有另一段也提到「相忘乎江湖」：

魚相造乎水，人相造乎道。相造乎水者，穿池而養給；相造乎道者，无事而生定【足】。故曰：魚相忘乎江湖，人相忘乎道術。

「魚相造乎水」，「造」有登峰造極的造的意思，就是抵達、到達，解釋成魚到了水裏。「造」也可以是恩同再造的造，就是給予生命，水讓魚能持續牠的生命。這個「造」還有一個意思，是可造之材的造，就是培養、陶養。所以「魚相造乎水」，我的解釋是：魚只有在水中，才能陶養彼此，成全彼此美好的生命。

我還要強調一個字：就是「相造」的「相」字。是「魚相造乎水」不是「魚單造乎水」，可見莊子講的不是養在小缸裏的一隻鬥魚，不是避世隱居的一個人，莊子講的是在大千世界滾滾紅塵中複雜的人際。魚為什麼能同遊？因為牠們在水中才能一起遊玩，要是離開水面只能互相救援，最後都得面臨死亡。那人呢？莊子說：「人相造乎道」，這個道當然不是儒家、名家、墨家的道，而是《老》《莊》之道，或是《莊子》之道。人只有在以心身為價值的核心之道中，彼此才能達到更好的境界、培養更好的生活，給予彼此生生不息的生機、源源不絕的活力。

「相造乎水者，穿池而養給」，魚在水中悠游，在池塘裏穿梭來去，便能獲得充足的食物供給。「相造乎道者，无事而生定【足】」，這個「定」就是安定，也是一種滿足。在「反本全真」之道裏生活的人，不會和他人產生什麼爭端，因為你能體諒個體間的差異性，了解每個人都是不一樣的；生活也很容易滿足，因為你知道你就一個胃，再能吃，一餐能吃多少？你就這麼個身子，一生能穿多少；你夜裏就睡一張床，一生需要住多少棟房子呢？所以物質的欲望很容易滿足。當你進入追求莊子之道的領域，這個反本全真之「道」會長養你的生命。因為你會更重視心的安定，更注意不要胡思亂想，更恪守作息配合太陽週期，有一個很明確的目標走向。每一天的生活都有自己的心身要照顧、有自己的專業要努力、有基本的和別人互動的禮儀和禮貌，請問你一天還剩多少時間？怎麼還捨得耗費時間在提升心身之外的事情上呢？「故曰：魚相忘乎江湖，人相忘乎道術」，所以說，魚在水裏，在廣闊的大江湖泊中，不再執著牽掛彼此；而人在對大道永無止境的追求中，也能各自圓滿自我生命，不需要執著牽掛彼此，就像「相呴以濕，相濡以沫，不如相忘於江湖」。

「相忘」是不執著。人生能夠相忘是非常幸福的。

我最近遇見研究所時代週週見面、常一起上課、交情很好的學妹，現在也在臺大任教，我聽學生說她用我的書當教材。因為大家都忙，我和她很少往來，但每次偶然碰面說話都覺得好盡興。我最珍惜的一種朋友是真的好久沒見了，可是朋友不怪我，也不覺得我忘了他。不需要頻繁地聯絡但每次見面都好歡喜、好珍惜，從不曾刻意維持經營彼此間的關係，可是深恩厚誼一直都在。

相忘是一種美麗的情感，千萬不要解釋成冷漠。我聽過一個學生說：他實在很需要出去打工賺錢，可是他不能。我問為什麼？他說：只要出去工作，媽媽就會擔心得吃不下飯，一定要他在家，媽媽才想吃飯。聽他這樣說，我覺得自己真的好幸福，我以前和媽媽住在永和老家，生病以後搬到原來的工作室，比較少回家了。有一天我覺得好久沒看到母親，她會不會想念我呢？我說：「媽，我以後每天回家鍊功好了！」我媽說：「你回來幹嘛，現在住在那空間不是很好嗎？」我覺得有點奇怪，這媽媽怎麼都不想看到女兒呢？可是轉念一想，其實天地之間，人與人最好的關係不就是這樣嗎？你可以非常地自由。我雖然很少和母親見面，可是她每一餐吃什麼、藥丸吃幾顆我都知道，因為在陪伴她、照顧她的人會給我發訊息。她的飲食、運動，一切都在我的規劃當中。常常母親去哪兒散步也會拍照給我看，我就知道她今天去打陀螺了、昨天去看松鼠了，日子過得很好。最近我覺得：「媽媽真是讓我好放心。」我媽可能也會跟別人說：「這女兒很少讓我操心。」我非常關注母親，可是我們的相處不是那麼黏，這種彼此很放心的感情，不就是相忘嗎？如果你的男女朋友現在沒和你處在一起，你會擔心他遇見別人嗎？還是你知道他要真遇見、愛上了別人會主動跟你說，沒說就是一切如常，你可以非常放心地去做自己的事，把你的每刻鐘每小時可以擁有的意義都發揮到極致。等你們倆都悠閒的時候就打個電話、見個面或吃個飯，分享、共度生命中的美好時光——這樣的情感就叫相忘，不是不在乎對方，而是相愛的兩個人之間不需要掛肚牽腸。

這一講一開頭說到：「相呴以濕，相濡以沫」，那時候給大家舉了一些例子，那種被感情羈絆，牽動一切情緒，嚴重影響生活的例子。讓我們看到魚如果缺乏水，人如果不知「道」的下場。江湖能讓魚「穿池養給」，道術能讓人「無事生定」。愛情有愛情之道，如果不知道情愛之道，會讓自己遍體鱗傷，也會讓對方不得自由。

所以這一講的最後一個單元，我們談「成為更圓滿自足的個體，然後相愛；相愛，然後成為更圓滿自足的個體」。因為我們有這樣的生命追求，希望在情場、職場、家庭、人生當中，我們的心神、精氣、我們的生命能往更好的方向走，也把這樣的核心價值分享給另一個人，所以彼此能「相忘乎江湖」。有一位來自香港的讀者，她看了《勇於不敢　愛而無傷》這本書後，說幫助很大。原因是她知道先生已經外遇五年了，但是先生還虛偽扮演著好爸爸、好丈夫的角色，她覺得非常痛苦，不知道怎麼揭穿。可是看了這本書以後，她的心情好很多，就順其自然，不再覺得這麼痛苦了。其實面對一件事，我們的看法常常是會隨著我們的核心思想和價值而改變的。

我發現最近學生來問感情的問題，我的答案說來說去其實只有一套，就是讓自己一直往好的方向走。有個學生剛分手不久，她為了挽回另一個人盡了一切努力。她問我：「老師，我要怎麼樣才能把他喚回來？」我的答案是：「只有讓自己心情更好、身體更好，只有這樣的漂亮才是真的，而不是化妝化出來的，不是整型整出來的。你只有讓自己每天都往更健康的方向走去。」她問：「老師，我還要去找他嗎？」我說：「不要著急，要漂亮到他認不出來時再去找。如果你已經付出這樣的努力、達到這樣的效果，他還是沒打算回來，那就算了吧！表示沒緣分。可是你就一直往好的方向走就對了。」

另一個女孩剛開始談戀愛，她覺得：怎麼好像談戀愛以後，她的時間變少了、煩惱變多了，本來她是一個沒什麼煩惱的人。她問我：「老師，我該怎麼辦呢？」我說：「你就好好打理自己啊！讓自己的心情越來越好，讓你的學習越來越好。我要是你，擔心自己的身體都來不及，哪有時間管別人啊！你要先讓自己非常地好。」「那我怎麼做呢？」我說：「訂立生活計畫啊！」如果各位看我的生活計畫，我只寫了兩件事：幾點到幾點穴道導引，幾點到幾點打太極拳。其它都是繁華過眼。我就跟那女生說：「你要規劃好一定的時間鍛鍊身體，再忙也要拿出十五分鐘到一個小時。我不相信你連十五分鐘都拿不出來。你先把照顧自己的時間空出來，把功課做滿。同時好好吃三餐。」

各位，「魚相忘乎江湖，人相忘乎道術」，我們應該找到每天都讓自己更好的方式，確實去做，然後看到更好的自己。如果你現在單身，就讓自己變得越來越好。如果現在是兩個人，就兩個人一起變好。如果不能改變對方，就先要求自己。那親密關係中的另一個人呢？他是自由的。《莊子》書裏說：「咸其自取」（〈齊物論〉），每個人的每一刻，都是自己選擇、決定怎麼過的。我們把該講的講了，要不要聽，他是自由的啊！

我家裏院子有個小池塘，當年我存了一筆錢沒有拿去旅遊或花在其它的享受上，就用來挖了一個池塘。有朋友送我一批臺灣原生種的苦花魚，大概十來公分長，灰灰的、岩石的顏色，在水裏很不起眼，但我好愛牠們。因為這種魚的生長環境需要有非常乾淨的水質，我就裝了一個很好的過濾器，可以維持很乾淨的池水。而苦花魚吃落葉，所以也不用特地餵魚食，池裏自然形成一個自給自足的生態系統。我還特別造了一個魚階，讓魚兒可以循級而上去旅行，在兩個小池塘之間來去。牠們就在那裏世世代代川流不息。

有一天我哥來看了，就跟母親說：「璧名為什麼越來越傻，養了一池很好吃的魚，可是從來不吃牠們，她不吃，魚也就老死了。」我說：「我知道，我在這個房子住了十幾年，怎麼可能還是同一群魚，那不是變魚精了嘛！」可是牠們老了就自然死去，死了自然有小魚新生，就這樣世世代代和我在一個空間裏生活。我想看牠們的時候就丟一些吐司屑，牠們會游上來吃。偶爾我看牠們，偶爾牠們看我，我們看到彼此的時候都很高興，牠們看到我的時候就是麵包來了，我看到牠們就知道「你們還活著」。我們彼此都過得逍遙自足。

「相忘」是多麼美好的感受，是怎麼樣富足而圓滿的生命共生於地球，才能有相忘的緣分？所以我們不要因為害怕自己不圓滿，就找個人愛；要讓自己成為一個圓滿自足的個體，然後相愛。那麼也才能在相愛當中，更圓滿自足。祝福各位都能擁有相忘的愛情。

第三講

柔情似「水」：如何成為心胸開闊的海洋情人

在中國文化傳統中，經常以「水」為用情的象徵。像宋朝秦觀的〈鵲橋仙〉說：「柔情似水，佳期如夢」，不知道為什麼，我從小看到「柔情似水」四個字，就會想起母親。水是沒有固定形狀的，從小我都不知道媽媽真正喜歡吃什麼，因為我們愛吃什麼她就做什麼。我也不知道媽媽到底想幾點起床，因為我們想幾點起床，她就會幾點醒來叫我們起床。母親就是一個這麼好的配合者、陪伴者與協助者。很巧的是，在《老子》和《莊子》書裏也都用「水」來形容最好的性情，所以第三講說：「柔情似『水』：如何成為心胸開闊的海洋情人？」我們要來認識道家心目中的萬人迷是什麼樣的人？這樣的萬人迷有哪些特質呢？

常和人：醜男的萬人迷特質之一

這一段出自《莊子．德充符》：

魯哀公問於仲尼曰：「衛有惡人焉，曰哀駘它。丈夫與之處者，思而不能去也。婦人見之，請於父母曰：『與為人妻，寧為夫子妾』者，十數而未止也。未嘗有聞其唱者也，常和人而已矣。无君人之位以濟乎人之死，无聚祿以望人之腹。又以惡駭天下，和而不唱，知不出乎四域，且而雌雄合乎前，是必有異乎人者也。寡人召而觀之，果以惡駭天下。與寡人處，不至以月數，而寡人有意乎其為人也；不至乎期年，而寡人信之。國无宰，寡人傳國焉。悶然而後應，氾而若辭。寡人醜乎，卒授之國。无幾何也，去寡人而行，寡人卹焉，若有亡也，若无與樂是國也。是何人者也？」（《莊子．德充符》）

海洋情人的第一個特質非常地特別，是「常和人」，「和」就是應和、配合、搭配、答應。莊子筆下的萬人迷「和而不唱」，只是應和著別人的意見而不提倡什麼主張，這是什麼樣的人啊？如果你和我一樣覺得奇怪，覺得這似乎和一般認知、想像的完全不同？那是因為我們都是讀儒家經典長大的。為了讓各位更了解老莊思想的特殊之處，我們要對照儒學來讀這一段。在儒家經典中，怎麼樣可以稱得上一個真男人呢？

《孟子．滕文公下》有一段對話：

景春曰：「公孫衍、張儀豈不誠大丈夫哉？一怒而諸侯懼，安居而天下熄。」孟子曰：「是焉得為大丈夫乎？子未學禮乎？丈夫之冠也，父命之；女子之嫁也，母命之，往送之門，戒之曰：『往之女家，必敬必戒，無違夫子。』以順為正者，妾婦之道也。居天下之廣居，立天下之正位，行天下之大道；得志與民由之，不得志，獨行其道；富貴不能淫，貧賤不能移，威武不能屈——此之謂大丈夫！」

景春問孟子：像公孫衍、張儀這種善於口舌的縱橫家，可以影響各國大事，「豈不誠大丈夫哉？」可以稱得上是大丈夫了吧？「一怒而諸侯懼」，只要他們有一點不高興，所有的諸侯都會害怕；「安居而天下熄」，他們如果不出門，不去遊說君王、不去興風作浪，天下就可以戰火平息。一言一行都牽動天下，可見他們真是大丈夫啊！孟子回答：「是焉得為大丈夫乎？」這哪算大丈夫呢？「子未學禮乎？」你沒學過禮嗎？「丈夫之冠也，父命之」，男子的加冠禮是由父親來主持的；「女子之嫁也，母命之」，女子出嫁前，媽媽會叮囑很多話，「往送之門」，把女兒送到門口，提醒她、警戒她：「往之女家，必敬必戒，無違夫子。」到了夫家，要非常有禮貌，要戒慎恐懼，千萬不要違背丈夫。孟子會這樣說，是因為公孫衍、張儀這些說客，基本上還是聽命於君王、需要討好君王的。「以順為正者，妾婦之道也」，像這樣把順從當成最重要的行為準則，這是為人妾婦的道理啊！可是孟子不然，你看孟子見梁惠王時說：「王何必曰利？亦有仁義而已矣！」（〈梁惠王上〉）那段話講得多勇敢，讓我們不禁要替他捏一把冷汗。孟子接著說：「居天下之廣居」，儒家的聖人境界是從個人到天下，一步一步推擴出去，因此君子就好像居住在天下這般遼闊寬廣的地方。「立天下之正位」，君子是遵循禮節的，他知道什麼時候應該在什麼位子、什麼時候應該做什麼事。「行天下之大道」，因為君子居仁由義，既然「由義」，所做的都是義舉，當然是「行天下之大道」。「得志與民由之」，得志的時候，君子就帶領老百姓一塊兒居仁、由義、行禮。「不得志，獨行其道」，就算不得志，也要堅守著道。「富貴不能淫，貧賤不能移，威武不能屈」，即使處境富貴也不會淫亂，即使生活貧賤也不會改變志向，就算面對再強的勢力脅迫也不會屈服。「此之謂大丈夫」，這才是儒家定義下的大丈夫，是個腰桿打得筆直、鐵錚錚不輕易動搖的漢子。

那人的一生應該要做什麼呢？《孟子》主張人有四端之心：「惻隱之心，仁之端也；羞惡之心，義之端也；辭讓之心，禮之端也；是非之心，智之端也。」（〈公孫丑上〉）擁有這四端就像擁有四肢，是每個人天生具備的。所以人一輩子最該做的，就是去擴充發展這與生俱來的四端之心，這也是儒學挺立自我生命最核心的價值。由此可見儒學的全德是什麼？把「惻隱」、「羞惡」、「辭讓」、「是非」四端之心推擴到每個人身上，你就能同情別人的感受、羞惡別人的羞惡、辭讓別人想要的、從別人的角度去看是非，為每個人著想。從個人一層一層像漣漪一樣地推擴到家庭、國家、天下，這就是儒家的全德。那儒家的缺德呢？相對於全德來講，就是說一個人失去了這些德性、沒有去擴充四端之心，良心被隱藏、掩埋了。

你聽了覺得很有道理，可是接下來就要問了：「什麼叫義？什麼叫是非對錯？對錯是不是只有一種？」我有時候聽學生談論一個讓他失望的感情對象，有一個名詞常常會出現，抓住我的注意力，他會說：「老師，其實他是個好人。」可能因為我是做思想研究的人，就很想追問：「是儒家定義下的好人，還是道家定義下的好人呢？」這兩種好人是不一樣的！每次這麼問，學生們就是一愣，回答不出來。如果你說：「做壞事的是壞人，所以不做壞事的就是好人。」可是，只是不做壞事怎麼可以叫好人呢？不做壞事頂多叫不好不壞人啊，要做好事才是好人吧？那麼，如果說要做好事才是好人，這個好事是儒家定義下的好事，還是道家定義下的好事呢？隨著我們的課程繼續下去，你對於儒、道兩家認為的全德、好人，就會有不同的看法。

「以順為正者，妾婦之道也」，孟子認為順從是為人妾婦的道理。大丈夫應該「以仁居心、以禮立身、以義行事」，富貴不能擾亂心志，貧賤不能改變節操，威武不能挫折志氣，這些要求都讓人覺得男人就是鋼鐵一樣的。所以當我們看到一個男人太順從的時候，就會覺得好奇怪喔，為什麼要這樣做啊？這都是因為標準不同。那麼，如果到《老》《莊》、道家的思想脈絡裏去尋找，男子的形象會是什麼模樣呢？

「魯哀公問於仲尼曰」，魯哀公請教孔子。「衛有惡人焉，曰哀駘它」，衛國有一個「惡人」，這個「惡」不是邪惡的意思，「惡」是心字旁加上「亞」字，「亞」是一個象形字，象人駝背、弓背之形。駝背或說弓著背，如果文字學家主張形聲字的聲符必兼會意的說法是確立的，那麼「亞」這個聲符的形象具有什麼樣的含意呢？就是醜的意思。按照世俗標準，身形挺拔才是好看的，駝背痀僂則是醜的。因此「衛有惡人焉，曰哀駘它」是說衛國有個相貌很醜惡的人，他的名字叫做哀駘它。怎麼那麼巧？《莊子．德充符》「喪足遺士」段落中出現的王駘，名字裏也有「駘」這個字。「駘」是駑馬，既笨且慢。由此隱然可見《莊》學試圖樹立一種不同於世俗價值的典範，連其筆下達到理想境界的人物稱謂都暗藏玄機。

一個這麼醜陋的人，說也奇怪，「丈夫與之處者，思而不能去也」，和他相處過的男子總會想念起他來，而一旦和他相聚就不想離開。人間不是只有在愛情關係中的人們才會互相思念，世間的深恩厚情可以有很多種不同的樣貌。如果你認識一個朋友，彼此之間並不存在男女之情，但就是好喜歡對方，想到要跟他見面就好開心、非常珍惜彼此偕行的緣分，那你是幸福的，這表示你的情感世界不只有愛情，並且你得遇這麼個好朋友。

那女人見了醜男哀駘它呢？「婦人見之，請於父母曰」，女子見到他，會回家請示、稟告父母：「與為人妻，寧為夫子妾」，這個「與」是如果、與其的意思。如果要我去當別人的正宮髮妻，我寧願去當哀駘它的小妾。這樣的選擇在古代是非常奇特而罕見的，因為妾室在當時的地位很低。現在歷史劇、宮廷戲流行，哪一個後宮女子不是用盡手段心機去爭奪后位？怎麼有女子為了能嫁給哀駘它而心甘情願作小？難道這些女子傻了嗎？可願意當哀駘它小妾的人還真多，「十數而未止也」，已經十來個了，一個接著一個地前來排隊領號碼牌、人數還在增加中。

那哀駘它的個性如何呢？「未嘗有聞其唱者也」，從來沒聽說過他帶頭、倡議什麼活動或主張，所以不是儒家那種「一言而為天下法」的領袖型人物。「常和人而已矣」，別人聊什麼，他才回應幾句，敢情像是古代宮廷中時時得應承上意說話辦事的侍女，「答應」。我想東方男子沒幾個人會喜歡「答應」這稱號，那不僅是宮廷女子的職稱，而且還不是地位崇高的后妃。可哀駘它偏偏就只是經常應和著、配合著、追隨著別人的一名醜男。

這人沒個性、沒主見也就罷了，也沒什麼地位可言，「无君人之位以濟乎人之死」，沒有君王的權位可拯濟人民免於災厄苦難。不管帝制時代或是民主時代，總會有因賢明能幹、愛護人民而受百姓推崇的明君賢臣、廉政愛民的政治人物。中國古代最有名的可說就是「包青天」包拯了，雖然不知道民間流傳的包公斷案故事有多少虛構渲染，但這也凸顯了從古至今人們總企盼著一位好領袖、一位好官，妥善運用他的權位來幫助、拯救天下蒼生。然而，哀駘它也無此權位。

還是哀駘它是個有錢人呢？會不會因為他是可以創造許多就業機會、養活很多人的好老闆，所以才有這麼多人喜歡他？結果也不是。「无聚祿以望人之腹」，他既沒有聚積很多的財富可以用來賑災、提供就業機會，也就無法「望人之腹」、填飽眾人的肚子。

「望」指的是月亮最圓的時候，在這裏用來形容人能吃得飽足、腹中飽滿的樣子。我們今天活在一個衣食無虞的太平時代，多數人穿暖、吃飽都沒問題。然而在「烽火連三月」、鬧飢荒的時候，人口愈多的國家，「吃飽」就是個人生活、群體政治中，最大也最重要的問題了，可哀駘它在這方面也沒什麼特別的能耐。

大家可曾想過，為什麼西方雕塑、繪畫中的神祇、英雄人物都是身材健美，有著壯碩的胸肌、精實的腰；但中國畫中有身分、地位的古人，連傳統醫學描繪十二經絡的古圖人像，卻大部分都是中廣身材？因為在中國古代這是一種福氣的表徵。在古代能吃得圓圓胖胖，並不容易。我祖父的年代，肉是要留給家裏老人吃的，不是每個人餐餐都吃得上肉。所以能夠養活別人、讓別人吃飽，這樣的能耐也難能可貴。可是，哀駘它同樣也不具備。

除此之外，「又以惡駭天下」，再加上哀駘它的長相醜到讓天下人看了都驚訝害怕。前頭說哀駘它「常和人」，這裏再強調一次「和而不唱」，只是應和別人的意見，沒什麼自己的主張。聽到這裏，各位會不會覺得莊子有一點可愛、有一點調皮？他故意樹立一個和儒家截然不同的典型。

那哀駘它會不會是有學問的人呢？有學問也是一種吸引人的特質，可惜他也不是。

哀駘它「知不出乎四域」，他擁有的知識不外乎就是村里四周生活環境中所需要知道的，以及他分內的事情，此外的事他都不太知道。這句話的涵義其實很深，我常覺得我們這個時代的人知道得太多也太少，我們知道北極南極發生什麼事，可是卻不知道自己下一餐怎麼好好吃，這不是很弔詭嗎？我們的知識好像很富有，又好像很貧乏。儘管知道食安出了問題，生存環境出了問題，但我們卻不太知道要怎麼照顧自己、照顧承載著我們的土地。食衣住行是和每一個人都息息相關的，每天每個家庭都需要有人準備三餐、料理家事，可是我們卻很少用對課業、對工作的重視與熱情來學習做菜、做家事，除非你和我一樣注重「返本全真」，認同並實踐《莊子》，才會覺得那是非常重要的能力。哀駘它就是這樣一個角色，他只擁有自己生活經驗所需的知識。如果他的工作需要很強的外語能力，那他就會具備這項能力，他的能力、知識，就是他的生活和分內的工作所需要的，不追求更多。

我看德國的教育，從小學校老師就會訓練孩子們搭乘交通工具、去郵局辦事，遇到問題自己能夠處理。再看日本的教育，日本人非常重視訓練孩子做家事，從怎麼樣鋪桌巾、怎麼樣洗碗，到怎麼樣把每個人伺候得非常周到。而且大家輪流，讓每個小朋友都學會。這種生活教育體現在每一個日本人身上。我有位日本朋友在慶應大學當教授，是一位漢學家。有一次他來臺灣的時候下著大雨，我和他一起搭計程車，我把雨傘一收就隨手放在座位旁邊，想說下車就要打開了嘛。可是我的日本朋友把雨傘收得非常整齊，我對他的認真嚴謹非常地佩服。不到十分鐘就要下車打開傘了，他卻把傘整理得那麼整齊，一點也不馬虎隨便。我覺得這些好像是臺灣教育沒有注意到的一塊。

還有一次我到一位朋友家，我那天的角色是外燴，因為外國學者訪臺，朋友決定在家裏請他吃飯。女主人做菜的經驗少一點，所以找我過去幫忙。雖然我是主廚，女主人是二廚，但我那天學到很多，我發現在廚房裏，每個東西要落下，都沒有過渡的地點，垃圾直接到垃圾桶，碗盤直接到碗盤該在的位置，沒有先隨便放著的情況，我看了非常震驚，星羅棋布啊。我問女主人是怎麼辦到的？才發現他們夫妻學過茶道。茶道老師教導，所有東西都要以它該放的地方為落點。

你也許覺得談戀愛、找對象或是找工作的時候沒有人會管你這些，可是有無這樣的習慣卻影響你一生的生活品質。我們應該問問自己是否確實沒有養成好習慣？這習慣要靠誰養成？大家都有責任要管理自己，反省自己是否囤積了一些沒必要留著的東西，一旦丟掉多餘的東西，就會整齊很多，你會發現空間變大，比原來富有許多。原本二十坪的房子，東西亂塞，就只剩五坪供人活動，清理之後你才又真正擁有二十坪的房子。臺灣很奇怪，萬般皆下品，只有讀書高。家長都不炫耀我的兒子好會做家事、好會做菜，只說我兒子考第一名，我女兒會彈鋼琴。結果每個考第一名的和會彈鋼琴的，最後可能都住在豬圈裏。

其實，好好整理自己的生活，包括心情、身體和周遭環境是非常重要的。所以不要以為一個人「知不出乎四域」，知道的只是生活、鄰里之事是不好的，也許他打理生活、照料自身的能力，很多人都望塵莫及。

能把家庭料理得很好的學問其實很重要。因為生活是很實際的，情人最後有可能會與你生活在同一個空間，如果他能協助你處理一些生活上的小事，那是很可貴的，彼此的心身因此也容易安適。如果有個人，你光是一看到他就會很開心、常帶笑容，或很開懷、能使你忘掉一切煩惱，那不是很美好嗎？我怕各位書讀多了會有一種知識上的優越感，覺得將來要和你共度一生的人，也必須要和你一樣提著相應的知識嫁妝或知識聘金。我從前有個臺大藥學系的女學生，有天到我研究室來找我聊天，看到我的一位男助理，後來她靦腆地問我：「老師，剛剛那個男生念什麼系的啊？」我說：「中文系。」她馬上說：「那不必了。」我說：「什麼意思啊？」「老師，我都念到臺大藥學系了，找的對象好歹也要是念法律、念電機或是念化工的，怎麼好找個中文系的？」各位，如果你重視生活，就不會覺得學歷或是外表那麼重要，你會發現，能和一個生活能力很強、心胸很寬大的人一起生活，是件很幸福的事。

這樣的一個人，「且而雌雄合乎前」，「且而」是居然的意思，不但女人喜歡他，男人也喜歡他，居然大家都想和他成為好朋友、都那麼喜歡和他相處。「是必有異乎人者也」，這個人肯定有什麼和別人不一樣的地方，不然為什麼這麼受歡迎呢？

古代的君王若聽說國中有什麼奇珍異寶、奇人異士，便會想見識見識。所以當魯哀公聽到有哀駘它這號特別的人物，「寡人召而觀之」，就召他來宮中瞧瞧。魯哀公看到哀駘它第一眼的感受是「果以惡駭天下」，真醜啊！這外貌實在醜得讓人害怕。可是呢，「與寡人處，不至以月數」，魯哀公和哀駘它相處還不到一個月，「而寡人有意乎其為人也」，魯哀公就變得很在意、重視他，總是注意著他。

如果用詩人的語言來詮釋，臺大中文系洪淑苓教授的詩作〈安達露斯〉說：「他的眼睛像流星／因為追隨美麗的身影忘記了熄滅」。你在意一個人的時候就是這樣，眼睛一直盯著他看。我以前有個助理，女朋友也曾經聽過我的課，那時候我開了一門三百人選修的通識課，每週都需要先幫課程助理做課前培訓，我問他怎麼不帶女朋友一起來？他說：「老師，當我在這裏學習，我必須全神貫注地聽您說話，那就沒辦法全心全意將注意力放在我女朋友身上。」各位，這就叫「有意乎其為人」。但這樣就表示對關注的對象有愛情嗎？當然不是，就好比我也時常注意著我的貓、狗。你所在意的，多半就是你心目中覺得美好的人事物。而哀駘它不到一個月，以這般醜陋的相貌、並不出眾的財力、所知有限的學問、只會應和而沒有主見的個性，竟能讓一國之君在意非常，這究竟是什麼緣故？

有的人，我們認識愈久愈覺得美；有的人，認識愈久愈覺得醜，甚至會覺得：「當初真是瞎了眼，怎麼會覺得這個人美？他可是心如蛇蠍啊！」所以身為一個人重要的是，當別人更進一步、更深刻認識你的時候，會看到一個什麼樣的你。

哀駘它，「不至乎期年」，還不到一年，「而寡人信之」，魯哀公就能完完全全地信任他了。我年紀愈長愈覺得「信任」這件事好難。再好的朋友、再親近的人，都很難做到完全的信任。當有一天你被冤枉、你忽然被欺騙的時候，你會發現，要被人信任和信任別人都很不容易。可是為什麼魯哀公才認識哀駘它不到一年就能完全地信任他？你或許會懷疑：「這君王太可悲了，才相處不到一年，就非常信任這個人，一定是沒朋友。不像我，我有非常多值得信任的朋友。」那大家不妨來測試自己一下：假設你今天必須把擁有的一千萬積蓄，寄存在某人的戶頭裏，仔細想想，你有多少朋友是可以不立字據，就確信他會遵守承諾，可以完全放心地託付？

而且魯哀公對哀駘它的信任並不只是嘴巴上說說而已，「國无宰，寡人傳國焉」，恰巧這時魯國缺了一位宰相，魯哀公覺得除了哀駘它之外，他信不過其他人，於是就想把宰相這輔佐國政的位置託付給哀駘它。當魯哀公要把這一人之下萬人之上、最尊貴榮寵的官爵交給他的時候，哀駘它是什麼反應呢？「悶然而後應」，這個「後」是不的意思，沒回答、悶不吭聲。「氾而若辭」，清代學者奚侗指出「氾而若辭」是「氾若而辭」的誤倒，「氾若」就是很寬廣、很普通的意思。過了好一會兒，哀駘它才用一種很稀鬆平常的語氣說：「啊！不了，謝謝。」態度彷彿就像你問他要不要來杯紅茶這種家常小事一樣，一點都不覺得這是什麼了不起的事，就淡然地拒絕了魯哀公的邀請。

「寡人醜乎」，這次醜的不是哀駘它，而是魯哀公忽然自慚形穢，覺得：「天啊，你根本不要也不在乎宰相的位子，那我這個至尊至貴的、不可一世的君王在你眼中，應該也不算什麼了。」或者他想：「請哀駘它當宰相，而君王是我，我，配嗎？」魯哀公忽然覺得讓哀駘它這樣的人當自己的宰相，自己著實不配，所以「卒授之國」，最後竟然打算把整個國家都禪讓給哀駘它，由他來當君王。莊子這次連哀駘它的回應都懶得寫，他當然還是不要。「无幾何也，去寡人而行」，更料想不到沒過多久，哀駘它便離開魯哀公遠走了。

我在念研究所的時候，有一次接到一位研究生好友的電話，他興奮地說：「妳知道我們中文系出了多了不起的人嗎？」我說：「誰啊？」他說：「就是某某教授啊！她婉拒了文建會主委的任命，妳知道嗎？」但我那時心想：這不是很正常嗎？我二十歲就愛上《莊子》，一名女性文史工作者想到當官就覺得麻煩，女人是水做的，講到官場就想到泥巴，自然不會稀罕。所以我當時並不感到驚訝，但我從來電這位同窗的語氣聽得出來，他覺得這位女教授是多麼出人意表、多麼可敬。透過這個例子，讀者可以想像，當魯哀公要把相位甚至自己的君位交給一個人，那個人卻棄如敝屣，這會讓很多活在世俗價值裏的人感到十分吃驚。

當哀駘它「无幾何也，去寡人而行」，就這麼走了以後，我們來看魯哀公的反應。「寡人卹焉」，「卹」是憂的意思，他覺得好憂傷啊。誰能了解這樣的心情？有一個人懂得。白居易在好友元稹離開長安後，於〈別元九後詠所懷〉詩中寫道：「同心一人去，坐覺長安空。」白居易說：「我的同心人元稹離開長安了，我坐在繁華的長安城裏，卻覺得空空盪盪。」元稹要離開長安那天，白居易因公事繁忙走不開，只好讓弟弟白行簡代他送別，因此心情格外沉重，寫下這首詩。

魯哀公在哀駘它走了以後，極為難過。為什麼難過呢？下一句有兩個版本，一個是

「若有无也」、另一個是「若有亡也」，兩個版本都可以，「亡」就是亡失，「无」就是沒有，魯哀公覺得自己好像失去了、不再擁有什麼很重要、很重要的東西。

莊子筆下的魯哀公失去哀駘它的時候覺得自己好像失去什麼很重要的東西，「若无與樂是國也」，好像這個國家再也沒有人能帶給他快樂、再沒有人能夠讓他活得開心。記得曾有個學生失戀，我問他：「現在是什麼心情呢？」他講了八個字：「天地玄黃，宇宙洪荒。」好動人啊。可是哀駘它並非親情、愛情、友情的對象，一樣可能帶給人這麼深的感受嗎？那會是怎樣的一個人啊？

如果你無法理解魯哀公的感受，可能你的生命中還沒有遇到過非常好的朋友。這世界上真的有一種人，相遇之後你會覺得，如果生命中沒有這個人，歡笑和溫暖肯定會少很多。這個人不一定是戀人，甚至如果你養過寵物，可能也會覺得如果沒有牠，每天的歡樂會少很多，因為牠真的是太逗趣、太可愛了。各位不妨也思考一下：你覺得這輩子帶給你最多快樂的是誰呢？當你心裏有了一個名字，再問自己：這是你這輩子遇到最美或最帥的一個人嗎？是給你最多錢的人嗎？還是帶給你最多知識的人？到底什麼是你最在意的？我們每個人都可以這樣反思。

這是醜男哀駘它的第一個特質，「常和人」，只是一個很會配合別人，在旁邊答應的人。各位看著莊子大書特書描繪哀駘它有多迷人，可能覺得很奇怪，可是在《莊子》的文本裏還有許多類似的表述，〈人間世〉篇告訴我們「形莫若就，心莫若和」，外在的口氣容色與溝通態度最好遷就順從對方，內心則要極力地維持平和安樂。各位，這是一個多麼愛護自己的心的姿態！你的言語態度如果能懂得遷就配合對方，就不容易被討厭、不容易被殺。你們學過防身術嗎？防身術的教練都會教一件事，就是出手的時候要順勢，不要讓對方知道自己要出手了。你可能嘴上說著：「求求你放過我好不好？」然後冷不防地一拳揮過去，讓對方措手不及。在這種有生命危險的時刻，我們很容易理解「形莫若就」的道理。你要用和順的態度，讓對方沒有抵觸或防衛的心理，這樣才容易被接受。與人溝通不也是一樣的嗎？當你要給對方意見，或是要指出對方的問題，必須要選擇最體貼對方的方式才容易被接受。所以《莊子》教的溝通術是什麼？「彼且為嬰兒，亦與之為嬰兒」（《莊子・人間世》）就是說，你的對象如果是個嬰兒，那你就要了解嬰兒，就要像嬰兒一樣地跟他溝通。你覺得嬰兒會想跟一個老人玩嗎？嬰兒最喜歡跟嬰兒玩，因為人都想跟自己年齡差不多的人玩。所以跟一個年齡比你小的人玩，就要有那個年齡的樣子。

我很佩服父親，從小父親跟我們玩，我從不覺得爸爸是帶領我們或是陪著我們玩，我總覺得爸爸和我們一樣愛玩所以才來找我們玩，也因為這樣，不管跟爸爸玩什麼都覺得非常盡興。我母親就不同了，母親開始落敗了就說：「輸了最好，我待會兒正得去收衣服呢。」聽到這種好像故意玩輸的話感覺有點掃興，總沒有跟父親玩好玩。

我長大後當了老師，每當有學生來找我傾訴傷痛故事中的癡傻心情，我就會回想自己是不是也曾經歷類似的事，然後和他分享這些過去的經驗。學生聽了多半非常驚訝，才知道：原來……原來老師也曾經這麼痛、這麼傻過，可是看老師現在好像過得還不錯，那麼我應該也可以做到這樣、也可以重新站起來吧。

我發現真如莊子所言，有人找你溝通，對方最能受用的方式恐怕就是讓他覺得你和他是同類、你們彼此有著共通的經歷，對方自然就比較容易聽進你的意見、從你的經驗中找到勇氣。比方說，如果你知道這個人個性比較纖細、比較脆弱，那你和他溝通時就要溫柔一些，這就是「形莫若就」。對方沒有被責備、被怪罪的感覺，就不會產生過度的煩惱或傷心，你才能跟他進行良性的溝通。當然莊子再三叮囑的是在溝通的過程中，不要忘了底線：「心莫若和」、內心一定要保持平和，後面我們會有一個單元專門來談這一點。

再來看〈大宗師〉講真人是什麼樣子呢？「邴邴乎其似喜乎」，「邴邴」就是開朗明亮，這個人看起來好明亮、開朗，總是那麼讓人滿足開心，看到他好像所有的煩惱都沒了。也許是他的一句話，或是他的出現，就讓你覺得救星到了！這樣的特質，不管在《老》、《莊》或儒家的思想價值中都有同樣的描述，《論語．述而》說「君子坦蕩蕩，小人長戚戚」，「坦蕩蕩」一定是心情很舒爽的，就像莊子形容的「邴邴乎其似喜乎」。還有，莊子描寫真人是「滀乎進我色也」，「滀」是蓄積，當心身的工夫不斷積累進步，這樣的進步會反映在容顏、形貌上，所以真人的容顏會日益光輝，而形貌則會很放鬆、輕靈。這和《孟子》講的「踐形」、「睟然見於面，盎於背，施於四體，四體不言而喻」（〈盡心上〉）是一樣的道理。

心身鍛鍊的進步，會反映在身體形貌上，這不只是一段經典當中的文字描述而已，是很實際可以在生活中感受得到的。當你透過實際的操鍊，有越深刻的體會，也就會對這樣的工夫越著迷。我很幸運的是十年前生過一場大病，為了要活著，發現鍊功對於繼續活著很重要，所以後來雖然復課了，甚至於課越來越多了，工作量越來越大，能鍊功的時間也越來越少，但我還是不敢不鍊。有一個晚上，我到了平時鍊功的泥土地，剛開始打拳的時候，夏天的溫度讓我覺得挺不舒服的。我一邊覺得熱、一邊反省自己：「以前有好好鍊拳時，夏天是不覺得熱的。」鍊拳的人不會一直流汗，夏天不覺得很熱，冬天也不太覺得冷，我想是我退步了，現在才會覺得又濕又熱，所以一邊鍊就一邊自我反省：「應該早點出來打拳，不應該在家裏備課坐了一整天，直到現在才出來。」除了暑熱的不舒服，我還有更難受的化學治療、放射線治療的後遺症。如果好好鍊功，那些後遺症就會像沒有一樣，可是一旦沒有好好鍊，那些讓我不堪、麻煩的後遺症就會再度出現，讓我需要非常頻繁地去洗手間處理它。所以那次打拳的第一個小時，就是在這樣不適的心身狀態中度過，但是大概鍊了一個小時後，我忽然覺得「咦？怎麼現在不熱了？」可是實際溫度並沒什麼變化，繼續鍊下去，好像也不用再跑廁所了，身體回到很正常的狀態。那天鍊了快兩個小時，當我回到家走進浴室看見鏡中的自己，不自覺驚呼一聲。從小我就是個皮膚較黃的人，沒被稱讚過白。但那天看到鏡中的自己，真的嚇一大跳，實在白得太多了，僅僅是打拳前後就有非常明顯的差別。

曾經在某個夏天，我打算要「夏鍊三伏」，在一年當中最熱的三十天，把鍊功的時數、功課加倍。但我想這樣可能就要曬黑了，總要有個力量來制衡吧！看是吃點或塗點什麼，可以白回來一些也好。我就問父親：「請問吃什麼可以白一點呢？」結果父親氾若而答：「打太極拳啊。」當時我心裏想：「不知道打太極拳和白有什麼關係啊？」沒想到會鍊到有這麼一天，當場見證膚色可以因為鍊拳而差這麼多。

如果我跟臺大課堂上的女學生說：「老師請大家吃頓美白餐，只要花一個小時，吃完每個人都可以變得很白，而且完全免費，要參加的舉手？」我相信這些學生們應該全部都很樂意來報名，就算隔天要期中考也照來。同樣地，我告訴你只要每天花一點時間鍊功，就能有這樣的心身效果，本來不舒服的變舒服了，本來臉色不好的變好了，你一定會很想從事這樣的活動。因為你可以體會到這樣的心身鍛鍊帶來的好處，所以自然會想積極去做！

〈大宗師〉還提到真人「崔乎其不得已乎」，「崔」是「迫」而後「動」，他並不刻意追求人世間的一切，只是在機緣到來、不得已的時候順其自然地回應！是被動的。還有《莊子．刻意》篇提到「感而後應，迫而後動，不得已而後起」也是被動的。為什麼呢？這時候要回歸到我們講《老》《莊》最核心的價值——希望好好愛養自己的心身。無論在生活的任何領域，學習、就業、情感、家庭，你時常都記著：要注意你的心、你的身、你的心情、你的姿勢。雖然當我們接觸《莊子》、《老子》的這一天，我們常常都不是天生的樣子了，可能已經習慣彎腰駝背的姿勢，因此需要做很多的調整和努力。當你學習了這個課程，開始實踐這些心靈的、身體的道理，你會越來越能體會「崔乎其不得已乎」這句話的意思，你開始會覺得過去把太多時間與心力投注在次要的事情上、或是耗費在與人作無謂的周旋上，當你把心身的進步看得很重要的時候，對待其他事情的態度就會變得——順其自然就好。

像我脊椎側彎六十幾度，但因為鍛鍊得當能夠完全沒有任何症狀。那當然要花時間。有朋友跟我說：「璧名，妳太忙了，我好擔心妳癌症復發。」我就跟她說：「我拍張照片讓妳知道我有多忙。」我就拍鍊功的記事本給她看，她一看就放心了，因為我平均一天花二、三個小時在作穴道導引和打太極拳，所以我看起來很好。其實就是投注時間好好調養，好好地注意吃、睡、鍛鍊。同樣地，各位都有自己的專業、工作、家庭，好好做菜、好好吃飯也需要一些時間，如果還要從事一定的心身修鍊來照顧自己，每天為了做好這些事已經要花很多時間，在這種情況下，多餘的事當然就「感而後應，迫而後動」就好。所以前些時候別人跟我說：「又有人亂傳謠言中傷妳，妳要不要寫個聲明稿出來澄清一下？」我可能願意寫書，但為了這種事耗費時間去寫澄清聲明，我覺得好無聊。後來是律師幫我寫好，我隨便改一改發一發，因為真的不願意花這種時間。我也少有閒暇找人聊天，如果有多一點時間，我想睡覺睡飽一點、做菜做好一點、太極拳打多一點。——不過，有時候朋友想起我來打電話給我，我也會暫時放下工作，好好地跟他聊個天。或者當學生遇到什麼困難，我一樣會好好聽他說話、想方設法幫他解決。但這都是被動的，我不會主動去做。除了心身必要的功課之外，其他的時間能省則省。

如果你因為從事這樣一種心身鍛鍊，對你整個人活著的感受，從心情到身體都有非常明顯、正面的影響，那你對外在世界的追求還會有多熱衷呢？有時候我的學生說：「老師，有一個很有意義的社會運動，你一定要參加！」就算我非常認同這個運動，我通常是回答：「謝謝你願意去！」學生問：「老師，那你呢？」「我要去打拳，抱歉喔！」因為時間太有限了，而你有更重要的事情，必須先完成它。因此莊子的那個「不得已」，不是因為對外在世界完全不感興趣，而是人生還有更重要的追求。

當你和我一樣熱衷於這種心身的鍛鍊，或者其它的鍛鍊比方說打籃球、重訓，一旦你體會到它對心身的助益，就會和我一樣覺得：這件事很重要、是一定要做的事。有時候可能你正要去練重訓，忽然工作上有緊急的電話打來，你覺得需要先處理，但並不表示整天就只惦記工作還沒有做好、還沒有做到極致，都不去運動、也不好好吃飯了。我生病以前就是這個樣子，永遠覺得課還沒備完，研究還沒做好，非得要把這些事情都做完了，剩下的時間才會用來睡覺、運動、吃三餐。可能很多就業以後的人都迷失在這樣一種本末倒置、先後錯亂的生活裏，這也是為什麼我們需要讀《老》、《莊》的原因。

所以哀駘它為什麼能「常和人」、「和而不唱」？因為當人生有更有意義的事要做，有最重要的核心價值要追求，你會想把時間用在最珍貴的地方，當然就沒有空三姑六婆、七嘴八舌，或是上網爬文筆戰，甚至沒有時間有負面情緒、煩惱什麼的。這樣珍惜時間的人和總是在打嘴炮、上網打電動的人的一生其實是一樣長的——都只有兩萬多天而已。

一個人如果能夠「常和人」，那麼我相信他也一定是一個願意為別人設身處地著想的人。有的人總是比較在乎自己的感受，雖然他在談戀愛的過程中也能去配合，不然就追不上對方了，可是心裏是壓抑的、是不平衡的、會覺得對方欠了他。相對的，真正能設身處地，看別人吃得很開心自己就很開心的那種人，永遠不會有別人欠他的感覺。我們知道下棋可以看出棋品，如果你跟你的親密對象下棋，讓他連輸三盤，你從他的臉色就可以知道，他能不能容許戀愛對象發光發熱遠超過自己，或者他希望在親密關係中主導一切還是甘於配合。而一個樂於「常和人」的人，他可以安於幕後推手的角色，見證對方的成功，真心為對方歡喜，而不會有一絲眼紅吃味。因此從「常和人」人格特質中透顯的，正是一個人的心胸器量。

教人愛上的靈魂：醜男的萬人迷特質之二

一個萬人迷，朋友喜歡他，愛慕者迷戀他，連君王都想把國家交給他。這樣的人除了「常和人」，願意配合別人、能夠設身處地，莊子還說他有「教人愛上的靈魂」。徐志摩在他的老師梁啟超去函反對他和林徽音在一起後，回信給老師說：「我將於茫茫人海中訪我唯一靈魂之伴侶；得之，我幸；不得，我命，如此而已。嗟夫吾師！」很動人的一段話，後來也被很多在情場上尋覓伴侶的人引用。

這個單元要講的是醜男萬人迷的第二個特質，人們愛上的到底是什麼？我們來看接下來這段敘述：

仲尼曰：「丘也嘗使於楚矣，適見㹠子食於其死母者，少焉眴若，皆弃之而走。不見己焉爾，不得類焉爾。所愛其母者，非愛其形也，愛使其形者也。戰而死者，其人之葬也不以翣資；刖者之屨，无為愛之。皆无其本矣。為天子之諸御，不爪翦，不穿耳；取妻者止於外，不得復使。形全猶足以為爾，而況全德之人乎！今哀駘它未言而信，无功而親，使人授己國，唯恐其不受也。是必才全而德不形者也。」（《莊子．德充符》）

「仲尼曰：丘也嘗使於楚矣」，莊子筆下的孔子講了一個他自己經歷的故事。「使」是出遊，孔丘我曾到楚國出遊。「適見㹠子食於其死母者」，「食」是飲食的飲，也是吸吮的意思。剛巧看到一群豬寶寶不知情地依偎在剛死的母豬身邊，還吸著豬媽媽的奶。「少焉眴若」，「少」是一會兒的意思，「眴」意指驚訝。不一會兒，這些小豬仔突然非常地驚恐，「皆弃之而走」，全都拋下豬媽媽的遺體四散奔逃。這是為什麼？因為牠們發現豬媽媽過世了。豬仔和豬媽媽的故事說明了什麼？「不見已焉爾，不得類焉爾」，原來小豬仔們這麼地害怕，是因為在豬媽媽的屍體上，沒看到和自己相近、相契的那個東西。好像原本在豬媽媽身上和自己同類的東西不見了，因而覺得這屍體不再是自己的至親。莊子透過這個故事告訴我們，小豬之所以愛豬媽媽，不是愛那個母豬的形體，而是「愛使其形」，什麼叫「使其形」？就是能夠驅動行使形體的那個存在，所謂的心神、意志、靈魂。年紀輕的人尋找對象時可能會將外貌擺在第一順位；年紀大一點有可能還是會在意外貌，可是已經不是那麼重要了。因為有過一些人生閱歷之後，就會知道兩人的互動是否良好或彼此能否信任，這與內在心靈有關而與形體外貌無關。莊子為我們指出這個生命的真實，原來人與人之所以能相愛，最重要、最關鍵的元素是心神、是精神、是靈魂。

我記得爺爺八十一歲過世的時候，是在某一天的清晨。父親在臺南出生長大。在臺南人的傳統中，男人是很有地位的，女人則要做很多家事。那天早晨爺爺醒來，坐在臥房窗邊他最愛的黑心木大理石椅上，然後奶奶就像古裝劇裏的女人一樣，拿個臉盆去浴室把洗臉水打到房間來，準備放在梳妝檯邊讓爺爺洗臉、洗假牙。就在我奶奶把洗臉水裝好拿到房間的時候，發現爺爺已經過世了。爺爺就在換好衣服、拿起假牙要裝下去的那一剎那，一口痰噎住，就這樣走了。走的時候還微笑著。鄰人說這樣算是很好走，沒有生病、壽終正寢。

那時候我人在三樓，聽到消息馬上腳步急促地跑下來，然後我哥也來了。我就說：「哥，看爺爺，爺爺在房裏。」這時候哥跟我說：「我不太想進去，看到死人。」那一剎那，我就想到《莊子》這一段。這不就是我們最愛的爺爺嗎？對，可哥害怕或不想看到死人，因為坐在黑心木大理石椅上的已經不再是我們熟悉的爺爺了，因為靈魂不在了。我想讓各位感受這樣的感受：原來我們會這麼愛一個人的原因，是因為他的靈魂哪！靈魂才是這個人的根本。

莊子接著又用幾個譬喻來告訴我們，什麼是本，什麼是末？第一個例子是，「戰而死者，其人之葬也不以翣資」，「翣」的第一種解釋是古代國家、軍隊給予武人的一種贈與和嘉勉。若你曾經為國而戰、立下戰功，將來要下葬的時候，國家會給一筆錢讓你能夠修一個體面的墳、和自家祖先合穴同葬。但如果戰敗而死，就無法得到這樣的嘉勉。另一種解釋是，如果你是個優秀、成功的戰士，在你下葬前，政府、國家單位會派人到你家，把你的棺材裝飾得很漂亮、風光下葬。所以「不以翣資」的第二種解釋是，戰死等同戰敗、不是戰勝者，棺材是不能加以裝飾的。戰敗而死，嘉勉、棺飾兩無，為什麼？因為一個戰士最根本、最重要的目標就是武勳、要打贏戰爭。

莊子接著以鞋為例，「刖者之屨，无為愛之」，一個遭到刖刑、被砍去一條腿的人，如果只剩下右腳，那左腳的鞋對他來說自然是無用之物，不會再被喜愛了。要是兩腿都被砍去，那就整雙鞋都不再被喜愛了。為什麼？「皆无其本矣」，因為鞋不就是讓腳穿的嗎？腳，是鞋所以存在的意義、根源。莊子不斷地提醒我們：什麼是根本。就一位戰士而言，他為武勳而存在，存在的根本是武；就鞋子而言，它為雙足而存在，存在的根本是腳。那就小豬仔對母親的眷戀而言呢？莊子說：那眷戀的根本是豬媽媽的精神、靈魂。

接著莊子透過較具象的形體為例。「為天子之諸御」，如果你要去當服侍天子的宮女，「不爪翦」，就不能夠修剪指甲，「不穿耳」，也不能穿耳洞。據說在遙遠遙遠的古代，所有女子出嫁以前是不剪頭髮的，新婚婦人在結婚當天才修剪所有的頭髮。由此可以理解，在天子身邊的宮女，要挑選的是形體非常完整、未曾毀傷的人，一旦剪了指甲、穿了耳洞，就不錄用了。那男子呢？天子身邊的侍衛或隨從一定得是全陽之體，是完整的身體。「取妻者止於外」，一旦結婚娶妻後對男子而言就不算完整了，「不得復使」，便得離開，不能繼續待在天子身邊伺候了。這些例子告訴我們，「形全猶足以為爾」，「為爾」是「如此」的意思。連形體的完整都被如此重視、要求著，「而況全德之人乎！」更何況是德性的完整，那不是更重要了嗎？德性、心靈的重要性遠超過外在形軀，如果能保養自身德性使之充實而完整，則在生活中所能達到的效果、在生命中所能發揮的影響，又豈只是形體完整比得上的呢？在《莊》學價值判準中的本末先後序列裏，德性、精神，是遠比形體、物質來得重要的。如果連形體的完整都這麼嚴格地被要求著，那為什麼對於自己更根本、更重要的德性不再完整、不再是全德之人，卻一點也不覺得慌張、不想趕快彌補呢？這裏莊子用保持形體的完整為例，進一步托出德性的重要。

不論是從時代社會的氛圍還是從世俗價值來看，我們大概都能感受到一般人對於形體完整的重視，因為一旦失去了形體的完整，會給人帶來許多痛苦與麻煩。莊子其實只是要提醒我們：保持「形全」固然重要，但有個東西更重要，那就是「全德」，莊子透過全形的事例只是為了凸顯全德的重要性。

為什麼說德行完整更重要呢？其實每個人心裏隱隱然都有這樣的想法，只是自己不一定意識到而已。曾經有個學生寄了兩則新聞給我看，一則是海峽對岸的土豪婚禮，一則是臺灣的土豪婚禮，而八卦雜誌的報導似乎極盡揶揄之能事。學生開玩笑地下了一個結論：「這兩則新聞，總結來說就是：高富帥真好，矮窮醜性騷擾。」就是說如果一個人高、富、帥，不管他做什麼都比較少人會覺得是性騷擾。可以想像，如果有人這麼調侃新娘，說她長得美如天仙，為什麼要嫁給這醜男富豪，是不是貪圖對方的錢啊？這女生一定會馬上反駁，強調：「不不不，我愛的是他的人，不是他的錢。」可見我們隱隱然都覺得，喜歡上一個人的錢，而不是那個人本身，好像是件不堪啟齒的事。可以說我們都覺得，有樣東西應該是比外型、財富還要重要的，那就是德行。

那麼《莊子》講的「全德」是什麼？講簡單一點，就是「彼其所保與眾異」（〈人間世〉），要「自事其心」（〈人間世〉），保全、侍奉自己的心靈。莊子要保全的是一顆什麼樣的心呢？一顆〈逍遙遊〉講的「神凝」之心，你的心是靜定的。就像〈齊物論〉講「心如死灰」，你不會任憑你的心一直生氣、一直光火，這就是道家認定的「德」。怎麼才能這樣？必須做到沒有多餘的念慮，所以〈人間世〉講「心齋」，心靈的齋戒。

具體的做法除了「无聽之以耳」、「无聽之以心」、「徇耳目內通」、「无門无毒」、「虛而待物」（〈人間世〉）之外，[5]還包括「莫得其偶」（〈齊物論〉），你能夠不跟對方站在對立的立場；能夠「得其環中」、「照之於天」（〈齊物論〉），看待事物不是只自私地為自己想，也能設身處地想想對方為什麼要這麼做，想想怎樣做對更多人是好的；能拿掉自己的成心，面對自己的過失。不要把過失當成自己的一部分，覺得無法更改，其實人都是可以改善的。人如果不可以改善，不可能見賢思齊，就失去了進步的可能，永遠只能是現在這個樣子，那活著就沒有了意義、讀這些哲學思想也就沒有了意義。

而當「全德」這個概念出現，另一個概念也就同時出現了——就是「缺德」，這兩個概念是相對而生的。道家講的「德」和儒家的仁義禮智信相當不同，當我們了解道家講的「德」究竟是什麼，即可以此自省：自己是不是道家義界下的缺德之人？

日常生活中我們常常把「全形」看得很重要。當受傷、流血的時候，我們馬上知道要止血、要包紮傷口，讓傷口趕快癒合。可是你這樣重視照顧過自己心靈的傷口嗎？我們小時候德行是比較完整的，當有一天你開始說謊、開始講不負責任的話，完整的德行就慢慢地流失了。這時候你會不會像自己身體有傷口一樣地焦急，想要調整和改善這些情況，而且越快越好？其實這是莊子對我們的提醒。

那麼哀駘它有什麼德性呢？「今哀駘它未言而信」，如今哀駘它還沒說話、還沒給出承諾，但是與之際會的人——男人、女人、君王——就都相信他了。「未言而信」，他什麼承諾也沒給，卻得到眾人的信任。什麼樣的人讓人這麼放心啊？「无功而親」，我們親近一個人，通常是因為對方做了某些有功勞或對你有恩惠的事，讓你願意去接近。「功」這個字各位不必想得很現實，其實生命中我們怎麼有辦法不特別重視或珍惜那些曾經善待你、幫助你的人？像是把一個地方治理得很好的古代官員，或是現在一個部會的領導、一位縣市首長，要是真的管理得好，走到哪裏都有人想和他握手、合照，諸如此類的例子大家或多或少都知道、見過一些。「无功而親」，可像哀駘它也沒有建立什麼功業，為什麼人人都想親近呢？他到底有什麼樣的行為、具備什麼樣的魅力呢？甚至於「使人授己國，唯恐其不受也」，讓一國之君不只想親近他，甚至想把國家、王位都託付給他，還擔心他不肯接受。

莊子筆下的孔子說，能讓別人這樣對待，這個人「是必才全而德不形者也」。「才全」是才能全備，但是「德不形」，他的德性卻不招搖顯露於外，這不容易呀！我們很想

5 關於「心齋」的具體操作方法，詳參蔡璧名：《勇於不敢　愛而無傷：莊子，從心開始二》（臺北：天下雜誌出版，二〇一八年一月），頁九〇—九九。

了解這個「才」是什麼，在〈德充符〉中，「才」和「德」其實講的是同一件事，莊子把這兩者統一了。與其會很多才藝、樂器、精通多國語言，卻沒有一項才華比完整的德性還更重要。可能有人會質疑：「完整的德行，可以算是一種才華嗎？」莊子認為，人能夠透過後天的「自事其心」、「彼其所保與眾異」，讓自己缺少的德性，又重新修習回來，回到初生時德性最完滿的樣子，此時精、氣、神一切都處在非常完足的狀態，像這種能夠透過修持、培養得來的，當然可以稱為才華。所以在《莊子》的定義下，最好的德性就是最好的才華，兩者是統一的。「才全而德不形」，等於「才全而才不形」也等於「德全而德不形」，這樣的人，擁有完整的德性又不會招搖顯露於外。

哀駘它得到的這三樣東西「信」、「親」、「使人授己國」，是不是人人都希望擁有？「信」、信任，你生命中是否有這樣的朋友？別人怎麼毀謗你都沒用，他不相信你是那樣的人，不相信你會做那樣的事，完全沒有猶豫地信任著你。我們總想得到別人完全的信任，如果有這樣的朋友，你一定會很珍惜。信任，真的是人與人之間非常珍貴的財富。

「親」、親愛，想想每次走向人群的感覺，你希望人們看到你時，是非常想和你親近的，會覺得好久不見了，很熱切的來打招呼，而不是冷冷地看著你，甚至彷彿沒看到，當你是一個隱形人。我們都很稀罕這樣一種與人親近、親愛的情感，像我養了很多寵物，偶然看到其中兩隻不太友好的狗靠近彼此，總覺得那畫面特別美好。不管是親情、友情或愛情的對象，如果能擁有對方的信任與親近，一定讓人覺得自己很幸福。

第三個是「使人授己國」，到底是什麼樣的人，能夠讓別人這樣對待？有一次我去旅行，和接待的人才剛認識，就得到對方很熱情的招待，當時我無意間講了一句：「哇，妳這件線衫真好看！」她下一個動作就是把它脫下來，然後說：「難得妳喜歡，送給妳吧。」還有讓我更訝異的一次，我們一般想像中央研究院的學者應該是非常冷靜，甚至有一點嚴肅的，對不對？有一次我去中研院民族所開會，無意間看到一間研究室門口，掛了一幅藍染的布簾，那布織得疏密有致，透一點光，看過去是一個月亮的形狀，我覺得非常美，可以想像如果點燈，就像月亮從窗外透進來。我忍不住跟朋友稱讚了一番，裏面一位學者聽見了走出來說：「難得買個東西，有人這麼喜歡，就送給你，大家交個朋友。」我真的吃驚極了。

雖然只是一塊布簾、一件線衫，可是那樣的對待卻讓人覺得格外珍貴。我有時候看到助理冬天穿著厚厚的衣服，想著女生不是都不喜歡看起來臃腫？這些小朋友穿得那麼厚重可能是因為不知道喀什米爾（Cashmere）毛衣比一般毛線衣輕暖很多。我有一次到海峽對岸，買了不只一件喀什米爾毛衣，後來看一個孩子每天跟著我工作，冬天又那麼冷，就挑了一件送給她，她好感動。一件衣服就足以讓我們感動很久，如果有一個人因為你一句話就把自己的房子、身家財產都送給你，你會覺得：天啊！我到底付出了什麼，讓對方願意這樣回報？

一個莊子之徒也好、儒者也好，或乃至世俗之人，應該沒有人不想要這三樣東西——受人信任、親愛，甚至願意把心目中最珍貴的都給你。那我們就要問了，這些人人豔羨的東西，到底要怎麼樣才能獲得呢？

「未言而信」，各位可以想想，你為什麼會信任一個朋友？在與人互動的過程中，我們可能會發現，有些人講話非常真誠而坦白，不耍心機、不計算利害，每句話都是字字從心出，心口如一。也有些人，說話之前總是再三思考，在不同的對象面前，說不同的內容，展現不同的面相，希望討好每一個人。朋友之間是如此，愛情當中更是不乏各種動聽的諾言，我的學生和我分享過很動人的諾言，她跟男朋友說：「我今天給一個據說非常準的神算算命，他形容我未來另一半的臉型是個大方臉，和你不一樣，你是消瘦的，怎麼辦？」這男生聽了就說：「如果我不是那個可以牽你的手走到最後的人，我願意化成最堅硬的石板，讓你踩踏過去，遇到橋對岸的那個人。」女生聽了當然就超級感動，這樣動聽的諾言讓人很容易就相信了，可是同時卻可能忽略，類似的話，他可以跟這個女生講，也可以跟另一個女生講。這不就是一種創作能力、語文程度的展現而已嗎？類似的故事聽多了，慢慢會感覺到，一個人講的話好不好聽不重要，「真」才是最重要的。

很多人都說：「信任是愛情的基礎」，但不分真話、假話都要傻傻地去相信嗎？在給予信任之前，是不是應該先判斷這個人到底值不值得信任？很多人會質疑對方：「為什麼你不信任我？」在問這個問題之前，你是否反省過，自己過往的言行舉止，是否讓人感到值得信任？我是這種不值得信任，但會自我反省的人。我小時候有點邋遢，邋遢的具體內容就是：我的書桌絕對是三個小孩中最混亂的，所有的文具壽命一定是三個小孩中最短的。所以在這種情況下，要是家裏什麼東西沒收好，我家人就會說：「一定是璧名。」每當有人這麼說，就算我還不知道是不是我，都會趕快認錯，因為大多數時候確實是我。我心裏一點都不會覺得委屈，因為以前有前科、素行不良嘛。當你覺得為什麼大家都懷疑你，其實是你得檢討自己。我們現在想想哀駘它的例子，他什麼話都還沒說，大家就那麼信任。那麼他肯定很可靠，東西交到他手上，絕對不用擔心、不用懷疑、不會出任何錯誤，他一定排除萬難準時交出來。我們生命中都會遇到這樣的人，事情交給這種人，只有「放心」兩個字。

我常會問戀愛中的朋友一個問題：「現在和你在一起的這個人，就是會和你白頭偕老的人嗎？」我問過年輕的、年紀大點的、熱戀中的、感情穩定的很多朋友，幾乎每個人聽到這問題都會愣住，不容易立即給出肯定的答案。愛情正在沸騰的時候，你總覺得那個人好親愛喔！從含情脈脈的眼神，走向乾柴烈火的愛情沸點，誰不親愛呢？所以，親愛能證明什麼嗎？各位聽過土豪怎麼追女孩子嗎？那些情場老手怎麼追求對方的？上次我的學生告訴我，他姊姊談戀愛了，對方做了很多讓他姊姊感動的事，像是女生洗完頭之後，頭髮掉在浴室地板上挺難收拾的，而那名男子就跪在地上一根一根撿起來，幫女生收拾乾淨。我想到同樣的動作，我也為我的狗做過，當飼料不小心撒在地上，我也是一顆顆為牠撿起來。

即使你覺得：他願意把最珍貴的東西給我。可是這樣的熱度能夠一直維持嗎？愛上一個人的時候，誰不是使出渾身解數，像孔雀開屏？在感情剛開始、在熱戀中，一個人願意為對方付出一切，信任或親愛，甚至甚麼都願意給予是很自然的事。單憑這樣，這個人就可以相守一生了嗎？卻又好像不一定，因為沸水總有回到常溫的一天。

「无功而親」，他不是特別有用或有特殊的技能，可大家就是很喜歡看到他。你可能以為是因為這個人幽默搞笑、個性開朗，可久了會發現不只是這樣。當你和一個人一塊兒做所有的事情，就可以看到這個人全部的個性。比方說，大家一起去吃飯，就發現有個人總是會起身，很自然地幫每個人拿餐具、拿擦手紙，而且會把餐具放在擦手紙上面。一看就知道是平常做慣家事的人。或者，大家就坐以後，就有一個人會先幫大家盛飯。其實從這些細節都能看到人的個性。也可以看得出將來如果和這個人共組家庭，你們家、你們的相處互動大概會是什麼樣子。

我後來發現我的朋友裏面，有些人當你遇到不開心的事情，或者遇到任何的狀況，你跟他談話以後都會覺得很開心，因為你知道只要跟他談完，嚴重的事就不嚴重了，煩惱的事就不煩惱了。也許他會用輕鬆詼諧的態度讓你覺得其實那也沒什麼；或者這個人很能設身處地為人著想，懂得體貼別人的需要，並在自己能力所及的範圍內去照顧周遭的人。如果一個人總是為你著想，他自然就會表現出對你的親愛，也會讓人想回報同樣的親愛給他、願意去親近他。

有一次我和一些學生們開會，因為要討論的項目很多，一邊講一邊翻文件場面有點混亂。一個學生站在我旁邊看到這窘境，就從包包裏拿出不同顏色的便利貼，每講完一份文件就幫我貼一張便利貼，等到全部講完，也全部用便利貼標示好了。這學生接著幫我理一理，說：「老師這樣下次你要看就清楚了。」我覺得好難得喔！她為什麼能這樣幫我？因為她看到了我的需要，站在我的立場幫我著想了。我當時就想，以後誰娶了她肯定幸福極了！另外一個男學生，有一次陪我去操場打拳，那時正好颱風過後，地上枯枝很多，他本來在我身後打，忽然間衝到前面來，原來他發現我下一步就要往前，所以趕緊把地上一根枯枝撿掉，讓我這一趟拳可以不用重打。像這樣的人，能夠「得其環中」，永遠站在圓心、輪軸的位置，可以去體會圓周上每一點的立場，為對方設想。他看到你的處境，理解你現在的狀況，懂得你需要什麼。這樣的親愛從心裏來、從為人設想的心理出發，當然就有可能長久。

最後，「使人授己國，唯恐其不受也」，一個人為什麼願意把什麼都給你呢？因為他器量很大。在莊子筆下，一個理想情人不只是沒有負面情緒、與你心靈契合而已，而且器量很大，有很多的愛，不是量米杯的大小，也不是浴缸，而是海洋。一般足夠照明的燈泡大約是六十到六十五燭光的亮度，如果你的情人給你的愛有六十燭光，那光亮剛好讓你看書的時候很舒服。可是有些人的生命，就像五燭光的燈泡，就算他把全部的愛都給了你，那亮度還不足以用來看清眼前。然而有的人就像太陽，具備兩萬燭光的明亮，即便他只是不經意關心你一下，就像對待任何一個普通朋友一樣，可是你卻覺得這個人好像比自己的親人還要溫暖。所以「使人授己國」，一個擁有很多電力、很多愛的人，才能一出手就付出很多，也因此讓週遭的人願意這樣回報、同樣為他付出很多。

哀駘它就是這樣的人。因為他有這樣的心靈，所以能夠真誠、從心出發地待人，也因此能得到他人完全的信任、親愛，讓人想給他一切。因為他就是隨時有那麼多愛、可以付出這麼多的人，而且這源頭、出發點，不是花言巧語、不是炫目的文采、動人的口才或承諾，也不是因為正處在愛情的沸點所以才那麼熱情，更不是如同孔雀開屏地想要引起你的注意，而是他擁有這樣的心靈、這樣的「本」。所以在「醜男的萬人迷特質之二」這個單元，我們追根究柢終於發現，讓人愛上的，原來是他生命內在的本質，是他的靈魂。

那到底靈魂是什麼？《莊子》這本書中反覆致意的是什麼樣的生命觀呢？這個「本」，在《莊子・德充符》中稱為「使其形者」。除此之外，〈德充符〉「喪足遺土」段落提到一位獨腳的人，名叫王駘。莊子說追隨王駘的門人竟與追隨孔子的人數不相上下。王駘老師的境界是「物視其所一」，面對生命的死生流轉，萬物的生滅聚散，他最在乎的是那永恆的存在，稱為「所一」。「而不見其所喪」，而不去在意那些可以失去的東西，或可以被背叛的愛情。學了《莊子》以後你會覺得：「丟了就丟了吧。」只要心神還在，即便是失去一條腿，不過就像掉了一抔土一樣自然。因為每個人都會有那麼一天，不只是一條腿，兩條腿、四肢，甚至整個身體都不再能擁有，在死亡的那一天全身都會衰竭，所以失去這具軀體是早晚的事。那些你曾經覺得很重要的東西、很重要的人、絕不能改變的情誼，當它們改變的那天你要想：在我死後要被推進火葬場那一刻，我還會在乎這件事嗎？如果不會，那麼何必執著於這些事物，傷心愁惱呢？可是心神是永恆的，莊子之徒重視的，正是這個永恆的存在。於是你對於這個最重要的東西以外的人事物，慢慢地會看得越來越淡。「而況官天地，府萬物」，達到莊子心目中理想人格境界的人，把天地當成自己的感官，萬物就像是自身的臟腑，有著懷抱宇宙的胸懷。「直寓六骸」，至人的境界，了解自己的生命不過是暫居在「六骸」、在這個形體當中。「象耳目」，這個形體的外表有眼睛、耳朵，只是這樣，就像寄居蟹暫住在這個殼裏而已。「一知之所不知」，面對天地間很多，自以為知道或不知道的東西，都能放下一己好惡得失的分別心，不會因為外在世界多端的變化，來影響、灼傷自己的心靈，「而心未嘗死者乎」，因為至人明白心神是永恆不死的。接下來說「彼且擇日而登假，人則從是也」，像王駘先生這樣的人，說不定哪天就成仙、登天了，所以大家都追隨著他。「彼且何肯以物為事」，這樣的人又怎麼會把外在的事物，那些短暫過眼的繁華，當成一生最重要的追求呢？

〈德充符〉「喪足遺士」單元還有另一個段落是「叔山無趾」。叔山無趾問老子：「孔子是不是還沒達到至人的境界啊？」他為什麼處處都要模仿老子您呢？「彼且蘄以諔詭幻怪之名聞」，而且他還想要用奇特的、怪異的、虛幻的名聲來聞名於世。「不知至人之以是為己桎梏邪」，卻不知道達到最高境界的人，把人的名聲，當成腳鐐、手銬般的刑具，是只會讓自己的生命充滿了不便的東西。老子就回答了，「胡不直使彼以死生為一條」，你為什麼不教育孔子呢？讓他能認清死亡與活著，其實是綿延不斷的一條線——這就是莊子對待生命的看法，也是我們要強調的重點。所以這個世界上為什麼還要有那麼多可以或不可以的成見與爭辯呢？「解其桎梏，其可乎？」你就幫助孔子把這種桎梏靈魂的枷鎖、腳鐐、手銬給解開，這樣可行嗎？叔山無趾聽了，感嘆到：「天刑之，安可解？」這些不願意放下的成見、如枷鎖般的名聲，就好像老天爺施加在他身上的刑罰，如果他堅持把這些當作是生命中最重要的價值，又哪裏是別人可以幫他放下、解脫的呢？

我在臺大教《莊子》，有時候會思索：究竟是家庭教育、社會教育，還是學校教育的緣故，竟讓一個孩子覺得，只有成績單上的分數重要，其它什麼都比不上。但當那分數不能代表什麼的時候怎麼辦呢？看著一個孩子為了成績已經嚴重失去健康，我想改變他，可是總會遇到那種怎麼講都不會回頭，很難被影響、改變的人。成績是一個例子，然而人間世讓人盲目執迷的，又豈只是成績呢？有人為了愛情就是可以「九死而不悔」；有人為了財富願意「人為財死」；有人則是放不下名位。為什麼沒有辦法回到《莊子》認為更核心的心身呢？我想，這個問題只能問自己，不能問別人。別人的心，就像你愛的人一樣，他最愛誰、多愛你，只有他自己知道。

當我們閱讀了莊子反覆致意的生命觀，〈養生主〉說：「火傳也，不知其盡也」，無形的靈魂生命，可以像火苗般繼續傳遞，沒有滅絕的一天。〈德充符〉說：「物視其所一」，在死生流轉、萬物生滅當中，唯有那永恆的心、神、靈魂依然存在。「心未嘗死」，心神不死，因此死與生是一條永恆的直線。所以這個「本」是什麼？就是「心」，就是〈齊物論〉講的「真宰」、「真君」，用現在的語言來格義，就是soul、靈魂。由此我們發現，在《莊》學的生命觀中，不以薪柴的燃盡為火苗的滅絕；不以形體的死亡為一己的終點；因為心神不死，靈魂長存。各位可能覺得：「心神太飄渺了。」但不要忘了，你說的這句話也是來自於你的心神；你送給心愛的人的九十九朵玫瑰或任何禮物的構思也是來自心神；你要不顧對方感受地不滿、煩躁、謾罵對方，發動這些情緒的根源也是心神——可見心神是無比重要的。一個在心神的修持上，達到哀駘它境界的人，確實可信、確實可親，確實因為很大器、有很多的愛可以給予別人，因此別人也一樣願意相應地回應他。這一切都是從心而來。

所以說，醜男的萬人迷特質之二，教人愛上的原來是靈魂。讀完這一段，我們再回到庶民的語言，常聽人說：「他其實是個好人，只是不懂得體諒別人，又很固執。」如果是以莊子的標準，一個人不會設身處地，能算好人嗎？或者一個人講的話不是從心裏出來，常常有違心之論，能算好人嗎？一個人如果很小器，就是個量米杯，沒有很多的愛能給人，能是好人嗎？當我們讀了《老》、《莊》，認識了《莊子》筆下的理想人格，知道什麼才是根本、什麼是真正重要的價值，你對好人的定義也會因此改變，看人的觀點就會不一樣，也許會看得更深一點，看到內心深處去。

這一講的主題是：「柔情似『水』，如何成為心胸開闊的海洋情人？」我們先從外在行徑來看，醜男的萬人迷特質之一是「常和人」。第二個單元，探究了萬人迷教人愛上的究竟是什麼？透過「四沒有一不」，在我們看到哀駘它既沒有主見、沒有權位、沒有財富，也沒有顏質，擁有的學識也不多之後，知道原來重點在於靈魂。當我們了解核心的靈魂如此重要，接受了這樣的文化洗禮，以後就不應該再認為：「他是個好人，只是不會為別人設想。」或者「他是個好人，只是心很固執，有很多成見。」因為這就是最根本又最核心的價值，沒有了這樣的心靈、性情，其它都不用說了。由此也喚醒我們重視內在的心。這個內在，要稱做「全德」也好，說是生命中最重要的才華也好，既然這麼重要，下個單元「醜男的萬人迷特質之三」，我們就要介紹最值得培養的才華究竟是什麼？

各位，這是個不容易的時代，這樣的時代，最怕你隨波逐流、人云亦云，別人賣蛋撻你就賣蛋撻，別人到哪裏念書，你就跟到哪裏念書，沒有掌穩自己生命的舵。時代如此紛亂，不管是什麼人種，不管身居何處，不管從事哪個行業，一個人最重要的是一定要有清明的心神和強健的身體，還有充分的專業能力。至於要選擇什麼樣的專業能力，每個人要在自己擅長、感興趣的領域中去探求。當然，為了照顧好自己的心身，某些能力就非常重要。我有個學生幫我很多忙，所以在她即將畢業時，我就想送她一個烹飪課程作為畢業禮物，想讓她具備通過丙級廚師執照的能力。我想送她這個禮物，是因為她真的完完全全不具備做家事的能力。在臺大，這樣的人還不少。我有一次去整理頭髮，剛好一個助理也在，她有我家鑰匙，我就說：「老師的溫水杯放在家裏忘了帶出來，你可以去幫老師裝個水嗎？加一點熱水，再加一點過濾的冷水就可以了，待會上課要帶去。」結果她回答：「我不會」。旁邊幫我洗頭髮的小姐「噗嗤」一聲笑出來，不懂到底打開溫水杯加熱水、加冷水有什麼困難的？但我知道她是真的不會，從她身上我看到一個從小完全沒有做家事經驗的人。也因為她，現在我自己做家事的時候，就會回憶起小時候母親在廚房做事，她一邊教，我一邊學，很多經年累月習以為常的動作，都是因為看母親曾經這麼做過。我的助理只是缺少了這樣的歲月，所以我就想送她一個禮物，讓她也可以學會一些照顧自己生活的能力。況且我很喜歡有能力做三餐的自己，總覺得生活的核心和安定，還是要從家事開始，外食再怎麼快、再怎麼好吃，都不可能比自己做得還快、還好吃又安全。

除了烹飪，還有什麼是重要的才華？我覺得讓自己擁有很好的性情，是非常重要的。你們現在聽了可能覺得這話很過時，現在的人不是都很重視外表嗎？然而我在臺灣大學看了二十年的愛情分合，「白頭宮女在，閒坐說玄宗」（唐．元稹〈行宮〉），我學生都覺得大家只重外表，然而每段感情到了最後，從來沒有聽說一對情侶分手的原因是對方太醜了，從來沒有。通常是因為相處和互動的過程，有什麼不合適的地方，不管什麼原因，都絕對不是鼻子高度不夠、三圍不滿意這樣的理由。兩個人交往到某個程度，一定會打開彼此的心來看，一定會看到對方的心，或說性情。經歷歲月的春去秋來，有的人會讓人越相處越覺得美好，因為他是這麼懂得尊重別人、這麼有愛心、這麼樂意幫助別人。以至於讓你會忘記第一眼看到的他，因為你現在看到的，是他帥呆了或美極了的靈魂。

最值得培養的才華：醜男的萬人迷特質之三

從前一個單元我們知道：一個人能變成萬人迷，最重要的，原來是他的靈魂。所以接下來我們就要問：什麼樣的靈魂、怎麼樣的生命內涵能稱為「才全」？一個人要具備什麼樣的才華才堪稱全備？什麼是莊子認為最值得培養的才華呢？

哀公曰：「何謂才全？」仲尼曰：「死生存亡、窮達貧富、賢與不肖毀譽、飢渴寒暑，是事之變，命之行也。日夜相代乎前，而知不能規乎其始者也。故不足以滑和，不可入於靈府。使之和豫，通而不失於兑。使日夜无郤，而與物為春，是接而生時於心者也。是之謂才全。」（《莊子．德充符》）

魯哀公詢問莊子筆下的孔子：「何謂才全？」我們先看什麼是人生命中都會遇到的——緣生緣滅、生老病死、聚散離合。這裏的死去和活著不只是自己的，也包括你的親人、摯愛乃至於陌生人的死去或活著。「死生」，是每個人人生當中都必須面對，卻也很難面對的課題。我覺得人在有生之年有機會面對死亡是個很珍貴的經驗，因為每個人都會死，可是很少人能夠正視死亡。德國哲學家海德格（Martin Heidegger）說：人的一生之所以盲目，是因為活在「他者」（they）之中，而不敢活在自我（I）的生命中。所謂「活在他者之中」，意思是跟著他人的腳步走，別人考大學你就考大學，別人談戀愛你就談戀愛，別人工作你就工作，別人跨年看煙火你就跨年看煙火。可是如果活在自我生命中，你會嚴肅地思考：「我為什麼要活著？」「出生以前我是誰？死亡以後我又是誰？」「人生為什麼要走這一趟？這趟人生的目的是什麼？」生命忽然變得有些沉重。當你開始思考活著的意義、開始正視死亡，會知道很多東西在你離開這個世界的時候是帶不走的、是必須留下的，那些其實都不真是你的。我在十一年前生病時，急切地把很多東西送人，比方說將珍貴好穿、又輕又暖的喀什米爾羊毛衣送給女助理，因為希望她們在老師去治療以前留下一個念想，將來看到那件衣服，會覺得很溫暖、很美好。我也把生病前收藏的不錯的男錶全部送給男學生，因為覺得自己可能快死了，而這些東西死的時候都帶不走，所以全部送人了。我的想法是：「當你要離開這世界的那天，你跟這些衣服、手錶道別的心情，能不能像跟臺大椰林道或馬路周邊的路樹、落葉道別的心情一樣？」我們的生命在面對死亡的時候，會認清有些東西你不是不想帶走，但真的沒辦法，就是得留下。生病回來以後，我開始將所鍊的功整理成一本鍊功小冊，也就是《穴道導引》這本書的前身。有一天我看著小冊操鍊時，心裏忽然浮起一句話，於是就在這本小冊的封面寫上：「只看死的時候需要的東西活」。人有太多的煩惱是來自於苦苦執著於某些人事物而無法放下，如果你能每一秒鐘只看死的時候需要的東西活，從這個角度去思考，你對很多事情的本末先後就會有不同的看法。

「死生」之後，莊子筆下的孔子接著說「存亡」，留著或是失去。這個對象不只是金錢，也可能是你存好久的錢才買到的手機、手錶、電腦，或是任何你重視的東西。一旦它搞丟了、被偷了，或是又找到了，都極可能牽動你的情緒，吹動你心湖的波瀾。但如果你對生死有了一定程度的了悟，重新去省視生命中各種事物的優先序位，就會感到因為一樣東西的存亡來去而產生情緒擾動是不必要的。讀《莊子》以前，看到想買的東西或遇到一位你愛上的人，你會很高興；讀《莊子》以後會有不同的感覺，當你覺察：「我的心怎麼跑丟了？它為什麼沒法好好端坐在印堂、膻中、丹田？心為什麼好像慌慌的、失去了原有的平靜？」會覺得這是不理想的狀態。所以每次當我過度在意、過度喜歡生命中遭逢的外在世界的人、事或物，我就會提醒自己：這樣是不好的。然後去作「失去」的練習，希望自己能夠把失去當成是正常的、能坦然接受各種可能的失去。

「窮達貧富」，無論在困頓的時候還是在顯達的時候。我想一般人比較害怕困頓而不知顯達的可怕，可《莊子》偏偏就是一門讓我們無論置身顯達或者困頓之中，都依舊能正常過日子的學問與工夫。甚至不只是要正常過日子，還要好好過日子；甚至不只是能好好過日子，待回首向來蕭瑟處，還會衷心感謝這個磨鍊砥礪你的困境。我每次生病，或者去醫院回診的時候，就覺得自己實在需要偶爾生個病，需要回去醫院聽醫生說：「我好高興妳還活著！」藉此提醒我不能把活著看得太理所當然，而要時時刻刻重視、陶養自己的心身，你慢慢會在困頓當中看到困境在生命裏的意義。不知道各位是否想過這個問題：「你今生活到今天，每一個出現在生命中的人和事，是否都是有意義的？」問是否凡存在必有意義。第二個問題是：「在你生命中出現的一切人和事，是不是都可以有它的意義？」問是不是可以有——你要怎麼樣讓它有意義？這是個哲學命題。

拿我自己得癌症這件事當例子，某些佛教徒可能會認為是惡有惡報的業力報應；而基督徒可能會說：「《聖經》裏有很多聖者，一輩子也遭逢很多疾病的磨難。」換成孟子肯定會說：「天將降大任於斯人也，必先苦其心志，勞其筋骨」（〈告子下〉）。而《莊子》說過：「子之愛親，不可解於心，命也」（〈人間世〉），指出生命中有些天生下來就註定的事情，這是命；或者如〈德充符〉這段所說：「死生存亡、窮達貧富、賢與不肖毀譽、飢渴寒暑，是事之變，命之行也」，這些都是命；到了《莊子》內七篇倒數第二篇〈大宗師〉，莊子介紹了達到人所能達到最高境界的一代宗師的驚人能耐，可是最後一段寫的卻是生老病死中的病之將死，病中的子桑告訴子輿：「我思索究竟是誰讓我變成今天這貧病交迫的模樣——發現讓我落入這般絕境中的，應該就是命吧！」讀到這裏，你說：「老師，我知道了。莊子認為人生所有的相遇與遭遇都可以是有意義的。」是的，把你遭逢的順境、逆境，良友、損友，都當作命分裏的必然，都當作是命中註定好會發生一般，安然接受。讓自己的心神魂魄，憑藉這些遭逢而更加強大，經由工夫與修鍊來成就這個遭遇在你生命中出現的意義。

如何讓出現在我們生命中所有的人、事都變得有意義？——當你和一個很重要的朋友相遇，也許他有機會成為你未來的戀人，在《莊子》的價值中你會反思：自己是不是可以因為愛上這個人，讓自己的心身與專業都更好？其實你是擁有這個選擇權與決定權的。如果你發現因為愛上這個人或結交了這個朋友以後，好像分散你很多注意力、耗費了很多求學、工作、練功或運動的時間，這時候你不要即刻就想說：「我要換人。」不是，你要改變的是自己。可能一開始你因為太重視這個人或這個朋友，所以注意力都在他身上，可是你要冷靜地想一想，該怎麼樣管理、對待自己，才能長久擁有這樣的友情或愛情？結論一定是你得越來越漂亮、得讓自己越來越好，這麼一來，無論任何的離合聚散你才都能挺得住。就是因為愛他、不想他走，你反而會更重視自己的心身；當然，於此同時或行有餘力時，自然也會好好照顧對方的心身，這是莊子定義下最理想的愛的方式。

莊子要我們學會乘御生命中遭逢的所有人、事，不要讓自己心神耗散、節節潰敗，而要遊刃有餘。所謂「乘物以遊心，託不得已以養中」（〈人間世〉），無論環境怎麼變化，都愛養自己的心，讓心始終都保持靜定安適。

百年人生，就這麼寄寓在種種不得已的境遇中陶養一己內在的心靈。於是生命中所有的遭遇，當然包括你最親近的親人、家人、朋友、情人，無論這些人如何對你，都是可以幫助你的心靈更具能耐、更加強大、更容易安適的。不要以為是別人害你退步，其實是你放縱自己退步。因為如果你對對方有愛，不是正好可以利用你對對方的愛讓自己進步嗎？而如果覺得有朋友或者情人、甚至有家人對你不好，那你要感謝這些不好，正因為經歷過這些不好，你更懂得珍惜對你好的人。每一次困頓、負面的事件中都孕育著生機。就好像冬天你覺得枝頭百葉凋零、一片荒蕪的時候，其實來年春天的春意，已經寄寓在其中了。德國哲學家狄爾泰（Wilhelm Dilthey）說：「任何存在都在『意義的關係網』中。」什麼叫「意義的關係網」呢？生命歷程中，會有某些關鍵事件將散落在生命中看似無關的人、事、物串接起來，聯結成為一張彼此緊密相關的綿密大網，意義就產生在其中。莊子說：「生物之以息相吹」，萬生萬物彼此間相互滋養、相互依存。我信基督教的學生也告訴我《聖經》上的一句話：「萬事互相效力」，在基督徒眼中，生命中遭逢的每一個人、每一件事都可以有意義，甚至於不只是可以有意義，而是應該有意義，因此你必須努力讓它變得有意義。

我常常講自我生命的例子：得癌症這件事對我而言就是個關鍵事件；還有前幾年在學校遇到讓我很難承受的狀況，那也是個關鍵事件。碰到這些事件，首先要理解它為什麼那麼困難。我去理解自己為什麼得癌症，很簡單，熬夜熬得太凶了；至於在臺大遭遇的事件，我後來理解到這樣的事古今中外都有，其實也沒什麼。要「理解」所遭逢的重大事件雖然困難，更難的是「理解」之後該「怎麼辦」。現在臺灣演藝界當紅的男演員吳慷仁，他談過瓶頸對於生命的意義，認為要珍惜瓶頸，才能看到未來。所以無論「窮達」、不管外在境況好或不好，我們都要能夠珍惜，甚至要更珍惜逆境，讓逆境在自我生命中展現出意義。只要看得清這一點，你就不害怕面對生命的困頓。而且你會發現當你越是困頓，就越需要《莊子》。什麼叫越困頓就越需要呢？如果莊子講的這些道理，你平常每天大概花半小時來注意自己有沒有做到，當你更需要它的時候，可能就會花兩、三小時來注意、觀照自己有沒有做到。當你投注這樣的時間、這樣去鍛鍊之後，會發現自己唯有致力於這樣的心身工夫——也就是《莊》學的心、身陶養，才能撐得起這樣的心量、具備這樣的心力去迎接生命中各種困頓。才能讓原本教你不堪承受的困頓，在你的感受中轉化為只是一場雨、一陣風，甚至雲淡風輕。

至於成功顯達，要一個人得意的時候不要太得意，有時候比失意的時候不要太失意還難。可是如果學過《莊子》，得意的時候你會因為知道「生物之以息相吹」（〈逍遙遊〉），因此理解世界上的一切彼此之間都是互相影響的，你今天能被吹到這樣一個幸運的位置，是多少助力共同成就的？現代人接受西方的思想教育，喜歡講「做自己」、「找自己」。但在印度瑜伽經典中教我們：不要堅持自己、不要固執自己，因為如果你堅持、固執要做自己，你就只是一滴水，在陽光下很快就被蒸發了；可是如果你願意投入海洋，那你就是遼闊無邊的海洋。東方哲學強調要把那個「固執的我」拿掉，達到東坡詩裏說「是身如虛空，萬物皆我儲」（〈贈袁陟〉）的境界。東坡身為文人，透過閱讀經典加上自我生命的修鍊，讓自己的心身都非常地輕靈虛空，感受到世上一切都在他的懷抱當中。從「萬物皆我儲」這句話，不知道各位能不能感受到東坡對於生命、對於所遭逢一切的大愛？如果你能做到像東坡這樣彷彿「天地與我並生，萬物與我為一」（《莊子．齊物論》）的境界，那為什麼還需要執著於做自己、找自己呢？因為你和萬物是一體的，你能設身處地地體諒萬生萬物的處境，並且明白你之所以能有什麼成就，也是在萬生萬象的交相影響裏成就的，你只是出了其中一小部分的力量而已，所以不必太驕傲，甚至於會不好意思驕傲。

「貧富」，貧窮還是富裕。和朋友的相處、互動當中，有時候你會感受到一個人的慷慨程度，和他的財富多寡無關，而和心意、心量有關。我有個學生從念大學起就自己打工賺錢，因為他們家做生意，他爸爸希望能訓練出一個會賺錢的兒子。他來當我助理，有時候我會請助理吃飯什麼的。我印象很深，有一次剛好路過一間臺南小吃，評價還不錯。這學生知道我是臺南人，就提議「我們去吃！」吃完之後他說：「老師，這餐我請你。真便宜，我請得起！」那時我覺得這孩子真是可愛，他打工賺的錢可能不到我薪水的十分之一，可是我能感受到他的心意，他的富有、慷慨。可是如果反過來，雖然今天你有錢，卻對別人很吝嗇，那你就好像是貧窮的。我很小就知道，我母親在稱得上富裕的家庭中長大，家中長輩有醫師、議員，經濟能力是寬裕的。可是，母親過的生活其實是一種近似貧困的節儉。我從母親口中得知，母親從小到大幾乎沒有過零用錢，還得為同學今天請她吃一碗紅豆冰，未來卻沒辦法回請而苦惱。學校家政課要買布、書法課要買毛筆，為了省錢，家人總是幫孩子準備醜醜的布、便宜而不堪用的毛筆。如果這樣，貧窮和富有，又要如何分別呢？

「賢與不肖毀譽」，一個人賢能，大家覺得你好、你能幹，於是讚美你、信任你，或者因為嫉妒而誤解你、毀謗你；還是別人覺得你很糟、做得不好而批評你，或者高興凡事有你墊底。面對這些兩極的評價，你的心情是否會隨之起伏擺盪？還是覺得這所有的評價都有其意義，或者能讓你檢討改進，或者能教你學會設身處地、同情包容，所以都能歡喜接受？

記得小學第一次拿到學校成績單的時候，我好開心，因為拿了第一名。滿心歡喜地跑回家，給媽媽看我的成績單，「嗯，第一名，很好。」再來，我跑到父親面前：「爸爸，第一名耶。」「喔。」沒聽到嗎？我又再說了一次：「爸，我拿到全班第一名耶。」父親這時候放下手邊的工作跟我說：「璧名，爸爸跟妳說，學生也是一種職業，懂嗎？妳不是很喜歡吃我們家附近的麵攤嗎？那妳覺得她每碗麵煮得好吃，是不是很應該？」「是啊，就是很好吃我才跟麵攤阿婆買。」「爸爸是藥劑師，配藥給病人，配對了是不是很應該？那妳會覺得需要鼓掌或禮物嗎？妳的職業是學生，考第一名或成績好都是應該的。」從那天開始，我知道拿了第一名在家裏靜靜的就好，應該的。煮麵的、配藥的、讀書的，不都該這樣嗎？

還有一次是在我小一、小二的時候，當時瘦小的我跟班上公認的大惡霸講論道理，居然辯贏了，那天回家超開心的，吃晚餐的時候就表揚了自己一番，沒想到父母沒什麼讚許的表情，我就又再訴說一遍。後來，只記得父親跟我說：「希望我教出來的女兒和別人發生爭執的時候，能先看到自己的缺點，向人家認錯。哪怕是對方錯九分，你只錯一分，也要為自己錯的那一分向對方認錯。」我問：「那，他錯的那九分呢？」父親說：「那是他的事，不是你的事。」在父親的庭訓裏，我不斷地被告知這些是應該的。所以什麼叫「不肖」？如果你是學生但是沒把書讀好，就是不應該。如果你有一分錯處，但沒有反省自己，就是不應該。

「毀譽」，別人毀謗你或讚美你，讚美容易使你備受鼓舞，而且如果你對人生的況味已經有些許體悟，更會心存感激。因為有時候表現好反而很危險，如果你的好表現換來的不是讚美，而是嫉妒、毀謗，甚至讓你成為眾矢之的時，那該怎麼辦？《莊子》說「得其環中」、「莫得其偶」（〈齊物論〉），不要跟對方對立，不必覺得是對方見不得我好，而要走到他的處境去體會、理解他的心情。也許是因為你擁有了他很想擁有的，也許他感覺非常痛苦，有一種覺得自己沒辦法超越你的心酸與悲哀。但最困難的部分還不是理解對方，而是理解之後該怎麼做。我們可以借用這個機會來練習「忘」、練習淡然。你想這個嫉妒、毀謗你的人，在你生命中遭遇的人裏面是最重要的嗎？如果不是，何必讓他住進你的心房和你同居？你在想他、煩惱他也算一種同居啊。進一步你還可以趁機學習「安之若命」（〈人間世〉）、「水停之盛」（〈德充符〉），學習如何「宰相肚裏能撐船」，讓自己成為一個胸懷如海洋廣闊的人，能夠包容異己、包容討厭你的人。因為如果他講的真的是你的缺點，那你要非常感謝他，因為唯有知道缺點才能改過、才能前進、才能讓自己變成更好的人。我跟父親學習太極拳的時候，有一件事讓我印象深刻。那時候只要父親糾正了哪位同門動作不對，少糾正我，我難免羨慕：「爸告訴他哪裏不標準，都沒告訴我。」父親就對我說：「你要記住現在的想法。你錯，你的老師告訴你、別人告訴你，你才能改掉。所以人生的路上，只要有人指出你的錯誤、缺點，那個人就是你一生的恩人。因為有可能你真的錯了，經過他的提醒，你才能去改過。」反過來說，如果你錯了，對方卻跟你說：「太好了，滿分，不用改。」讓你錯到底，這個人就是你這輩子最不值得結交的朋友。我從小聽這種話長大，以至於我很珍惜可以直言不諱地講我缺點的朋友、助理或是學生。

越優秀的人通常越難接受、越難面對別人覺得你不夠好，有人說了你什麼缺點，就覺得很痛苦、難以接受，甚至開始討厭對方。《莊子》教我們，今天不管別人讚美或是毀謗，你都要能夠不動心。如果你很清明地知道自己是什麼樣的人，為什麼還要因為旁人的讚美或者毀謗動搖內心呢？你質疑自己、對自己的好沒把握嗎？何況就算別人的讚美再熱烈，遠超過你實質擁有的，也不會為你增加什麼。相反地，如果你真的不好，那又為什麼害怕別人知道呢？別人知不知道並不影響你本來實際的狀況。就算有人誣賴你，你完全沒做的事硬說是你做了，也不會改變你沒做的事實，同時還送你一個測驗自己《莊子》學得好不好的機會。這世界上不只你，歷朝歷代多少人都被誤解、冤枉過，那麼你是不是能挺得住？這是考驗自己《莊子》工夫是否到家的最佳時機。能這麼想，你就會對人世間的毀譽看得淡然。你慢慢會明白，不管遇到的是批判、污衊、毀謗、誣賴，或是別人同情的了解、讚美，這一切都是自然，天地之間有人的地方就會有這樣的事。既然這些都是自然，你又何必停下自己本該自我鍛鍊的腳步，耗費很多時間和精神煩惱擔憂，使得自己沒辦法在心身上更進步呢？

「飢渴寒暑」，但你為什麼就得餓著、渴著？其實餓感是很可貴的，不少病人的病症就是不容易覺得餓。第一講提過一位原本過瘦、沒有餓感的朋友，她吃中藥調理之後，胃口變得很好，也不那麼瘦了，臉色紅潤很多。至於渴的感受，第一講介紹過中醫理論中的渴分為兩種：一種是想喝水的渴，如果不補充水分，很可能會上火；還有一種渴卻一點都不想喝水，叫「血渴」，是血虛導致的。所以各位如果還能感到渴、還想喝水，那至少血沒有太虛。所以下回當你既餓且渴，覺得自己飲食匱乏很可憐的時候，你也許可以為自己的身體還會覺知飢餓與渴感到幸運。

「飢渴」之後是「寒暑」，你的日子為什麼就得經歷嚴寒、酷暑的考驗，就得這麼難過？為什麼你覺得寒冷？也許等有一天你穿暖了，才知道之前穿得不夠暖。因為有穿得不夠暖的經驗，才知道、才能倍加珍惜暖的美好。我也認為人一定要有過飽足的感受，才能更體貼什麼叫飢餓。所謂「人飢己飢，人溺己溺」，你感受過飢餓的痛苦，就會懂得別人飢餓的痛苦，才能去體貼別人。酷暑也一樣，習武之人「夏鍊三伏，冬鍊九九」，這我從小聽到大，可惜直到生病以後為了存活下來才真正去實踐。因為不實踐，鍊功的效果就沒辦法最大化。「三伏」指的是初伏、中伏、末伏，是夏至之後第三個庚日算起的三十天，也是一年當中最熱的三十天。如果你的老師教得更詳實些，會告訴你不只夏鍊三伏，更要把握三伏的午時，從中午十一點到下午一點。當你真的這樣鍊，才知道難度很高，一方面濕熱相兼、酷暑難耐，所以初學者容易煩躁。可是正因氣候讓人煩躁，你需要更加專注才能讓自己忘記外在世界的煩躁，當你致力於把整個注意力都收攝在丹田、膻中或是印堂，會發現自己原來可以全心全意達到一種驚人的專注。

這個過程剛開始絕對艱難而辛苦，但當你進入那種加倍的專注、安靜後，會感覺身體變得比較輕靈，明明是花同樣的時間打拳，重心卻更容易下沉、周身更容易放鬆，進步得較快，甚至更容易感受得到真陽之氣。你漸漸不覺得臺灣的溽暑又濕又熱，因為所有的毛孔都像窗戶一樣打開了，涼風可以吹進來，通體乾爽，就不再怕熱了。

今年夏天我就有這樣的體會，為什麼三十七、八度我不會覺得熱，反而很舒服？還對家人說：「今年夏天我都還沒有開冷氣，家裏很涼爽呢！」後來我才想到，應該不是家裏特別涼，而是打拳打得比較足夠了！才發現原來一個人要是陰血充足，夏天就不怕熱，好像水喝夠了就不會渴一樣；同樣的道理，陽氣充沛的人冬天就不怕冷。在醫道同源的教育裏，人的心身狀況是一個整體，是密切地互相影響著。心情常不好的人、容易悲傷的人，氣會比較渙散；容易心煩的人，就容易有胃火，津液也會比較匱乏。所以要耐得住寒暑，有時候不只是身體的能力，還是心的能力。

以上這一切，不管是死去還是活著、存留或者失去、困頓還是顯達、貧窮還是富裕、賢能抑或不肖，是被毀謗或受讚譽，是遭逢飢餓、口渴、嚴寒或酷暑，莊子透過孔子之口說：「是事之變，命之行也」，這些都是世事自然的變化，是命分自然的運行，沒什麼道理可說、更非全然能自己控制的。當別人毀謗你、說你不夠賢能的時候；當你覺得自己非常有才，可是考試、工作、升遷就是比不上那個沒有扎扎實實讀書或者做事、很滑頭、很會搞人際的人的時候，你心裏難免有所不平。更不要說當你患病，百次千次想不明白為什麼那個生病的人是你而不是別人？可你一旦這樣想、一旦內心不平，病就更不容易好。但如果你能理解這一切都是世事自然的變化，是命分自然的運行，內心就比較容易保持平靜了。我教詩課時有些癡情的女孩問我：「老師，和後來他選擇交往的那個女生相比，我真的愛他更多。那個女生只不過比較敢表現，而我比較矜持，怎麼她最後就成了他的女朋友？」也有人問我：「我明明什麼都比另一個人好，又那麼愛他，可為什麼他就不是喜歡我？」我每次聽到這種疑惑就想：這不是很自然嗎？就好比有些食物你就是不愛吃、不敢吃一樣，是沒有道理的。其實很多事情，你就讓它自然變化就好，不管有沒有相遇，不管後來是不是在一起，不管遇到什麼變化，就順其自然。因為只要這世界還有死亡就沒有永遠。可是我們往往有個成見，覺得最美好的愛情就是你愛上他或他愛上你，你們除了彼此誰也不喜歡，就這樣共度一生。可是各位活到今天，你想想自己曾經動過心的人，真的只有一個嗎？應該大部分的人都不只吧。因此如果有一天你愛的人變心了，你就要淡定一點，因為這只是發生了一件很正常的事而已。但如果每段愛情的保存期限都是不確定的，你就不敢愛了嗎？難道有家餐廳很好吃，但你沒有把握那家店能不能連續開三年，就不敢去用餐了嗎？就看得自然一點嘛，只要彼此誠實、不說謊，真誠相待，其實很多事情不必想太多。因為時間很珍貴，在有限的時間裏，我們又要照顧好自己的心靈，又要照顧好自己的身體，要好好運動、吃三餐，又要精進自己的專業，還要回報對你有恩惠的家人、善待有很多互動的朋友。如果這時候你的生命中出現了一個好像愛你或你也愛的人，那麼就好好待他就好了，其他事情不用想太多。再怎麼想，日本福島居民也不知道福島事件要發生了，印度洋沿岸的人民也不知道海嘯要發生了，人生無常，珍惜把握當下這一刻才是最重要的。

並不是說你學了《老》《莊》以後就不會遇到地震、不會遇到變心的人，不是的。但是當你的情緒很穩定，就會遇到比較穩定的人；而且因為你情緒很穩定，和你在一起的人可能會覺得比較幸福一些，也就比較不容易離開。但就算離開又怎麼樣？不過就是天地間自然的變化。面對很多人覺得受不了的意外，你會覺得：還好吧。意外就像「日夜相代乎前」，好比白晝黑夜、春夏秋冬在你眼前不斷地更迭輪轉，莊子在〈至樂〉篇中講到他面對妻子的死亡：「是相與為春秋冬夏四時行也」，不就像四季一樣嗎？即便你現在走運了、運氣好了，學業、情場兩得意，莊子覺得這沒什麼，就是春夏嘛；今天你覺得考差了，感情也遇到一些困頓了，覺得自己的運氣真背，莊子卻說：不會啊，那不就是秋冬嗎？很正常啊，春夏秋冬在天地之間本來就應該交迭並見的。如果你看待這些遭遇就像日夜、就像四季，「而知不能規乎其始者也」，但你的智慧無法知道、無法測度它是怎麼運行、怎麼開始的。再厲害的算命先生，也只能算出你這輩子能夠多富有，你遇到的人長什麼樣，但是永遠沒辦法解答我最關懷的一個問題——心能再靜定多少、身能再輕靈幾分？所以莊子不談因果，莊子談自然，就直接接受這如晝夜、如四季的自然，像接受你的膚色、身高一樣。盡分、盡力、盡心之餘，你遇到的一切，就視同命定般地試著安然接受。之所以能夠如命定般安然地接受，正因為《莊子》提供的所有工夫讓人在實踐、嫻習之後，足以安然面對各種不同的局面。

總結來說，莊子對生死、得失、成敗、禍福的看法是：這些都是自然的。就像一定會有四季，在愛情的世界裏我們也可能遇到癡心的人、也可能遇到花心的人，有人可以後宮佳麗三千，有人可以到死只愛一個人，甚至有人從沒愛上過人。像宋代「梅妻鶴子」的林逋，無妻無子，植梅養鶴以為伴。愛情的「窮達」沒有一定，一切都是自然的。當你走心了，讓心回家就好，修鍊的功夫繼續往前走就好。因為你知道自己的選擇，只有你要定的心，沒有你要定的人。不論對方是短暫的，或者是永遠的朋友；是親近的、或者是遙遠的戀人，肯定得是能夠相忘江湖的摯友、相忘江湖的戀人。我們有可能情場得意，有可能情場失意，這都是自然。人們很容易去批評那些所謂負心、花心的人，可是這些謾罵其實沒有意義，因為人生最重要的是「安之若命」。看盡人情之後，你了解這世上教人百看不膩的，只有自然的風景。所以《老子》才教我們：「人法地，地法天，天法道，道法自然」

（〈二十五章〉）；李白才說：「相看兩不厭，唯有敬亭山」（〈獨坐敬亭山〉）。當你明白有些事情自己無能為力，而能把它當作是命中註定會發生般地安然接受，才能守住自己的心。你還是會注意著他，但不再是那種失心一樣的慌張。心已回家，遙遠地，偶爾朝他，微笑相望。

兩個人如果有緣在一起，那當然好。可是我常告訴我學生：「你要維持你是自由的，不是非嫁、非娶他不可，也不是非不嫁、不娶他不可。唯一需要堅持的是你的心、身每天都在進步，其他順其自然就好。」就算對方離開、你失去了他；就算別人毀謗你，都「不足以滑和」，不值得攪擾你心靈的平和。為什麼？因為「彼其所保與眾異」、「自事其心」（《莊子．人間世》），心身才是你最重要的本事、最重要的人生功課。「不可入於靈府」，不只不亂心，連讓這些事住進來、在心裏揮之不去都不必。我們一輩子會遇到好多美好的人、事、物，去懷念這些綺麗的回憶、去回想這些可愛的人事物都來不及，何必讓那些不美好住進我們最珍貴的心房呢？所以根本不必讓這些事上心或經心，去影響我們本來可以很空明的心齋之心、虛空之心。

「使之和豫」，這個「豫」是安，讓心靈維持平和安樂。有一種平和安樂很簡單，是把自己關起來，躲在一個山洞裏或是人煙罕至的山明水秀之所。我所從事的印度瑜伽修鍊也說：冥想時要在自家房子裏找一個聖潔安靜的角落，擺在那裏的椅子、鋪在椅上的絲或布、相關一切都得特別布置。但我們在原儒、原《莊》、原《老》的經典中，看不到類似的敘述。所以才說大隱隱於市井，因為沒有隔絕外界、保護自己的保護膜，而要「通而不失於兌」。請注意這個「通」字，指的是和外在世界交流溝通。每次大家憤慨這個時代、這個世界，不滿某些人胡作非為、勾心鬥角，批評抱怨完最後常會加上一句：「哎呀，真想歸隱山林。」我每次聽到「歸隱山林」就會微笑。儒家、道家的東西讀多了，你就算成天嚷嚷著歸隱山林，可終究不會去的。因為儒家說：「鳥獸不可與同群，吾非斯人之徒與而誰與？」（《論語・微子》）莊子說：「治國去之，亂國就之。」（〈人間世〉）道家的隱是大隱隱於市井，愈混亂的時代，愈需要有熱心、熱血的人留在人間世把這片天撐起來，因為莊子之徒永遠是和外在世界互通的，和告子的「不動心」不同。儒家孟子的「不動心」，道家莊子的「攖寧」、亂而後寧，都不是憑隔絕外界、避世隱居做到的。你永遠在跟外在世界往來溝通，並且在這往來溝通當中修鍊自己，而不是躲起來。「通而不失於兌」，這個「兌（ㄩㄝˋ）」，可以當喜悅，也可以當充實來解釋。在開放地與外界交流溝通時，永遠保持、不要失去充實和悅的心情。你不會因為討厭一個人，就離他遠遠的；也不會因為太愛一個人，就怕影響自己的心情而刻意疏遠。而是在與對方溝通往來的同時依然維持自己在身心修鍊上該前進的步伐，不失去自己生命的充實狀態。不管你是覺得自己的昨天不好，或是對上一個鐘頭的自己不滿意，或者是覺得自己今天的遭遇不好。在學習《莊子》以後，會發現遭遇不好也是一種好，因為它可以增強你自我鍛鍊的強度。你對昨天的自己不滿意，對前一個鐘點的自己不滿意，那麼當下把不滿意的地方改掉不就好了？它已經過去了。人能面對、把握的永遠只有當下這一秒，這是莊子的哲學，遵循這個哲學，你就永遠不會失去那個喜樂的狀態。

我有時候會思考，《老》、《莊》思想為什麼會出現？如果沒有《老》、《莊》，這世界很多人的目標就是在外面，不管是世俗價值的情愛、財貨、名位、權力，還是儒家價值的：一個很好的家庭、治理得很好的國家、太平的天下，這些目標都在外面。可是《老》、《莊》提醒我們要有充實的生命內涵。我們對於心靈的在意應該「使日夜无郤」，不分晝夜都注意著。在第一冊《醫道同源》一開始的時候跟各位說過：道家是非常積極進取、非常勇敢、非常有行動力的，各位看這一段就可以理解，你只是不再一味追逐外在的目標，但你對於自己的心的照顧是時時刻刻毫不鬆懈的。當然有一天，時時刻刻會變成自自然然，你就不用那麼刻意了，可是一開始一定是要時刻努力的。「而與物為春」，這麼一來，無論與外物如何地交接應對，心情都像在面對四季一樣。這邊的「春」指的不只是春天，而是以春代表四季。這樣才能解釋〈大宗師〉的「淒然似秋，煖然似春，喜怒通四時」，莊子筆下得道的真人與外在事物交接時，他的喜怒像感應四季推移般自然。你與外在世界交接時，情緒若有起伏，就用你身處四時變化、看待春去秋來的心情去面對就好。今天就算有不好的遭遇，也不過就是一個比較不喜歡的季節，只是這樣而已。於是跟外在世界互動時，不管面對怎麼樣的逆境或怎麼樣的順境，都不會放任自身的心因過度悲、喜而攪擾、受傷。你聽過有誰因為春天來了，和范進中舉一樣喜極狂呼：「春天來了！春天來了！」而樂瘋了嗎？不可能嘛，你不可能樂得像中舉或中樂透一樣。心情再不好，覺得某某人真可惡，那麼你覺得他可惡的程度絕對不能超過你討厭颱風下雨的程度，就把那個討厭的人，看作是一場必須撐傘才能外出的雨吧。「是接而生時於心者也」，與外物交接時，你內心就像感受季節的自然流轉一般，沒有過度的執著、得失心，沒有過度的情緒與哀傷。「是之謂才全」，這就是《莊》學定義下的「才能全備」。那麼你要如何鍾鍊自己，才能無論和什麼樣的逆境互動，感受都只如覺知四季一般？記得下次生氣時問問自己，你現下的情緒起伏是否超過你對天氣的喜愛或不耐？超過的話就要馬上消解。你覺得某某人真可惡的時候也要想想，你覺得他可惡的程度有沒有超過你討厭的一場風雨或是教你酷熱難耐的太陽？一旦超過，就要立即微調，如果不加調整，那就是主動選擇讓自己生病。這樣講不是要恐嚇大家，各位在第一講已經讀過《黃帝內經》，知道情緒對身體的影響非常巨大。未來我們在「心」的專冊專章會講得更清楚。

莊子說，維持內心平和就是最值得培養的才華。有時候正面的價值、正面的意義，我們常常是透過反面來了解。我有一位女學生，她喜歡團隊裏最有才華的男生，有一天她告訴我：「老師，這段戀愛讓我負擔了好多以前沒想過要承受的東西。」她發現這男生是一個煩惱有點多、很容易不開心的人。和一個煩惱有點多的人生活在一起，除非是至人、神人、真人，不然你也不自覺地要承受他二分之一的煩惱。聽了她的話我告訴她：「妳這輩子註定得和一個有才華的人談戀愛。這樣妳才會知道：原來這些世俗定義下的才華不是最重要的；生命中最重要的才華就是『全德』，就是『才全而德不形』。當然如果妳在這段感情關係中、在這樣的遭遇裏能夠不受影響，心身繼續越來越好，然後幫助對方也走上心身安適之路，將來他會倍加愛妳，因為妳給了他嶄新的人生，你們的感情會非常穩定。」她問我：「老師，如果我沒辦法影響他呢？」「妳一樣心身力求精進、越來越美啊！也沒有損失。」這是為什麼莊子認為修養即才華、才華即修養的原因。其實世俗價值定義下的所有才華都比不上擁有維持情緒平和靜定的能力。就拿做菜這件事來說，如果為你做菜的是個很容易心情不好的人，想到他為你做菜時是抑鬱、心酸或是糾結，你想必也不會開心吧。所以最後你會發現，天地之間最值得擁有的才華就是器量很大、很能為別人著想，如同莊子筆下的神、聖、至、真人一樣。就像當你無論遇到什麼煩惱，永遠可以對廣闊無垠的大海傾訴，擁有這般才華的人就是那片大海，可以包容你的一切，對你也沒有太多的要求。這樣的人誰都想親近他、想往他身邊靠近，因為一旦與這大海般的廣闊胸襟相伴，你自然就不再有什麼小憂慮、小計較了。

如果擁有這樣的情緒管理或說心靈修為謂之「才全」的話，那麼這一定是需要透過工夫、修養，透過陶冶、淬鍊才能成就的氣象。

各位想想你這輩子遇到過這樣的人嗎？幾乎很難遇到。但重要的是，你要願意選擇這個努力的方向。當它變成一個目標時，你就會越來越好，你的負面情緒就會越來越少。就像學生在我得癌症的時候告訴我：「老師，妳以前有時候太緊張了，太緊張的時候如果我們出錯，妳就會生氣、罵我們。妳知道嗎？妳這樣生氣，細胞液會變少喔。」一如果今天你把所有負面情緒對身體的損害當成老鼠藥或濃硫酸，你就不敢再喝，就會很重視自己的心身。

到這裏，你發現《莊子》講的「全德」與「才全」好像不是要我們去擴充「惻隱」、「羞惡」、「辭讓」、「是非」四端之心這樣的事，而是在生命中遇到一切變化，都「不足以滑和」，不會有負面情緒、不會亂了自己的心；「不可入於靈府」，不會不斷地想、越來越惱，而且這樣的努力是日日夜夜的。於是你知道什麼是《莊子》定義下的「缺德」了。那就是「滑和」，容易心情不好；「失於兌」，心靈很容易就失去安樂平和、充實和悅的狀態；「入於靈府」，原本倒楣的事只有三秒鐘，卻在腦袋裏不斷重播，把三秒鐘延長到三分鐘、三分鐘變三小時、三小時變三天、三天變三個月，甚至三年後還懷恨在心——這是莊學定義下最最缺德的人。讓自己注意保持內心是虛空的、讓自己的心氣平和、讓自己能夠非常淡定地面對人生，如果沒有做這樣的努力，這就叫「缺德」。由此可見《老》、《莊》對於我們心神重視的程度，那種心靈和靈魂的美好，在莊子筆下是最重要的才華。

剛剛說到「失於兌」，你失去了內心應該有的喜悅和充實。為什麼心變得不充實？因為你心不在焉。舉戀愛為例，當你愛上一個人會怎麼樣呢？用一個現代的詞彙叫「走心」；用林徽音的詩來說叫「那一晚我的船推出了河心」（〈那一晚〉），你動心了。動心以後會怎麼樣呢？可能就心不在焉、魂不守舍了，你的心神、魂魄與注意力都跟著那個人了，再嚴重一點就心神不寧了。你的氣血、精神也就缺乏應有的守護和照顧了。可是一般人談戀愛很難不是這副樣子，完全不走心就是鐵人或是真人了。可是我希望各位和《莊子》相遇以後，一旦意識到自己心神不寧，就能提醒自己操作「神凝」，趕快把注意力放在眉心，或是心窩，或是丹田，然後調整呼吸，藉此讓心緒回復寧定。不管讓你心神不寧的是你的情人、你的課業、你的工作，或者你太嚴苛地對待自己所以變得不開心，不管原因是什麼，透過神凝的工夫你自然就能「心在焉」了，你的心就會待在該待的地方，不再走心了。你真能掌控自己的心，成為心的主宰與君王，讓你的心能是「氣之帥也」（《孟子．公孫丑上》），能領導全身的氣，讓心平氣和、津液充足，不會眼睛乾、喉嚨乾，不會該有津液滋潤的地方匱乏津液。有了莊子的提醒，我們的心情就不會無止盡地淪陷沉溺。這工夫就和受傷的時候要止血、擦藥、包紮傷口一樣重要，甚至於更重要。

講完生命中最值得培養的才華，各位想想你和這樣的人一起生活，那一定很開心，因為沒有什麼是他不能包容的。道家是一個非常尊重個別差異的學問，你不一定得和對方一樣，也不會要求對方一定要和你一樣，但你能體諒、包容他的不一樣。一個能體諒和包容別人的人，不會有隨時引爆的脾氣，也不會因為你提起他哪件事沒做好，就馬上劍拔弩張，像顆不定時炸彈。我記得小時候有天在學校遇到不太開心的事，那天下著大雨，我就撐著傘走回家，但就在將近家門的那一剎那，我發現我看著家門就笑了，煩惱的事已經拋到腦後。後來我寫了一首詩，最後兩句是：「雨中綻笑何，家在不遠處」。我知道進了這扇門，外在世界的風雨、成敗，都不是成敗也不是風雨了。從小我們家的教育就是，你心亂、你哭了就輸了、就錯了，非常莊子的一種教育，只要你能管理好自己的心，外在世界的功過毀譽都如過眼雲煙，不需要讓它住進心裏。希望各位聽完這個單元以後能夠明白，要成為全德之人不必向外尋找，而是要提升自己，努力讓自己達到這樣的境界。

情深似海，愛厚如洋：醜男的萬人迷特質之四

莊子認為人活天地間最重要的才能是心靈和靈魂的美好，那麼倘若有機會同擁有這樣的才華、心靈，同這般「情深似海，愛厚如洋」的人互動，那會是什麼樣的感覺呢？

「何謂德不形？」曰：「平者，水停之盛也。其可以為法也，內保之而外不蕩也。德者，成和之脩也。德不形者，物不能離也。哀公異日以告閔子，曰：「始也吾以南面而君天

下，執民之紀而憂其死，吾自以為至通矣。今吾聞至人之言，恐吾无其實，輕用吾身而亡吾國，吾與孔丘，非君臣也，德友而已矣。」（《莊子．德充符》）

前一單元講到，去培養、擁有一個不因外在世界的遭遇、榮辱而過度情緒攪擾的心靈，就是莊子認為的才能全備、「全德」。魯哀公接著問：「何謂德不形？」什麼叫做德性不要顯露於外呀？莊子筆下的孔子回答：「平者，水停之盛也。」「盛」就是大量的水，「停」就是靜止、安靜。水面怎麼能這麼平靜呢？那是因為有大量的水安靜匯聚的緣故。人們通常看到海天一線的水平面會開心地吶喊：「好久沒看到海了！」可是在家裏看到一個茶杯、一個碗公裝滿水，卻沒有人會說「哇！好美的水平面」。當莊子用「平者，水停之盛」來描寫一個人的心靈時，這個人絕對不是個小器的人，不是裝在一個量米杯或飯碗裏的少少的水，因為要教人感受到水平面一定是汪洋——有大量的水，安靜地匯聚，不是波濤洶湧的。一個人既然能包容得了很多，心的容量當然要大，具備很遼闊、有器量的胸懷，讓人感覺既安靜又充滿包容，沒有負面情緒，也不會記仇。

「其可以為法也」，水平面可以做為測量的依據。同樣地，這種遼闊且不會輕易受到擾動的靜定心靈也值得效法。

大家在考慮對象的時候會注意對方是否小器嗎？小不小器不只是就用錢而言，更重要的是心靈是否能包容異己、欣賞不同之人的美好。擁有像海洋一樣寬廣遼闊的胸膛，一切的人事物都能包容。這樣的心靈才是我們要效法的。

這究竟是一種什麼樣的修為呢？「內保之而外不蕩也」，內心保持清明，外來的干擾也不會使它動盪。如果你今天特別開心，是因為發生什麼好事情；你今天特別難過，是因為遇到什麼險阻，那表示你仍有放不下的執著。如果都能淡然，那麼你唯一須在意的便只有今天的心靈容量是否比昨天更寬和一些、更遼闊一些。管好自己的心，此外天下無事。其它事情都不會讓你煩惱、動心，當然也就都能夠包容。

接下來莊子具體地定義了「德」是什麼。「德者，成和之脩也」，所謂的「德」在《莊》學的定義裏就是一種修養，這種修養讓你成就一種叫做「和」的境界，內心時刻維持靜定安和。這樣的人，不會彰顯自己的仁、義、禮、智等德性科目，也不會用這些標準要求別人一定要怎麼樣，他只是向內觀照自己的心。「德不形者」，像哀駘它擁有這麼遼闊的心量，又不會有任何負面情緒的動盪，但是你不會從外在的形貌或作為，感受到他有什麼特異之處。這有兩個解釋的角度：一個是說他不愛現，不會整天告訴別人：我是個修鍊多時的人、我是個有道德操守的人。另一個解釋則是指：他沒有什麼情緒、德性是會讓人特別注目、留意到的。莊子筆下的孔子說：這樣一個能讓心靈維持平靜安和，而德性又不彰顯於外的人，「物不能離也」，萬物都會想跟他親近，難以離開。

各位想想，你想要親近的是什麼樣的人？是情緒很穩定的？還是負面情緒很多、像不定時炸彈的？社會新聞中總是不乏因為一時衝動而犯下傷害、殺人罪的案例，很多當事人都在事後懊惱，後悔衝動犯案的那一刻，為什麼無法自我控制？我有時候會覺得，我們有這樣的文化，莊子講「彼其所保與眾異」，講心靈如「水停之盛」、講「成和之脩」，後學如果只用眼睛閱讀是完全不夠的；就算是讀到了心裏，但只有知識上的了解也是不夠的，你必須朝它走去，讓它和你的生活合一，才會對你整個生命發生影響。而一旦能夠做到這樣，又有誰會想離開、疏遠這樣的人呢？

「哀公異日以告閔子，曰」，幾天以後，魯哀公感慨地將這場對話告訴孔子的弟子閔子騫。在這裏可以看到莊子有意無意地又要擡高《莊》學筆下至人的地位了。哀公說：「始也吾以南面而君天下」，一直以來，我自以為南面稱王，君臨天下。世俗價值追求的不外乎金錢、權位，這些魯哀公都有了。即使不以世俗價值而用儒學的價值來衡量，能當到君王就可以做出更大的貢獻、為更多人服務不是嗎？「執民之紀而憂其死」，魯哀公掌握了國家人民生活的綱紀，決定國策、國政。身為一國之君，地位這麼高、權力這麼大，要整個國家往東它就往東，要它往西就往西。改變一條法令，就可能影響全國人民的生活。魯哀公自覺當這個君王當得還算可圈可點，而且始終關心全國百姓的生計、牽掛百姓的安危，可謂明君。「吾自以為至通矣」，魯哀公以為自己已經屬天底下最顯赫通達，能造福最多人、幫助最多人，而且是和最多人溝通往來的人了。誰能和我一樣，一舉一動都能跟舉國上下溝通往來、互通有無？我為人民主持正義，讓他們從「無」變成「有」，脫貧轉富，實在稱得上有心的君王了吧。

可是當魯哀公聽見孔子描述哀駘它的才華，「今吾聞至人之言」，至人哀駘它擁有不讓死生存亡、窮達貧富、賢與不肖毀譽、飢渴寒暑等任何外在變化影響內心平和的才能，而且不會將他的才能彰顯、炫耀於外。他永遠不會讓旁人活得有壓力，覺得他擁有什麼了不起的成就、是什麼樣的大人物。也不會常常發表高見、講得頭頭是道，就像〈德充符〉中出現的另一位《莊》學典範人物王駘，「立不教，坐不議，虛而往，實而歸」，站在人前不去施教，坐下來也不去議論批判些什麼，但卻能讓覺得生命空虛不踏實的人變得充實、滿載而歸。很輕鬆，不用學習過多的知識，莊子之道簡約而不複雜，〈人間世〉說：「道不欲雜，雜則多，多則擾，擾則憂，憂而不救」（〈人間世〉），所以是簡單、好學又沒壓力的。相較之下，「恐吾无其實」，魯哀公忽然發現自己恐怕完全沒有堪稱才德的才能，也就不具備真實、實質的精神內涵。怎麼說呢？魯哀公反省自己：「輕用吾身而亡吾國」，我輕率地使用自己的心靈與形軀，時有負面情緒，也容易受外在世界干擾，因為不具備這樣的心靈、才華，受到干擾時就容易著急煩亂，所制定的策略和政令極可能危害到國家而不自知。一個人心靈一旦不平靜，就無法做出正確的決定。所以如果很容易被外在世界亂七八糟的事情干擾、影響，就很容易做什麼事都亂，輕率地使用自己的心身。而且當這個人不是一般人，是一國之君，影響的範圍就更大了。莊子安排這一段的本意，更深一層來看，我認為是要用《莊》學的理想來反省儒學的標準，也突顯魯哀公尚不具《莊》學義界下實質的精神內涵。「恐吾无其實」這個「實」字呼應〈逍遙遊〉：「名者，實之賓也，吾將為賓乎？」透過這一段對話，也讓我們更明白《莊》學講的「實」是什麼。魯哀公覺得幸好聽孔丘講了哀駘它的故事，否則以前都沒有覺察自己尚有不足的地方。所以最後魯哀公說：「吾與孔丘，非君臣也，德友而已矣」，我和孔子的關係不是君臣，而是一起追求德性成長的好朋友。

各位有一天會知道，懷抱著這樣的目標，不管是讓自己的身體更加地輕靈，讓負面情緒更少，還是讓自己的心身更往全德的方向走，當然都和社會上的主流價值、世俗價值不同，但你居然在滾滾紅塵中能遇到志同道合的朋友，可以一同成長、鼓勵彼此，那是多麼珍貴！「德友」這兩個字很動人。在這個世界上願意為了一個可以被看見、能用世俗價值衡量的目標而付出的人非常多。你很容易就可以遇到對賺錢、升官、交男女朋友感興趣的人，可是不為了從外在世界得到什麼，只是想讓自己的心神、氣血以及肌肉、筋絡變得更理想，以這樣的追求為生命中最核心目標的人，是非常不容易遇到的。如果能遇到，要非常地珍惜，那就是可以和你一起追求德性成長的朋友。當然，這些追求是在社會生活中、在人際關係裏面磨鍊的，而隨著你的器量越來越大、越來越能設身處地，連帶地也能夠幫助、造福身邊越多的人。

回頭來說「水停之盛」，莊子強調哀駘它的心靈像「水停」，像安定的水面。但這樣講很空泛，所以學生問什麼叫「水停之盛」，我會解釋是「情深似海，愛厚如洋」。一旦你去注意，就會感受到每一個人的心量真的就像不同大小的容器，有不同的水量。

如果拿水量來譬喻心量，有些人的水量可能只是量米杯，很容易覺得不舒服。我喜歡寫作，小時候寫好東西會拿給姊姊看，請她給意見，我覺得意見很棒就會高興地照改，姊對我說：「我看到別人的詩文哪裏不好跟他講，很少人會很高興。」當時我不明白，但後來出了社會發現，真的，你告訴一個人他哪裏沒做好，聽了會很高興的人真的很少，尤其是任教於排名居冠的大學，有特別多的學生告訴我：「老師，我從小追求完美，所以你告訴我哪裏做不好，我真是難過死了。」我聽了很詫異，若真是追求完美的話，有人告訴你哪裏沒做好，你因此可以更好，不是很值得高興嗎？如果你不高興，那麼你追求的其實不是事情的盡善盡美，而是完人的形象，所以希望不要有人發現你哪裏沒做好。你在乎的其實是自己的感受舒不舒服，而不是這件事下次怎麼樣讓它更好，不是嗎？

同樣的，在情感的世界，不管對方多熱情地追求，可是如果他的心量就只是量米杯，很不喜歡別人說他哪裏不好，很在乎自己，很容易覺得別人不合他意、很容易不滿一個人、很容易看事情不順眼，自然也就很難包容你的一切。

如果運氣好一點，在親密關係中遇到比量米杯能夠包容你的人，心的器量像躺得進一個人的浴缸。儘管平時他和顏悅色，可一旦你踩到他的地雷，卻也會忽然爆炸、氣急敗壞。比方說我有學生的男朋友不喜歡她笑著和別的男生說話。雖然女生覺得不太合理，但知道一旦觸犯，對方就會抓狂，所以就忍著、並且安慰自己：「既然愛他就要配合他。」在親密關係中遇見一個器量像浴缸一樣的情人，滿足了他，就委屈了自己。和浴缸情人相處，雖然也有開心的時候，可是浴缸的質地再好，容量也只能容你稍稍轉個身，躺在裏面終究無法悠遊。

直到有一天你驚訝地發現：原來這世上有一種人，可以擁有這麼多熱情、這麼多愛，脾氣非常好，和他相處你可以很放心，因為永遠不會踩到地雷。《莊子》書中所有的負面人物，不管是昏君、惡太子，或是苛刻之人，必定具備一個共通特質，就是「不見其（己）過」（〈人間世〉），看不見自己的過失，永遠覺得自己是對的；且還非常不能容忍別人，卻又非常能體諒自己。海洋情人正好完全相反，他的第一個特質，就是能「見己過」，容易覺察自己哪裏不對，習慣反省自己。各位不管讀《論》《孟》、《老》《莊》還是《黃帝內經》，如果一個人理想的目標就是要成一個更好的人，那肯定需要覺察自己究竟還有多少做得不好、可以改善、必須改善的空間。你會不斷地看到自己的不足，也樂於覺察自己的過失，因為這是讓一個人可以更好的重要過程。跟別人互動的時候，你可以「得其環中」（《莊子．齊物論》），站到輪子的中央來，同情地體諒對方；或者站到更高的地方「照之於天」（《莊子．齊物論》），你能照看每個人有不同的出身、不同的價值，自然會有不同的個性、想法，導致不同的行為結果。因為能體諒，所以能包容。當一個人的心胸像海洋一樣遼闊又平靜，他不會看不到自己的過失，而且因為能設身處地地為別人著想，所以對他來說沒有什麼事是絕對不行的，也沒有什麼人是絕對要避開或絕交的。他的注意力總是收回在自己身上，「其神凝」（《莊子．逍遙遊》），這是他核心價值所在，是他自覺生命最值得付出的地方，所以他的心神是安靜的、是凝定的，是沒有負面情緒的「水停之盛」。如果你認識這樣一個人，就會覺得能夠和這麼大器的人相處，真是生命中很珍貴的幸福。

有時候我們會看到、聽到很多讓人義憤填膺的事，可是當《老》《莊》讀久了，你會習慣「照之於天」，用很像看歷史劇的心情來看待這一切，所謂「道家者流，蓋出於史官」（《漢書．藝文志》），這就是世界，不管是合理的、不合理的事都很頻繁地在歷史長河中一再上演。因為「照之於天」，所以能夠淡定地去面對這一切，慢慢覺得「無物不然，無物不可」，再沒有什麼難以忍受的了。

今天我身為一名老師，這些傳統文化或經典教育對我來說並不只是一項技藝、一份載錄在紙面上的東西。因為覺得書中的道理是可以影響生命的，有時候對於身邊的學生多少會提點他一下，提點不是否定，而是希望他成長。可是我偶爾也會想，如果我和這個學生交換家庭長大，今天說不定就該是他來唸我了。所以無論為什麼他會犯今天這些錯誤，無論他聽了我的話會不會有所改變，我都覺得這也沒什麼，「無物不然，無物不可」（《莊子．齊物論》），每個人、每件事都有它的道理。西方有一位聖者，當他看到一個十惡不赦的罪犯就要被拉上斷頭臺，他說：「感謝上蒼沒有讓我去活他的人生，否則說不定現在走上斷頭臺的就是我。」每個人都有每個人的難處，如果你跟對方交換父母、交換家庭，甚至交換成長的城市或國度，你真的能和他活出完全不一樣的人生嗎？培養這樣一種看待自己、反省自己的習慣，養成這樣一種設身處地為對方著想、去設想對方處境的習慣，便能夠做到「無物不然，無物不可」，你才可能擁有莊子要的心神靜定、「心如死灰」（《莊子・齊物論》）。也就能大器地看出每個人、每件事都有美好的、值得欣賞的或值得憐憫的部分。這無關乎對方的態度或事情的對錯，你會覺得就好像在看這大千世界的風景，本來就會有不同的天氣、不同的樣貌，所以不需要因此影響自己內心的平和，撩揭負面的情緒。如果這樣去理解「水停之盛」的「情深似海，愛厚如洋」，我們就可以在面對自己與面對世界的時候，慢慢體現莊子之學的用心。這就是醜男的萬人迷特質之四：「情深似海，愛厚如洋」。

在這個單元，莊子用很簡單的象徵來形容心靈：像平靜的汪洋。如果我們進入《莊子》學說的內部，會發現它的工夫是一層又一層：你的眼睛總是往外挑剔別人，還是能不斷向內反省自己、感激別人？在跟別人溝通對話的時候，你是只站在自己的角度想要得到一切好處，還是站在輪子的中間，從每一個位置設想，每一個角色你都能體諒？你是能站在高處，看清全局的嗎？如果你能包容一切，就沒有處不來的人。因為這樣，不管在怎麼樣的亂世，你的心神都能夠凝定，都能夠擁有一個寬闊的胸膛，遇見每個人都能微笑。

「柔情似『水』：如何成為心胸開闊的海洋情人」這一講說到這邊，我們可以理解海洋情人為什麼「常和人」；也了解最值得培養的才華，就是讓我們的靈魂能夠在各個處境中、在這麼多意見和你不同的聲音當中，都能不被擾動，最終成為一個非常有包容力的人。

如果你是一個有戀愛經驗的人，回頭想想你和所愛之人所有發生衝突的片段；如果沒有戀愛經驗，想想你與所有朋友、家人，曾經為了什麼事而不開心。你會發現，如果有海洋一樣遼闊的胸膛——很多事，其實已經沒事了。

常感不足的才是圓滿，永遠空著的才是充實

我真的覺得哲學教育很重要。各位不要一聽到哲學就冷感，即便是長春藤名校最先進的ＡＩ（人工智慧）科技課程，其中也有一門必修課叫「設計哲學」。其實你用什麼樣的哲學過日子、談戀愛，你這一生的幸福便高下立判。什麼叫「高下」？無可否認，活在天地之間的我們，在情感生活中都有著共通的想望——無累、無傷，沒有人希望自己在愛情裏疲憊不堪或千瘡百孔。如果這樣，我們到底要怎麼樣錘鍊自己的愛情哲學？

從「情深似海，愛厚如洋」的海洋情人身上，我們學習怎麼樣看到自己的過失、怎麼樣「得其環中」來待人。接著這個單元要帶大家從《老子．四十五章》，來看成為一個

心胸開闊的海洋情人所要具備的另一項特質：「常感不足的才是圓滿，永遠空著的才是充實」。看老莊之徒如何自反，如何讓心靈永遠空著，常感不足。

大成若缺，其用不弊。大盈若沖，其用不窮。大直若屈，大巧若拙，大辯若訥。躁勝寒，靜勝熱。清靜為天下正。（《老子・四十五章》）

「大成若缺」，「大成」指的是一個人在他的專業或他追求的目標已經達到圓滿的境界了。可是他自我的感覺卻是「若缺」，好像是不足的。為什麼會這樣？俗話說「半桶水響叮噹」，裝水半滿的容器，搖動起來嘩啦嘩啦的，聲音很大；又好比不是很深的溪水，水流聲也很響。相反地，裝滿水的容器，或者很深的潭、很深的海洋反而是安靜無聲的。大自然透過這些為我們訴說了些什麼？就是當你真的到達一定境界的時候，你一定具備一個重要特質——「若缺」。「若缺」具體的表現，基本上就是《莊子・人間世》篇所說的「見其（己）過」。我們不要成為一個看不到自己過失的人，而要養成「見己過」的習慣。如果常常能看到自己的缺失，就表示你常能自反，一個人一旦會自反就容易覺得「若缺」，知道自己哪裏不夠好。正因為永遠可以更好，所以永遠覺得不足。「大成若缺，其用不弊」，當你所追求的「成」是植基於不斷自我反省，於是你所成就的學問、技藝自然就取之不盡、用之不竭，因為每一個朝暮晝夜，你時刻都在進步。

我在臺大教書曾經遇到這樣的學生，他告訴我：「老師，我是個追求完美的人。」從小家長很嚴格，要求他字要寫得很漂亮，以至於求學過程中有一段時光，他寫字時不論橫劃還是直劃都拿尺來寫。也因為這樣，他沒辦法容忍自己哪個字寫醜了，也沒辦法容忍自己哪件事被認為辦得不夠好，成了個完美主義者。但我聽了心裏想：「這怎麼會是完美主義者呢？」完美主義者理當不是告訴大家「我已經是聖人、完人了。」或者「我的字，是古今中外最好看的。」真正的完美主義者應該是個不斷走在追求完美之路上的人，不是嗎？那該怎樣才能不斷走在追求完美的路上？就因為你覺得自己可以更好、還不夠好，這就是督促你不斷往前走、無止境追求更臻美善的重要動力。談戀愛時，可以試著在對方有點小狀況的時候提點他一下，看看他的反應：是非常不能接受建言，覺得自己非常完美，你完全不能講他；還是他會覺得：「謝謝你告訴我，讓我能成為一個更好的人」。這在我看來是考核對象合適與否很重要的參考點。

「大盈若沖」，這個「沖」是「虛」的意思，盈滿的境界其實是很虛空的。《莊子．德充符》說：「不足以滑和，不可入於靈府」，面對外在世界的人、事、物，我們不只要沒有負面情緒，而且不要讓它上心、不要讓它經心。「不可入於靈府」不就是「若沖」嗎？懷抱一顆虛空之心。這顆虛空之心沒有成見，不會「隨其成心而師之」（《莊子・齊物論》），把成見當老師一樣在遵循；也沒有負面情緒，所以「心如死灰」（《莊子・齊物論》）；「若沖」也就是《莊子・人間世》說的「唯道集虛。虛者，心齋也」沒有多餘念慮，使心虛空明淨。雖然這樣的心靈很虛空，可是這虛空並不是空虛、虛無，不是不知道人生要做什麼，覺得活著很沒價值，不是的。這個「虛」有工夫的意味在其中，是要致力於把心中的成見拿掉、把負面情緒空掉、把多餘念慮除掉，才能達到心靈的虛空明淨。「其用不窮」，各位如果進行這樣的心靈修鍊，一定會發現當你的心進入「虛」的狀態時，你是格外聰明的。那種靈感不絕的狀態很難言說，有時候我覺得寫作對我來講好像必須進入一個聖潔的祭壇，寫《正是時候讀莊子》的每一則前言時，我都到一家寬敞舒適明亮的咖啡店去，點一壺茶，一天就坐在那，讓自己進入某種心神狀態去感受莊子，然後再提筆寫作。有時候真的會覺得，如果今天寫的這張稿紙丟失了，我可能再也沒辦法寫出同樣的東西，因為我不知道那一瞬間的靈感是從哪裏來的。所以說「大盈若沖，其用不窮」，當能進入這樣的心靈狀態，你的靈感、創意更能源源不絕。

「大直若屈」，「直」的意思是你想做什麼就直接這樣做。孔子說「吾道一以貫之」

（《論語．里仁》），倘你毫不偽裝，直率地將內心所想表達出來。可是別人見你居然覺得你有點委屈，這是為什麼？很可能因為你最率直的表達就像莊子筆下的哀駘它一樣，並非是一個倡議者、倡導者，並非是一個具有領袖魅力的人，而是個慣於應和、配合別人的人，所以不知情的旁人會覺得你委屈。〈德充符〉說：「德者，成和之脩」，莊子認為所謂的「德」，是一種能讓自己維持心情平靜安和的修養。「成和之脩」是《莊》學持續努力的方向、不斷堅持的工夫，可以說是《莊》學的「一以貫之」，也可以說就是《老》《莊》的「大直」。但為什麼說「大直若屈」？當你和任何人相處，會讓別人覺得你「若屈」，比較會屈就別人，比較不計較，以莊子的語言來說就是「形莫若就」（《莊子．人間世》），外在樣貌行為最好表現得遷就順從對方，因為很重視內在的「成和之脩」，所以外表自然顯得「大直若屈」。別人罵你，就讓他罵吧；別人怎麼樣就隨他，順其自然。

「大巧若拙」，莊子筆下的萬人迷哀駘它，不分男女老少都喜歡他，甚至連君王都想把天下託付給他。這樣的人擁有海洋般遼闊平靜、能包容的胸懷，外表看起來卻和一般人沒什麼兩樣，不是那種舌燦蓮花，一看就覺得很厲害、炫目的人。簡單的東西看起來總是比較笨拙一點，可是實際上卻很有用、很有內涵，所以說是「大巧」。

《老子》說：「吾言甚易知」（〈七十章〉）、《莊子》說：「道不欲雜」（〈人間世〉），道理不必說太多，因為心身的工夫不是用說的，是要真的去實踐。「大辯若訥」，最會辯論的人不是透過語言，而是當你真的做到了，透過心身的體現去說服別人。在「若缺」、「若沖」、「若屈」、「若拙」、「若訥」的同時，居然「其用不弊」、「其用不窮」。一旦從事這樣的心神修養，在你擁有這樣的德性之後，日常生活中無論如何使用都不會匱乏，可以運用無窮。

這是什麼樣的心靈呢？「靜勝躁，寒勝熱」，這句話在通行本是「躁勝寒，靜勝熱」，我則採用陳鼓應老師在《老子今註今譯》裏面選擇的版本，改成「靜勝躁，寒勝熱」。這句是講心的境地。《老子．二十六章》說：「靜為躁君」，所以說「靜勝躁」。「寒勝熱」，為什麼講「寒」呢？各位一定讀過王昌齡的詩：「洛陽親友如相問，一片冰心在玉壺。」（唐．王昌齡〈芙蓉樓送辛漸〉）為什麼講「一片冰心」，而不是「滾滾沸湯」？這樣的心靈一定不是頻頻翻騰的，而是不動的、澄澈的水平面，很寬闊大器的。「寒勝熱」，這裏的「熱」指的是火氣。當一個人很容易發怒、光火，很容易煩，這正是「心如死灰」的相反。所以在《莊子》書裏講到負面的心情狀況時說「月固不勝火」（〈外物〉），指的是你的心沒辦法戰勝那燒起來的火，沒辦法遏止負面情緒。我研究《傷寒論》的時候寫過一篇論文，叫〈疾病場域與知覺現象：《傷寒論》中「煩」證的身體感〉。從「煩」這個字的字形就可以看出，這是一個有火氣、上火的症狀。《傷寒論》裏面談到「煩」的症狀有一百多條，身體裏的火氣燒到哪裏，「煩」就呈現在哪裏，它可以是嘴巴、眼睛的感覺，甚至全身都可以煩，不只是心煩而已。當你煩，就會口渴、想喝水，看你喝多少水就知道有多煩，然後用不同的退火藥來處理身體不同地方的煩。從傳統醫學就可以看到心身這麼密切地互相影響，很有意思。

「靜勝躁，寒勝熱」，這句話是用來表達「心的靜定」，因為「靜為躁君」（《老子・二十六章》）。接下來我們透過清代黃元吉《樂育堂語錄》的這段文本，要從工夫修鍊的角度，補充說明「靜勝躁，寒勝熱」的意義。

吾前云玄關一竅，實在神冥氣合，恍恍乎入於無何有之鄉、清虛玄朗之境。此時心空似水，意冷於冰，神靜如嶽，氣行如泉，而初不自知也。（《樂育堂語錄・卷一》）

這本書父親推薦我看，我卻在幾十年後得了癌症、覺得有需要了才認真閱讀。內容不算艱深，每次細讀都有不同的體會。從這段文本的描述可以知道，老莊之學中，心身修鍊的造境，和透過瑜伽或者太極拳想要達到的境界是極其相似的。「吾前云玄關一竅」，這些受到《老》、《莊》經典、道家思想啟發，並將之活用在身體實踐的後來者，把《老子》裏面講的「一」解釋成所謂的「玄關一竅」。鍊氣的人講究「神凝」，「凝」在哪裏？上丹田、中丹田、下丹田。「玄關一竅」指的就是下丹田，講簡單一點就是「關元穴」，位置在肚臍下方，距離肚臍四支手指寬的地方。從西方生理學的角度，這個區域靠近太陽神經叢。如果你學過印度瑜伽或是道家的靜坐，這些修鍊當中的呼吸不約而同都是從關元穴開始，然後讓氣息循行經過同樣的路徑，他們並沒有經過討論，卻很神奇地有一樣的操作。

「玄關一竅，實在神冥氣合」，什麼叫「神冥」？我們在靜坐的時候，心是要收回來的。然而其實不是等到靜坐的時候才需把心收回來，日常生活中太多念頭往往都在外面遊走，最好時時刻刻都維持在收回來的狀態。像我知道時間很有限，所以通常在打拳的時候，就會儘量讓自己保持在靜坐的意識狀態中。靜坐的要領很簡單，重點在於排除外面的影響。你可以用「神凝」的操作方法，把注意力盯在眉心，或是心窩，或者下丹田，只要能沒有念頭就好，你可以觀察自己盯在哪個點最容易沒有念頭，往後就這麼操作。我過去在課堂上都讓學生自己去嘗試，每個人容易沒有念頭的點可能不同。

「神冥氣合」講的是「神息相依」，將注意力放在丹田或眉心、心窩其中一個點，瑜伽經典裏會說：全身沒有一根肌肉在動，全身肌肉放鬆——即便你在打拳。吸氣的同時，想像氣吸到肚臍下方四指幅的關元穴，也就是丹田處，注意力隨著氣息從丹田往下，河車逆運經過曲骨穴[6]、生殖器處的會陰穴[7]，接著從背部沿著脊椎，也就是督脈上行，經過長強穴[8]、命門穴[9]、風府穴[10]，一路向上來到頭頂的百會穴[11]，到達眉心的印堂穴，然後吐氣，吐出的每一口氣都回到丹田，也就是玄關一竅，這是「神息相依」，也就是「神冥氣合」。

鍊久了之後會發現很有意思，即便注意力在某個點，只要吐氣，氣還是會落到丹田。你問：「什麼叫『到丹田』？」《樂育堂語錄》裏說：「煉丹者，第一在凝神」，「純是一團無思無慮，安然自在之火，方可化凡氣為真氣也。」當沒有思慮、把注意力放在關元穴的時候，會感受到一團自在安然的和氣。這描述是不是很類似《莊子》講的「心如死灰」（〈齊物論〉）、「心齋」（〈人間世〉）、「唯道集虛。虛者，心齋也」（〈人間

6 下腹部恥骨上緣，就是曲骨穴。
7 會陰穴在肛門及生殖器間的凹陷處。
8 長強穴在尾椎、肛門間的凹陷處。
9 肚臍對到後背的位置，就是命門穴。
10 手指沿著頸椎往上摸，頭頸交接處的凹陷即是風府穴，約在髮際線處。
11 頭頂正中央就是百會穴。

世〉）。我有時候要打太極拳，一開始在起式的位置，就會先複習《樂育堂語錄》的這段話，然後才開始打，提醒自己完全不要有念慮。我忘了是哪一天，一樣是這樣呼吸，忽然發現吐的那口氣就在丹田，也就是在丹田的位置感覺到一團暖氣。一般我們說的呼吸是外呼吸，就是肺跟外在交換氣體，但經過一段時間的習鍊後，一旦你的「心神」能收斂到非常專注，在天地之間就會只感受到呼吸的存在，漸漸發現氣息能夠落到下丹田，從此真陽之氣開始長養，身體狀況也會非常不一樣。而且這樣的修鍊是可以積累的。

鍊拳鍊久了，當你真的沒有念頭，而身體非常放鬆的時候，眼睛閉起來幾乎感受不到身體，手輕輕舉起來，感覺那手好像只是一個氣流。空氣的阻力變大了，一舉一動都好像在陸地游泳，要撥開空氣，就像在水中要撥開水流一樣。在那樣的狀態下，身體非常地輕，而且透明得像氣體，彷彿整個身體只剩下氣的流動。「恍恍乎入於無何有之鄉」，不自覺當中，進入一個感覺好像沒有身體的狀態。我家前院蛇木板上種了些蘭花，我在家打拳的時候，閉著眼、打著打著，有時候真的有不知身在何處、整個世界空無一物的感覺，直到手不小心碰到蘭花，那一剎那才忽然意識到——原來我還在院子。如果能鍊到有一天再也感覺不到身體，全身都空了，就鍊成了。

剛開始鍊拳的時候，當然整個身體的感覺還很明顯，最先開始消失的是手指、手掌，然後是小臂、大臂，接著肩膀、上身，直到上身感覺非常輕，幾乎像沒有了。接下來過腰胯這一階段，要較為漫長的時間，好長的時光可能會像閩南語說的「鐵腿」，就是運動過後的腿部肌肉僵硬痠痛，可到後來竟可以輕鬆到好像沒有大腿了，所有的重量都落在小腿，再進步一點就會只落在腳底。到了那個時候，你會覺得：「我真的還在這個世間嗎？」你可能忍不住張開眼睛來看，確實身邊的樹都還在，自己也還在這人間世。你可以想像那種身體輕靈的感覺——進入「清虛玄朗之境」，那是一種非常美好、非常舒適的境地，雖然你還在這身體裏，可是這身體有一種難以言說的靈活。明明一樣置身於這座城市、明明那些曾經讓你焦心、不平或傷心的事件都還在，可是此刻覺得這一切都沒什麼關係了，因為你進入那種至虛至寂的清虛玄朗之境。

這時候你的心「心空似水」，心裏好像什麼也沒有，像水一樣平靜，也就是《莊子》講的「水停之盛」。曾經在意、煩惱的事，都不知道哪去了。「意冷於冰」，人活世間平日總有一些向外追求的事，可是現在好像一切的事情都可以不去做了。除了專注在拳套裏打拳之外，沒有其他更想做的事。什麼叫「意」？我們常常勸一個戀愛中的人：「你太在意了，不要那麼在意對方，把一些心思放回自己身上吧！」其實我們活在人間世，很多「在意」的目標是在外在世界的。可是，當你學了《莊子》的「知其所歸」（〈齊物論〉）；學了《老子》，把最重要的工夫放在自己身上，對於外在世界目標的追求，自然就是「意冷於冰」，沒有什麼是非做不可的。我最近有很深刻的體會，自從《正是時候讀莊子》在臺灣出版，接著就有人來接洽韓文版，然後是簡體中文版。雖然工作量增加，但我規劃時間時仍然覺得打拳是更重要的，不能為了工作就犧牲了自己的心身鍛鍊。我以前會想：「哇，這是多麼難得、可以推廣教化的寶貴機緣，一定要用盡全部心力地把它做好！」但我現在卻覺得，再有意義的事，如果自己都還沒有做到，到底憑什麼把這樣的學問傳遞給別人？無論什麼都比不上自己要先做到、做好來得重要。所以也就體會到什麼叫「意冷於冰」，即使別人逼得迫在眉睫，我也不會因此讓自己焦急。生命中非要不可的事變少了，好好睡、好好吃、好好鍊功，先顧好生活的根本。教學、研究、寫書的工作再穿插其間。我生病以前作夢都想不到自己有一天認定的本末先後會變成這樣。

「神靜如嶽」，精神靜定不動，如同山嶽。心神很容易安定。遇到一件以前會覺得很悲傷或很難過的事，可是今天遇到時只想著：我該怎麼處理，才可以儘速處理好，不要輕易有心情上的動盪。「氣行如泉」，氣息流動如泉水。氣的感覺初學者最容易出現在手指、腳趾，而習鍊較久的人則會在任督周天的部位感受到氣的流動、運行。氣流是無形的，很難形容，所以用有形的、流動的水來譬喻。「而初不自知也」，可是剛開始你不太能感覺到。當我鍊功鍊到可以非常明顯地感覺那口氣真的就在丹田，那樣一口一口吐納在丹田的呼吸，就好像古代用灶煮飯，拿著風箱生火一樣，真陽之氣就這樣開始長養、積累。但我通常不會教學生特別注意呼吸，因為我的經驗是當太注意呼吸的時候，反而無法只自然呼吸，而會不由自主地開始控制呼吸，會變得不太自然。所以我都先只注意不要有念頭，然後把注意力定在一點，氣的流動會自然而然有它運行的向度和強度。因此提醒各位操作「神凝」時對氣感不要執著，不要追求你原本沒有的感覺，因為那是自然會發生的。我每次有氣感的時候都很注意「不要理它」這件事，這樣才不容易走火。

「心空似水，意冷於冰」的心神，是我們要練就這樣一種理想精氣狀態的根本。先做到心靈的這一步，身體的一切才可能如預期。我家附近有個鄰居太太很不講理，隨時按別人家的門鈴，就想進來看你們家在幹嘛。有一次她來按鈴，父親竟然還讓她進來，我非常不以為然。那個人走了以後，我就對父親說：「爸，為什麼不用太極勁給她點個穴啊?!」父親說：「你這種脾氣啊，怎麼鍊得成太極拳？」我那時候想：「這和脾氣有這麼大的關係嗎？」可後來我知道為什麼了，你何必跟一個隔壁的大嬸計較件無聊的事呢？她要檢查，就讓她檢查；她要走，就讓她走，這樣就好了。何必在這樣的人身上耗費心神或口水呢？我們每天都會看到街上的人來來往往，為什麼要覺得這個人應該要怎樣，那個人一定不能怎麼樣？這世界上本來就有各式各樣的人，像光譜一樣，是很自然的事，不是嗎？

那我們要如何面對世事變化呢？念大學的時候因為我打辯論比賽而需更加注意、關懷時事，但是每次在家裏議論時政的時候，父親會說：「這社會不是歸你管的。」當時年輕，還是很想發表意見，但是到了最近幾年，我已經不太因此動心了。那些不過是外在世界的變化嘛！你有意見就去投票，投你自己覺得理想的候選人就好，不必為了外在世界而擺盪攪擾。重要的是不管你身處什麼樣的政治、經濟、社會環境，或怎麼樣的職場、情場與家庭，你都要致力於讓自己的心身狀況在與外在世界互動接觸的過程中緩緩地提升。這些東西才真是你的，不會受外在世界攪擾，也不會被任何人奪走。當你感受到自己心身的進步，你忽然會有一種活得很踏實、很篤定的感覺。

我們用《樂育堂語錄》的這一段來補充說明「靜勝躁，寒勝熱。清靜為天下正。」──維持心的靜與定，並不是枯寂的感覺。中國傳統文化裏的儒家和道家，絕對不枯寂，因為這樣的修鍊是在人間世裏的。因為心很安靜，讀書時腦子特別清楚、特別容易讀進去，看過的影像特別容易記憶。所以絕對不是寂寥的蕭索，也不是看破紅塵的無奈。而是用一顆很輕盈專注的心，去看外在的世界。這樣一種「若缺」，能自反內省；「若沖」，沒有成見、沒有負面情緒、沒有多餘念慮；「若屈」，很好相處；「若拙」，也不炫技；「若訥」，不是能說會道——這樣的形象是不是像極了一個具象化的、活潑生動的哀駘它呢？《老子》這一章教我們時常自反，讓自己能夠「若缺」、「若沖」，與人交接能夠「若屈」，不在乎別人覺得我們「若拙」、「若訥」，我們最終要追求的就是這樣一種心身狀態。

待大家不願待的地方、做大家不願做的事

人與人之間的相處，不管是親人之間、朋友之間、同事之間、或情人之間，都是很重要的學問，都非常需要學習。這個單元要說的是「人際相處」。

上善若水。水善利萬物而不爭，處眾人之所惡，故幾於道。居善地，心善淵，與善仁，言善信，正善治，事善能，動善時。夫唯不爭，故無尤。（《老子・八章》）

首先解釋一下這段文字的版本問題。《老子・八章》說：「水善利萬物而不爭」，

今本《老子》「不爭」這兩個字，在出土的《帛書甲本．老子》寫的是「有靜」；《帛書乙本．老子》寫的是「有爭」。三個版本都講得通，後面會再詳細解釋。今本《老子．八章》有一句話是「與善仁」，這句話帛書甲本沒有，帛書乙本寫的則是「與善天」。要是我們讀《老子》，會發現《老子》不重「仁」，而且其實對「仁」經常是持否定的態度。像是《老子．五章》提過「天地不仁」、「聖人不仁」，〈十八章〉講「大道廢，有仁義」，〈十九章〉說「絕仁棄義」，〈三十八章〉說「失德而後仁」。因此今本《老子．八章》的「與善仁」不太符合《老子》精神，這句話我就直接當錯簡拿掉，不作說明。接下來我們進入這一章。

「上善若水」，「善」就是善良、美好的，在《老子》的思想中，美好之中的最美好叫「上善」。而老子說這最美好的個性、胸懷、行為，很像「水」。因此一個人倘能夠做到同水一般，就是善中之善。並可「無尤」，不會遇到任何災難，也不會被責怪。老子甚至於用「幾於道」來形容，達到這樣的境界，便可說體現了「道」。這到底是什麼樣的境界？「水善利萬物」，所有的動植物都需要水，所以水能造福萬物。河上公注解說：「水在天為霧露，在地為泉源也。」遇圓則圓，遇方則方，能照拂天地萬物，做出積極的貢獻。天底下那麼多植物不能都靠人來澆灌，所以需要天降甘霖。而如果沒有水、沒有溪流，魚要在哪兒悠游呢？更不用說山川大地，若無水的潤澤滋養，也將不再富饒、失去無數美景。不知道為什麼，老莊要做出積極貢獻這一點在歷朝歷代經常被忽略。世人嚴重地誤解，認為《老》《莊》是閒散之人。講到「水善利萬物」，我要再次強調老莊的積極性。

「水善利萬物而不爭」，「不爭」二字在出土的帛書中，一個版本寫「有靜」，一個版本寫「有爭」。因為「爭」和「靜」這兩個字在古代通假，所以「有靜」就是「有爭」。「不爭」和「有爭」看似相反，但其實是一體兩面。水能夠造福一切，而它自有一種安靜、深沉的樣態，延伸去解釋就是在講「心」。就因為自己的內在有這麼一點安靜的工夫，「彼其所保與眾異」、「自事其心」（〈莊子．人間世〉），所以才懶得跟人爭。當我們的工夫、價值越來越內返，把自己的心身、把心神靜定看得這麼重要的時候，其實對外在世界的東西就不在乎，可以「不爭」了。

接著《老子》說：水是「處眾人之所惡」，願意居於大家最最討厭的位置，願意去做一般人不喜歡做的事。一般人厭惡卑賤、厭惡低下，都想往上走、求上進，怎麼會有個人像水一樣願意往下走，處在所有人都不願意處的位置呢？你可以想像，如果兩個人相愛，吃東西的時候，他愛吃的就是你不愛吃的那一份；在每天很多的家事中，他喜歡做的剛巧就是你不喜歡做的，那該是多麼美好啊。一般人不理解的是：一個不需要與別人相爭的位置，其實也就是最能安心、專注在自己追求的位置吧？假使一個人把自己的追求看得比外在世界還重要，他自然會做這樣的選擇。

印度人大部分相信轉生輪迴，聖雄甘地說過：如果真有轉生輪迴，但願來生上蒼讓他生為Untouchables[12]，意思是不可觸的「賤民」。傳統印度種姓制度的歧視非常嚴重，嚴重到其他種姓的人不願意自己的影子和賤民的影子交疊，覺得連影子碰到都會被玷污。可是甘地卻願意成為這樣的人，他希望能感受到社會底層之人的感受。中國古代的聖人甘於「處眾人之所惡」，我覺得這是設身處地的極致了！「故幾於道」，如果一個人能做到這樣，就是已經能體會道家、《老子》所講的道。

接下來《老子》說水「居善地，心善淵，與善仁，言善信，正善治，事善能，動善時」。我把《老子》講的這幾點水的特質，附在前面提過「水善利萬物而不爭，處眾人之所惡」的項下來說。「居善地」，明朝薛蕙的注解說：「行己不爭，避高處下，『善地』也」（《老子集解》），因為「不爭」，所以水願意待在比眾人踩踏的地面還要低的地方。我的碩士論文指導老師周一田先生說，受到道家影響的人，知道鋒頭太健容易受傷，所以絕對會提醒晚輩，不要去爭著站在浪尖兒上。老師於是教我們，考試不要考第一名，第一名是個危險的位置，殺頭都是從最拔尖處一刀砍下去的，所以最好是拿第二，中國的老二哲學也是這樣來的。說白了就是一種追求全身遠禍的哲學。「心善淵」，一個人致力於心靈，希望自己的心像深淵一樣清澈、湛藍、深靜，讓心的容量很大，就像莊子講的「水停之盛」，這樣的心靈沒有成見、沒有負面情緒、沒有多餘念慮。一個人的心量大小並非只能憑藉天生，而是可以透過不斷自我教育，不斷反省、學習而改變的。連監獄那有如銅牆鐵壁的地方，都有人可以挖出個地道逃出去，那麼想要開拓自己的心靈，從很小器變得大器，只要有心，當然一定辦得到。

「言善信」，這樣的人為什麼說話有信用？因為重視自己心的陶養，每句話都是從心而發。當你每句話都是從心裏出來，你的心便像一潭清澈的水，看得到水底，那麼真實、可信，所以一旦承諾了就容易信守。相反的，如果所說的話只是為了滿足別人的眼色、耳朵，只是為了讓對方高興，並不是真心這麼想，這樣的話在你心裏不會有根，所以哪天別人再提起，你可能就已經沒有印象了，還疑惑著「真的嗎？我真的講過這樣的話嗎？」認識一個人久了，你慢慢會覺得口才好不好不重要。口語、文字這種東西只要稍加訓練，

12 Shudras 首陀羅，沒有人身自由的奴僕，負責提供各種服務和手工業。但在印度，首陀羅稱自己為「達利特人」（Dalit），認為Untouchables是一種蔑稱。

兩、三年都能很像樣。但如果一個人講的每句話都是從心裏來，這樣地誠懇，那才是天地間最珍貴的言語。「正善治」，這樣的人如果從政會很善於治理，所以能讓天下康樂。為什麼呢？河上公的注解說：「無有不洗，清且平也」，就像一場雨降下來整個世界都洗乾淨了，它無私地滋潤萬物，不會覺得某個人特別討厭就不落在他身上、不洗滌他。政治不就該這樣嗎？可是很難，政客對支持者好像都會好一點，對不支持者都會壞一點，很難用無分別、沒有分判的心對待天下人。

「事善能」，一個德行像水一樣的人，處事是很有能耐的。水有什麼能耐？我們說「滴水穿石」、「涓涓不輟終成江河」，而且「能方能圓，曲直隨形」。不只是能涵容萬物，而且像莊子說的「形莫若就」，因為知道自己堅持的到底是什麼，所以外在的形貌、口氣、姿態，都可以包容謙讓。我常覺得母親很不簡單，她常常讓我知道什麼叫「柔情似水」，像水一樣沒有自己的形狀。我從來不知道母親自己到底喜歡幾點起床，只知道我這個不肖女兒要考試了書沒念完，就跟母親說：「明天如果我三點不起來念書絕對會被當掉，請三點一定要叫我。」母親三點就會來敲我房門。我卻說：「我真的起不來，就算起來也會打瞌睡。我想四點起來應該就來得及了，拜託媽四點再來叫我。」母親一小時後又來叫我，我這下又說了：「還是好睏喔，我五點起來就好了，我想我不必考那麼好。」後來母親被我折騰幾回發現回回這樣以後才說：「璧名，妳以後非起來不可的時間，再叫我叫妳！」

不只如此，還記得小時候每天晚餐以後，母親就會詢問每個人明天想吃什麼。孩子我有點惡劣，常會說：「上次在哪家餐廳吃的哪道菜做得真好，我要吃那個。」這樣隨心所欲的點菜導致母親收藏了整排滿滿的食譜，我的母親真的為了我們變得無所不能。可是相反的，我從不知道母親愛吃什麼，她愛吃的就是大家不愛吃的，你說愛吃魚頭她就愛吃魚尾；你愛吃大顆的花生她就愛吃小顆的花生。她真是一個很棒的母親，一個性情非常好的人。所以說「事善能」，必須很有能耐，包括心的能耐，才能夠別人要她怎麼樣，她就怎麼樣配合。所以，如果你有機會和一個體現《老子》之道「上善若水」的人相處，會發現他治理天下的時候是這麼無私，和別人相處、幫助別人的時候是這麼地無我，這就是《老子》講「利萬物」、「不爭」或者「有靜」的特質。

「動善時」，聖人所有行動配合天時。河上公注解說：「夏散、冬凝，應期而動，不失天時」，夏天偶爾吃個咖哩，解消體內的濕熱，或者吃點山苦瓜來退火。如果常待在冷氣房，那麼還沒出汗發掉的風寒就徹底出汗把它給發掉，配合外在的天時適切地活動、進食。達到這般境界的人還固執、堅持的事情很少，因為唯一需要堅持的，就是那最重要的事，也就是靜定心神、讓自己的生命能夠不斷地向上提升這件事。

「夫唯不爭」，拿石塊把水流堵住，水流就被堵住了；一旦把土堤挖開，水又流出來，好像就是這樣聽話、順從，不去爭搶那些人人想要的東西，不爭一切功名利祿。因為有一個很在意的核心價值，所以願意「處眾人之所惡」、「居善地」，願意待在「卑濕垢濁」的地方，「避高處下」、「善喜於地」。我剛進臺大的時候，有幸同洪國樑老師一間研究室。洪老師對後輩非常愛護，我才剛進中文系專任，老師就對我說：「蔡璧名，妳現在要開始準備思想史了。」思想史是所有考碩、博士班的學生都要考的大課，教這門課的老師於是握有考試去取的生殺大權。可我在感念洪老師的賞識之餘，當下就下定決心絕對不接這種眾人欣羨的大課。可能傾心道家的我覺得，去做大家不要做的，較不會被排擠、討厭，就能活得安全一點。會有這種想法，絕對和研究《老》、《莊》有關。

天地之間有很多事情是一般人不想做的。我團隊中的助理，多半有文字或者美術專長，這些才子才女最討厭做的就是庶務性的工作。後來來了一位同學，剛好是不善於文字的人，她就專門幫大家校對、報帳、影印、跑腿什麼的。我覺得一個人耐得住做這些瑣碎事情也很不簡單，出力幫忙而不在乎自己的名字出不出現在書上，也算得上是非常美好的德性。就像無垢劇團的林麗珍老師告訴我，有一位她非常喜歡的女舞者，舞跳得非常好，難得的是她的個性比舞藝還要動人。練舞的時候一缺人，不論是多小的角色，她便去遞補，樂意做那些別人不想做的事。有一次這位被大家喚作「姊姊」的資深舞者擔任一齣舞碼的總排練，因為需要有一個人在幕後拉布，形構出河流之感，她便歡喜去拉。臺下觀眾只看見河流，但她才是那條河所以能流動的真正靈魂。我可以想像林老師有多喜歡這個學生，要有什麼樣的德性才能心甘情願、樂於這樣做？

人如果能夠做到像「水」一樣的德性，就「幾近於道」，能夠「不爭」於是「無尤」，不會招致怨尤。為什麼呢？《老子》說：「寵辱若驚」（〈十三章〉），我們都以為受辱是人生的一場災難，可是老子提醒我們受寵也絕不是件可喜可賀之事。看過歷史劇的人都知道，一旦擁有多人爭搶的榮寵，多半會有什麼樣的下場？受到君王寵幸的女子，可能因此被砍掉四肢；得到一個別人想要的位置，比方太子位或某個官位，追殺、陷害馬上埋伏在後頭。你以為這只有在古老的帝國時代、黑暗社會才存在嗎？不是的，這些爭鬥的基因似乎一直流淌在古今中外人類的血液裏，這是社會教給我們的事。哪一天在情感上大家想追的那個人被你追上了、大家暗戀的那個人愛上你了，或者你在事業上有了卓越表現，那時候你就知道榮寵會讓人有多難受、多少謗毀、災難會隨之而來。所以老子才說「貴大患若身」（〈十三章〉），有這具身體的一天，你就得正視災難，有生之年，兩者是相依相存的。在這個我們呼吸的空氣、吃喝的東西都不是安全無虞的世界，要「無尤」多困難？我認為《老》《莊》這門學問出現的緣起，就是想在亂世中保全自己。莊子在開篇〈逍遙遊〉就說：「不夭斤斧，物無害者。」如果你是一棵樹，不要還沒活到應有的天年就被砍了。當別人想要的什麼官位、榮寵、庇蔭……，你都不想要，那自然就「夫唯不爭，故無尤」了。

有一年我的《莊子》課讓學生做「神凝」的作業，讓同學每天花五分鐘以上的時間，閉著眼睛靜坐，閉眼的同時並將注意力、目光彷彿盯著自己的眉心或胸口兩個乳頭連線中點的膻中穴，也可以是肚臍下四指幅的關元穴，之後把最容易沒有念頭的那個點記錄下來。一些學生在宿舍做這作業，我就問他們：「室友有什麼反應嗎？」「就覺得我很怪。」「那他們會覺得受到威脅嗎？」「怎麼會呢？他們很高興，要期中考了，還有個傻子什麼也不做，就在那邊呆坐著。」所以當你從事這麼一種致力心身升進的工夫，不會有人怕你、忌憚你、想害你，因為這不是大家在意、競爭的項目。

各位再想想，如果天地間有很多事一定要有人做，那麼，願意「處眾人之所惡」、能夠「居善地」，去做大家不想做的事情的人，不是最珍貴的嗎？我聽好多學生講起高中時代最懷念的人物，有時並不是學校的老師、同學。臺北師大附中的學生會提起一個推著早餐推車叫「蛋餅伯」的人；臺南女中的學生會提到教她們懷念的「莉莉冰果室」。往往是個做小生意的小人物教人難忘，他可能給了很多學生美味的早餐，或是一盤好吃到教人難忘的冰。那麼這些工作不就很光輝、很珍貴、很有價值嗎？這樣的人，別人爭的，他不爭；別人不要的，他願意要，甚至於很想要。我父親在拜入鄭曼青先生門下之前，跟臺大國術社的指導老師黃性賢老師學過少林拳的金剛鶴。那個時候黃性賢老師的妻子已經過世了，想要續絃，人家給他介紹時說：「現在有三位女子，不知道老師喜歡哪一位？」一般男人一定想先看看、聊聊吧，可是讓人很訝異地，父親告訴我們，黃性賢老師說：「我想娶最窮的那位。」也就是最需要嫁給一個人的那個人。從這句話，我們可以聽出黃性賢老師當時的人品，因為在這個世界上連婚姻大事都會想要照顧弱勢的人是很少的。

我要補充說明的是如果你刻意勉強自己去做「待大家不願待的地方，做大家不願做的事」，你心裏一定會覺得不平衡，因為人的付出通常必需是平衡對等、有響有應才能長久。要能夠完全不覺失衡，甚至歡喜樂意這麼做，關鍵就在於你有一個核心的追求，所以你知道這麼做自己獲得的是什麼，你會覺得為別人服務、貢獻，是非常美好的事。所以這不只是一個外在、表面的做法而已，而是一個從心、從根本開展出來的行動與價值。

總之，老子說：人能若水，就「幾近於道」，也許要一次到位做到真的很難，可是可以每天一點、慢慢地潛移默化。為什麼大陸現下會有國學熱，會覺得文化很重要？每每學生給我看一些相關大陸富豪的新聞時，我就會想起「大國崛起」這四個字。一個國家就算經濟、軍事非常強勢，在地球上能夠呼風喚雨，可是如果身為大國的公民卻沒有文化，再富也不過是個土豪，絕對不會讓人感到欽羨或打從心裏尊敬。我講的文化絕不只是眼睛看得到的、觸目所及的，更是滲透到每個人的心裏和骨髓裏的。一個國家或一個民族，應該怎麼樣看待「文化」這件事？歷史、社會文化脈絡中的每一個個人，又應該如何去看待「生命哲學之於自己」？我想這是身處不太重視哲學教育的華人社會的我們，需要深入思考的。

願意給，不願爭

這一講我們談「如何成為心胸開闊的海洋情人」。第一單元探討醜男教人愛上的究竟是什麼——醜男的萬人迷特質之一是「常和人」，原來眾人所愛無關乎外表樣貌，而是他的靈魂。於是我們知道人的生命中有一種非常值得培養的才華，就是讓自己能夠「情深似海，愛厚如洋」。在學習「常和人」這種個性的過程中，我們懂得了「常感不足的才是圓滿，永遠空著的才是充實」、開始「待大家不願意待的地方、做大家不願意做的事」。這樣一個人，大家一定都想認識他吧？感覺能從他身上得到很多好處，甚至占點便宜。各位以為被占便宜很可憐嗎？剛好相反，因為他這麼慷慨，所以大家都會非常喜歡他，也願意同樣地對他付出。

接著我們來看看《老子》定義下的聖人，竟然不約而同也有這種「願意給，不願爭」的特質，我們看《老子・二十二章》：

曲則全，枉則直，窪則盈，敝則新，少則得，多則惑。是以聖人抱一為天下式。不自見故明；不自是故彰；不自伐故有功；不自矜故長；夫唯不爭，故天下莫能與之爭。古之所謂「曲則全」者，豈虛言哉！誠全而歸之。

「曲則全」，「曲」這個字有一個解釋是局部，「曲則全」就是局部才是全部，掌握局部才能認識全部，這個解釋也是有道理的。從詮釋學的角度，到底要從一片樹葉去認識一棵樹，還是從一棵樹去認識一片樹葉？其實這應該是不斷循環的過程，要從局部去學習、看到整體，也在整體中不斷認識局部。「曲則全」的另一個解釋，在工夫層面上比較有意義，所以我採用這個版本。「曲」是委屈，「全」是圓滿。「曲」的姿態有點像打躬作揖，好像折腰了，委屈了自己，但有時候曲己從眾才能全其身。日常生活中我們遇到委屈的事，往往覺得今天實在倒楣透了，或者剛好有萬事如意的一天，就覺得幸運極了。可是一旦讀了《老子》，我們面對這兩種處境的態度就會有所改變，會知道委屈自己去順從別人未必是不好的，就像太極拳「捨己從人」的原理一樣。

平時你和別人一起去吃飯，你的個性是會堅持吃自己愛吃的，還是吃別人愛吃的？各位談戀愛首先可以注意的就是這件事，因為你一定會和對方一起吃飯，你就知道對方是什麼樣的人。如果他是一個看你愛吃什麼，他就愛吃什麼的人，你就知道這個人可能先天有點《老子》的體質，會覺得能夠和對方一起去吃對方愛吃的東西，看對方很開心，他就很開心。他懂得在外在行為上遷就別人，不會堅持「我一定要怎麼樣」。各位不覺得這樣的人很好相處嗎？誰會不喜歡這樣的人呢？所以「曲則全」，這樣的「曲己」、在外在形貌上委屈自己，但內心舒坦，不覺委屈，就像莊子說的「形莫若就，心莫若和」（〈人間世〉），外在樣貌行為儘量遷就順從對方，而內心能夠保持平和安樂，能做到這樣，不就是一種圓滿、一種完全嗎？

自古至今，在哪一個時代生活是容易的呢？從先秦的文本中就可以看到古人在慨歎人心不古、世界黑暗，一個好人好活的世界實在很難遇見啊。在這種情況下，有時候真的要委屈自己，才能成全某些追求。像孟子見梁惠王，王曰：「叟不遠千里而來，亦將有以利吾國乎？」而孟子大膽回應：「王何必曰利？亦有仁義而已矣」（《孟子．梁惠王上》），這樣的對話，看在老莊之徒的眼裏真不知會招致多少凶險、禍患啊。

我從小很怕和姊姊一起出門，因為姊姊個性很直，我們一起排隊買電影票，看到前面有人插隊，一般小老百姓沒帶武器、又不會武術，除了乖乖讓人插隊，哪裏敢怎麼樣？但我姊會馬上拉開嗓門：「前面的不要插隊，要排隊到後面去！」身為她的妹妹，我想真該離她遠一點，常怕萬一有人揍她，站在旁邊會被波及。經驗告訴我們，生活在這個社會，並不是正直、有理就可以理直氣壯，因為就算有理，還是有可能會被打的！那麼「氣壯」不正是遭殃的原因？所以《莊子》才教我們「形莫若就」，外在舉止、形貌不如就遷就別人吧。那《老子》怎麼說呢？「勇於敢則殺，勇於不敢則活。」（〈七十三章〉）太勇敢於往前衝，最後很可能就被殺掉了，「勇於不敢」，知道怎麼跟對方溝通最好，才能保命。正是因為有這個「不敢」的成分，所以能保身全生。

而「曲則全」的「全」要圓滿、保全的是什麼？在道家的世界裏，最重要的德性是：在順境、逆境當中，都能持續陶養心身，而對心身以外的追求都不過分計較。能具備這樣的德性，你就是一個全德之人，一個上善若水的人。你願意像流水一樣仰望高山，而覺得幸福，不是希望自己永遠是聚光燈下最被注意的那個人。這樣的德性才是道家之徒致力追求的。

「枉則直」，「枉」這個字的本義是一棵不直的木頭，如果一棵樹沒辦法伸直、得委屈自己，會很痛苦吧？什麼叫委屈自己？你聽過別人在背後講你的壞話，毀謗你、誣陷你嗎？你會難過嗎？會覺得要花很多很多時間，讓委屈的東西恢復正直，讓你沉冤得雪，讓那些毀謗你的人受到制裁嗎？其實，當你把心身的提升當成生命最重要的事，把「人間世本來就會有人毀謗另一個人」當成生命遭逢的自然，你還真捨不得花時間去釐清本來就是事實的事實。因為如果有人天生就願意花很多時間來造謠生事毀謗你，他們就像蒼蠅一樣，是趕不完的。不要忘了，你的時間就是你的生命，重要的是你怎麼樣對待你今天的人生。所以就讓他說吧，全世界都冤枉你又怎麼樣呢？真相只有一個。「枉則直」，就算有人不斷、不斷地毀謗你，一定也有人會發現真相，因為事實是可以查證的，最後別人也就知道：喔！那個人講的好像不是真的，他可能跟你有仇，所以才不斷地無中生有、恣意毀謗。

「枉則直」的「直」，意思是沉冤得雪所以直嗎？不是的。在儒家之徒的心目中，「吾道一以貫之」（《論語．里仁》），有一個要一以貫之、堅持到底的「道」。老莊之徒的「道」就是「彼其所保與眾異」（《莊子．人間世》），一直持續在追求一個很重視的目標——心身的提升。可能有人覺得講心身的提升很空泛，其實不會的，有時候我見到很久沒見的學生，只要看他肩膀是聳起來還是垂下去，就知道他這段日子過得是緊張還是放鬆。心身提升的成績，是這麼具體地反映在每個人的生活中、形貌上。不急於澄清那些別人加諸在自己身上的流言誹謗，而是將時間精力專注在身心的提升，這便是「枉則直」。

「窪則盈」，「窪」是凹陷，「盈」是盈滿。處在低窪的地方，你覺得好像矮人家一截，可是學過《老子》以後，再看「窪」就覺得是虛懷不盈。你永遠覺得自己是不足的，自己做過的事也不是多麼厲害，只是因緣際會下略盡綿薄之力。為人謙下，自然好相處，很多人願意和這樣的人做朋友。你覺得自己不足，也不想讓人覺得你很厲害、不炫耀，這樣算吃虧了嗎？不會啊！其他人也不是傻子，有一天也會發現：那個謙卑的人好像比較厲害，那個自大的好像沒有多厲害。

這樣謙下的人又為什麼是盈滿的呢？當你追求「虛者，心齋」（《莊子・人間世》），追求的是沒有負面情緒、沒有多餘念慮，那麼能夠覺得自己不足的話，當然更容易做到沒有負面情緒。因為別人講你哪裏不對，你不會非常在意地想：「他為什麼要講？為什麼要讓別人知道？為什麼要讓我那麼難過？」而是馬上反省：「是啊，我也沒多厲害。」你有這樣的胸懷，就不容易有負面情緒，那是一種充實的空虛，所以是真正的盈滿。

一個盛滿水的杯子，就再也裝不下了，一定要空出來，才能裝進東西。學習任何知識、技藝也是一樣，要先讓自己成為一張白紙，才學得會。一個什麼都不會的人最容易學會，所以學習中國傳統的所有技藝，師長一定會這樣提醒你——把自以為自己知道的先通通忘掉。

我在學習印度Kriya Yoga的時候，函授講義裏提到一則故事：兩個學生來拜師學藝，一個學生曾經在其它地方學過，另一個則完全沒學過。老師要向兩人收學費，已經學過的那個人，學費兩百個金幣，沒學過的則只要交一百金幣。學過的這位就困惑地說：「老師，我已經花了這麼多年學習，你要教我比較容易啊，為什麼我反而要交更多學費呢？」老師就回答：「因為我需要花一倍的時間先讓你忘掉原本學的，然後再花一倍的時間把你教會。」我的書出版、視頻上線以後，好多讀者會來信問我去哪裏學太極拳。我都會先問對方：「你是要學一種叫太極拳的功夫，還是想要達到寧定心神、放鬆周身的目的？」如果你的目的是後者，那我建議先作穴道導引。為什麼呢？曾經有一個不知在哪兒學太極拳的學生堅持要打太極拳給我看，無料他打完之後令我好困擾，不知該怎麼回應，因為實在太不正確了。如果錯誤率這麼高，要糾正其實是非常困難的。所以說「窪則盈」，當你是空的，反而容易盈滿，學習任何事情，都應該有一顆謙下之心。

我從小在這樣的教育中長大，當我拜入周成清醫師門下學中醫的時候，老師說：「等妳學會我教的《傷寒論》『經方與腹診』這一套，再去好好研究《黃帝內經》，妳今生的造詣是可以超越我的。」我的老師是清代御醫蕭龍友的傳人，也是位在經方派有很多開創性技法的國醫。聽老師這樣說，我默默地沒有特別回應什麼，和我一起拜師的同門知道我的博士論文研究《黃帝內經》，就問我：「璧名，妳怎麼沒跟老師講妳的博士論文就是研究《黃帝內經》？」我說：「魯班門前，這樣講太不謙虛了。」我那點紙面研究，哪裏好意思在老師面前搬弄？每次向老師請益《黃帝內經》或《傷寒論》，便發現老師不只原文、連注解都記得滾瓜爛熟，歷代醫案更是信手拈來，每一種病症都可以舉出很多醫案來講解。所以一直到我上完老師的課、又跟診半年，老師離開臺灣返回上海又往來臺、滬間行醫，屢次蒙老師召喚，得緣又跟診多時，也和老師非常熟了，有一天我聽老師的意思好像短期內不會再到臺灣來，我才呈上博士論文說：「老師，這是我的年少之作，寫得不成樣，請老師過目、指教。」在學習中國傳統醫學的時候，明明自己還很粗淺，卻表現出很行、很會的樣子，這是大忌諱，沒有好老師會想教這樣的學生。

「敝則新」，「敝」是舊，河上公的注解說是「後己先人」，你會去容讓，以他人的需求為優先，把自己的需求放在後面。在愛情的世界裏，大家都怕自己變成「舊愛」，所謂的七年之癢，好像舊的就是沒有新的讓人覺得新鮮、感興。可問題是，你為什麼要讓自己變舊呢？

「敝則新」換句話說就是，你不怕會變舊，為什麼？我早年曾經幫一個男學生寫過情書，在那封代筆的情書裏我用了一個譬喻——當我們愛上一個人，就像打開一本書，會忍不住一頁一頁一直往下讀。而他認識這女孩就像走進了一間圖書館，每天就像換一本書，每天他讀的都是新的，永遠讀不完、永遠讀不膩。《老子》說「敝則新」，每天都像新的一樣。何必怕舊？

如果是在心身方面有追求的人，別人每年都會認識一個不同的你，你每年也會認識一個不同的自己。你對同樣的經典會有不同的理解；你在實踐道理的時候會做得更好、更徹底、更純粹。你感覺得到，別人也感覺得到。如果情人之間有這樣的感覺，昨天看到的對方可能脖子縮縮的、肩膀聳起來，但過兩天肩膀放鬆了、氣色變好了，脖子修長了，不是很美好嗎？所以每天都要看到嶄新的自己。精神上也一樣，你以前碰到這樣的事會很不高興，現在不會了；你現在能從一件不開心的事情找到開心，從不圓滿的事情感受到就是這樣才圓滿。能夠同這種每天都「如新」的人相處，是很美好的經驗，又怎麼會有厭倦的一天？

《楚辭》有一句話說「悲莫悲兮生別離，樂莫樂兮新相知」（〈九歌・少司命〉），我年輕時初讀不懂，為什麼屈原會寫生命中最快樂的事是遇到「新相知」，一個新的知己？後來知道不只是這意思，也可以是你和一個也許認識了好幾年的老朋友，但彼此的友情永遠是那麼地歷久彌新。每個人生命中也許都有那麼兩三個朋友，他任何時候來找你，就算再怎麼忙，你還是隨時有空，不用擔心會怠慢對方。我高中最好的朋友，她父親過世的時候，我因為身體狀況不適合出席，便託人拿了奠儀過去。後來有天她從上海回來臺灣，打電話跟我說：「璧名，我落地了，我們不收奠儀，我現在去妳家把錢還妳。」我說：「不了，我今天很忙，不急著拿錢。」她也是一個很忙的人，聽了就說：「妳做妳的事，我到妳家看妳一眼就好。」她到我家，我真的就在她眼前一邊工作、一邊跟她說話，她也就一邊看我工作、一邊看電視，我們居然就這樣度過一段午後時光。她走後我寫下這首詩：

同窗同席共青春
流逝光陰餘幾人
午後卅年躡步走
仍留兩心共一真

（〈朋友——補記處暑午後舊遊健柔上海來訪〉，二〇一六年八月十日十四時五十二分）我們很珍惜彼此的感情，並不在乎在一起要做什麼了不起的活動。我和她聚會從來沒有像這次那麼不正式，我也沒有為她多花什麼時間，可是不知道為什麼，那個下午我特別覺得珍貴。到底是什麼樣的交情，你不會覺得需要拋下工作來招呼對方、來跟她談話才有禮貌？當你們之間已經不需要讓對方的耳朵聽、眼睛看的禮貌，因為太懂彼此的心了，已經到了永遠不會因為對方在忙自己的事，而覺得他不在乎你的那種親密程度。你們不會因為很少見面而影響到交情，彼此可以各做各的事，可是心意相通。

「少則得」，許多人在覺得自己得到的比較少的時候，可能會怨懟，覺得心有不甘。可是讀了《老》《莊》，就會覺得：「很好啊」。比方說在你人生的某個轉角，處境比較艱難的時候，曾經你善待過的朋友卻反過來裝作不認識你。你可以覺得悲傷，但也可以覺得：其實少也是一種幸福。每個人的人生有限、金錢有限，所以朋友少也不錯，就好好照顧那少少的幾個就好。我讀過一本叫《斷捨離》的書，書中教讀者怎麼樣清理居家，作者認為要清理到打開衣櫃、碗櫃看到留下的每件衣服、每個碗盤，都只看到知心好友，而不是望見一大堆陌生人雜處其間。我想，朋友不在多，留下知心的就好。

「少則得」的另一個解釋和修鍊有關。少的是什麼？當全身放鬆，你的世界安靜下來，在意的只有肚臍以下四指幅的丹田，和一點真陽之氣。後面會說到「抱一」，你一定要的、一定不能少的只有這個，那是「少之極」也。我以前聽我父親說：《樂育堂語錄》這本書對鍊功很有幫助。我讀完得到的結論就是這句話：「時時注意丹田的真陽之氣」。為了守護這樣的氣，你不會在意人世間的得失。你在意的東西很少，可不表示你擁有的很少，因為你的思慮會因此更清楚，可能使你的職業生涯、情感生活都更順遂。王弼注解「少則得」時說：「轉多轉遠其根，轉少轉得其本」，有時候你想得到越多，結果卻離根本越遠，你把注意力放在少數幾個重點上，反而能掌握根本。就像我說，當你成為一個非常好的人，你同時就會是一個理想的職人、情人。可別認為《老》《莊》這麼講是騙人的，《孟子》不也說：「聖人，人倫之至也」（〈離婁上〉），儒家理想的聖人，當爹就是全世界最好的爹，當娘是全世界最好的娘，當哥哥是全世界最好的哥哥，當妹妹是全世界最好的妹妹，當情人是全世界最好的情人。所以讓自己變成一個更好、更完整的人，與當一個最理想的情人，是合一而且絕對不衝突的！

讀書也一樣，我覺得只是想把心、身照顧好，其實不用讀很多書。我曾經遇到一位學中醫的男學生來旁聽我的課，他當時從中國醫藥大學畢業，正在長庚念中醫研究所，也在執業了。有一次他從教室陪我走回家，問我：「老師啊，你覺得中醫師的醫術要好的話，最重要、必讀的一本書是什麼？」我答：「《傷寒論》。」他說：「第二本呢？」我想了一下，回：「《傷寒論》。」他疑惑的問：「那第三本呢？」我又想了一下，說：「還是《傷寒論》。」我是在提醒他，這本書要讀透不容易，可是如果能讀通、讀透，並掌握其精髓，大概中醫的理論知識以及臨床應用就已經掌握七、八成了。（我的老師周成清醫師認定是八成，而在這裏我保守些改以說七、八成。）

在這個時代，很多人喜歡讀別人詮釋的東西。別人詮釋的東西不是不能讀，可是以我中文領域的專業書籍來說，只要深入研究某一位專家，思想家、文學家或某一部專書，就會發現即使是公認權威的思想史或文學史家，對於經典的詮釋多少都還是有些些錯誤、出入。所以真的不能貪多，而是要很精深專注地鑽研，才能掌握一門學問的精髓。生活上又何嘗不是「少則得」呢？念大一的時候，你想要參加十個社團，想要修最多學分的課，這麼做的結果，除了累死自己之外，每個社團都參加得不太投入，每門課都讀得一知半解。也許臉書上的朋友變得好多，每天都很忙，可你不太知道自己究竟有什麼真正的長進。「少則得」是一種減法哲學，儒家講「博學」，《老子》卻講「損之又損，以至於無為」（〈四十八章〉），舉凡向外的追求，你都要拋掉、都要放下，至少都要淡然，才能真有所得。每天都抓住根本，你就覺得不管今天過得好不好，至少有一些時間是徹底掌握、真正有助益於生命的。

「多則惑」，有些人以為自己很博雅，可是過多的學問也會讓人迷惑。在我碩士班時期，有位程度非常好的研究生會出現在文史哲學界不同討論範疇的學術場合，以尖銳的發言攻擊、駁倒很多已經拿到博士資格、甚至教授資格的人寫的論文或理論。當時我們覺得這個人非常厲害，後來他也成為臺灣學術圈檯面上的人了。可是，大概在十年前他讓我知道他其實把自己搞得非常累，每年都要出國看心理醫生，我也看得出來他的胃腸和肝、腎都很不好。雖然他年輕的時候非常帥，可後來臉色越來越差、頂上的毛髮也逐漸不保。結果一直到最近這幾年，仍舊沒有看到他在學術上有「成一家之言」的成就或格局。如果是這樣，那麼博學的意義究竟何在？是要走到每個學術場合，讓大家知道全世界就你最厲害嗎？可是一個人不可能樣樣厲害，生命的長度與厚度都是非常有限的，就像《莊子．養生主》說的：「以有涯隨无涯，殆已。已而為知者，殆而已矣。」如果想要樣樣好，就算累死自己也未必辦得到。所以說「多則惑」。

「聖人抱一為天下式」，「抱一」就是「守一」。那麼「一」是什麼？所有《老》《莊》的注家都說：「一」，就是「道」。法家有法家之道，醫家有醫家之道，農家有農家之道，陰陽家有陰陽家之道。這裏的「道」當然指的是道家之道，那麼「抱一」指的很可能就是虛心、凝神那樣的工夫。讓你的心非常靜定，穩穩地守住那個重點——可能是眉心、可能是膻中、可能是下丹田，當然一般講的是下丹田這個「玄關一竅」。守護著你的心身「為天下式」，這個「式」是法則的「則」的意思。生命中你覺得最重要的就是這件事。一旦做到「抱一」，不管外在世界是「曲」、是「枉」、是「窪」、是「敝」，都不必在意。只要在心身上做努力，便可以從曲中得全、從枉中得直、有窪才能真正充盈、敝者依然可以恆新。甚至因為你是個這麼重視生命根本的人，就不會自以為是或心懷成見，你知道這是在心靈工夫上最要剔除的。

所以我們人生到底要的是什麼？我覺得學習任何一種哲學或價值思想，最有意義、最值得的是，每次做選擇的時候，就會活用一次這套哲學。有天晚上我上完皮拉提斯課就抉擇著，到底是該回家備課，還是去打拳？但我一下課就咳了一聲，剛好有個助理來，我就問他：「你覺得老師應該先好好備課，還是去打拳？我好像被傳染感冒了。」他說：「當然要去打拳，不打拳怎麼趕快把感冒風寒排出去?!」於是我就打了一個半小時的拳，把風邪徹底地排掉了。回頭看我覺得那天被傳染感冒真是件很美好的事，否則我可能就偷懶不打拳了。

人生中我們會不斷地面對抉擇。有天我接到朋友傳來的簡訊，他同我一樣接到另一位朋友的死訊。我們是同一個讀書會的朋友，雖然研究領域不同，但都在做身體感的研究，所以常一塊兒讀書。簡訊裏他向我道謝，因為我與他們的一些互動，讓讀書會中的幾個朋友及早開始養生調養，現在心神體況都還挺好。我有時覺得，人真的需要面對死亡，不管是自己的死亡抑或別人的死亡，才會知道照顧自己的心身真的很重要。人就是要到那一天才會明白，有些事是該儘早從心上卸下的，但有些事，卻是今天能做就不該留到明天的。

聖人「不自見故明」，他不會自以為很有見識，因為自以為有見識本身，極可能就是一種成見。上下四方，古往今來，誰才算得上真有見識呢？一個「不自見」的人，是一個看得清楚自己斤兩的人，這樣的人才可能「明」，清明如實地照看這個世界。「不自見」也可以說是「不自現」，聖人不是那麼喜歡炫耀、於眾人面前顯揚自己，不會自顯於眾。不把自己看得太重要的人，才能認識自我生命的侷限，才會知道一個人的幸福需要多少人的協助和成全。

「不自是故彰」，不自以為是，你才可能更進步。如果總是以為自己的想法是最好的，自己的眼光就是上帝之眼，打腫臉充胖子，甚至什麼都覺得是自己理所當然應得的，連從其他人那裏得來的也不知感恩，難道別人都不會發現嗎？發現了還願意幫你嗎？少了眾人的協助，你就沒辦法這麼地順遂成功、彰顯了。這世界並不是人人都像耶穌基督、釋迦牟尼那樣不求回報的。

「不自伐故有功」，這個「伐」是「取」。如果你做什麼事情老在乎這有多少是自己的功勞，那麼你的器量、格局是不可能建立大功業的。不覺得自己最厲害，才能真正成就所謂的「功」。河上公的注解說：「聖人德化流行，不自取其美」，聖人知道今天得到的一切不過是因緣際會：你剛好生在這樣的地方、長在這樣的家庭；家裏對你的栽培剛好讓你一路順遂；你剛好能進入這所學校；剛好學到了什麼所以有機會貢獻一己……這一切你都不覺得是自己的功勞，和這種人相處當然是最愉快的。相反地，有的人很自大，覺得自己都那麼完美了，當然不必再更好。可是究竟二十幾歲自覺的美好，能撐多久呢？

當你不自以為有見識、不自顯於眾，只去明亮、養護你的心身。這樣的人，其他人當然願意和你相處。情人之間也一樣。如果有兩種情人讓你選，一種是自以為是，認為自己永遠是對的、對方是錯的，一直挑剔對方；一種是不自以為是，能看到自己的過失，很高興聽到對方講自己哪裏不好，甚至於像大禹一樣，「禹聞善言則拜」（《孟子．公孫丑上》）聽到別人告訴自己哪裏可以改進，幾乎想下跪答謝。不用問也知道和哪種人相戀比較幸福。不是嗎？

「不自矜故長」，「自矜」就是自大，覺得自己渺小、不自大，才有成長的空間。如果你在班上是第一名，或者在公司是業績最好的人，那你要感謝別人不太認真。這句話也有人念成「不自矜故長（ㄔㄤˊ）」，解釋成長久，不自大才能長久。一個人要是驕傲自大、急著出頭，很快就有快刀大斧把你削平了。你不自大，所以能不斷自省、不斷成長，你的德、你的身、你的情感才能夠長久。

「夫唯不爭，故天下莫能與之爭」，還有誰能跟你爭呢？你要的是內在的提升，而天下人爭的是什麼？一個家庭裏，夫妻爭的可能是誰付出比較多、誰聽誰的比較多、誰做的家事比較多……。可是如果你根本不在乎這些，甚至願意處在別人不想處的位置、做別人不想做的事，那誰還跟你爭呢？世俗價值在意的不就是名與利嗎？有些人只會用金錢或是名位來衡量每件事，但你把金錢名位看得輕還是重、它們在你生命中扮演什麼樣的意義，只有你自己知道。各位大概會發現，當越來越喜歡《老》《莊》這門思想，金錢或是名位在你心裏的分量會愈來愈輕。可是越來越輕，並不表示你會越來越窮，只是不管有多少錢、有多有名，對你來說都不那麼重要了。

《老子》接著說：「古之所謂『曲則全』」，既然說「古之所謂」，那麼「曲則全」這句就是古話，不是老子自創的。可見我們在《老子》讀到的語言，不完全是老子原創，可能有一些傳承已久的智慧。像聞一多先生或者我在臺大研究所十分尊敬的張亨老師，他們的研究都認為，在道家思想之前，中國是有「古道教」存在的。《老子》和《莊子》書中很多的修鍊，可能都來自於更遠古的時代，而老、莊是集其大成，將之化為文字著書、立說的人。很多考古文物可以證明《老》《莊》絕對不是橫空而出的思想，是有傳統的。老子、莊子主要是把這種傳統中人格神的上帝，變成一種宇宙論式、存有論式的「道」。然後讓它進入每個人的生活，而不再是政教時代帶有宗教成分的信仰。

「古之所謂『曲則全』」，古人說「曲則全」，只有委屈才能成全，先有局部才能擁有整體。「豈虛言哉！」這哪裏是胡說、瞎說呢？這是很真實的話。「誠全而歸之」，真的這樣做，才有辦法「全」，全什麼？河上公的注解說：你才能「全其肌體」。如果用《莊子》的語言可說是「終其天年」（〈人間世〉），不會因為有用而被砍伐、不會遭到刑罰，能夠好好地活到命定該有的歲數。可是《老子》是那麼重視心神的思想；《莊子》是那麼重視「神凝」，追求精神靜定的思想，怎麼能只把這個「全」解釋成形軀呢？所以我認為「全其肌體」一定包括「全其德」，人的德性。如果能把擁有這樣的心靈當做生命中最重要的事，那生命的其他部分自然也是可以很順遂的。就像植物的根，如果失去根，很快就不再有神采。所以我們要怎麼樣在生命當中，致力去長養、陶養這生命的根，讓心的器量可以越來越大，讓真陽之氣能夠積累，就變成生命中很重要的功課。儒家提出人應有的德性條目，比方說仁義禮智四端之心，先定義了怎麼樣才仁、怎麼樣才義，同時樹立了外在的標準，讓你去做個好人。可是老莊面對整個儒學傳統，會覺得那麼強調仁，就表示那個時代的人已經不仁了；禮也成為徒然讓人跟著操作的儀式，大家都這麼做，我也得這麼做，不再懷抱禮儀的核心內涵——禮義。就好像當我們覺得環保很重要，那表示環境已經被破壞得差不多了；當一個地方不斷強調要肅貪，就表示清廉的官員已經很少了。我們總是在匱乏的時候才會要求大家應該怎麼做。可是做到最後可能會忘了，究竟是為了遵守外在形貌的規矩還是發自真心的實踐？

「誠全而歸之」這個「歸」字，河上公的注解說：「歸之於父母」，但我認為也不只是父母，而是《莊子》「知其所歸」（〈齊物論〉）的「歸」。孝順是應該的，可是更往上追溯，老莊之徒一生不會只為孝順而活，老莊要樹立的價值是在忠君（「事其君」）和孝親（「事其親」）之外的，是好好愛惜自己的心身（「自事其心」〔《莊子・人間世》〕、「緣督以為經」〔《莊子・養生主》〕），這才是生命最核心、最該歸往的價值。當你有更富足安和的心身，無論是友悌兄弟姊妹，或是孝順爹娘，都會做得比原來好，因為你會變得更能與別人相處、更不固執，更設身處地，擁有更大的器量與愛。把這樣的思想和儒家對比來看，更顯精采。

接下來要從《老子・八十一章》來看「願意給，不願爭」。

> 信言不美，美言不信。善者不辯，辯者不善。知者不博，博者不知。〔善者不多，多者不善。〕聖人不積，既以為人己愈有，既以與人己愈多。天之道，利而不害；聖人之道，為而不爭。（《老子・八十一章》）

這段文本的「善者不辯，辯者不善」兩句，帛書本是沒有的；而「善者不多，多者不善」兩句，是依據帛書本補入的。這邊先說明一下版本的異同，並非本章的重點。

「信言不美」，聖人講真話，但真話有時候就是不好聽。想像一下如果一名男子對女朋友說：「我覺得你好美。整個大學三千人裏面，你應該可以算是前一千名的美。」你想他女友會有多生氣，情侶之間沒有人會這樣講話。有人說：「愛情裏面需要謊言」，如果不想說謊又不想激怒對方，可以說：「你是我心目中最美的女人。」這樣就沒問題了。

「美言不信」，「美言」是好聽的話。要是有一天你成為主管，你的員工裏面有些特會吹捧，每天都在你耳邊歌功頌德。有的員工則是發現你哪裏不妥，馬上告訴你。從你的反應就可以知道你是什麼樣的人。如果你對特會吹捧的人印象很好，那你就不是聖人；如果你反而覺得，敢講真話的人很不錯、很珍貴，那就離聖人比較近。我認為有人願意對你說真話，是要珍惜的。因為有時候老實話很難聽，可能會傷害你們之間的感情，但他還是願意說。尤其是有人跟你講哪裏不好、聽了能讓你改進的話，真的很可貴。即使朋友因為不了解你而有所誤解，也要珍惜。因為是朋友你才會去解釋，解釋了他就會更了解你，你們就可以變成更好的朋友！

小學畢業的時候，我買了漂亮的留言本請老師、同學簽名留字。當時的自然老師說：

「蔡璧名，我不必幫妳寫，我就告訴妳一句話：『不要駝背。』」天啊，這竟然是我的畢業贈言。我有這麼多優點，相處了這麼多年，老師怎麼都不寫呢？只留給我一句這麼難聽的話。可是這句話也讓我後來永遠記得要調養、調整我自己，我非常謝謝這位自然老師。而寫著好聽話的留言本，早就不知道放哪兒去了，現在就只記得這句「不要駝背」。碰到願意講真話的人是很幸運的，即使聽到的那一剎那覺得不太舒服，可事後想想，會很高興他願意告訴我。因為這樣一來，就可以從另一個人的立場，來反省自己可以怎麼樣做得更好。

有的人舌燦蓮花，非常會辯論，各位不要忘了儒門四教裏有「言語」這個項目，所謂「文勝質則史，質勝文則野，文質彬彬，然後君子。」（《論語・雍也》）在儒家定義下的君子最好「文」、「質」兼備，不能沒有「文」。但是《老子》說：「善者不辯，辯者不善」。老莊的理想人格是不喜歡辯論的，和儒家君子的形象非常不同。人世間有很多是非，我們遇到是非就想爭辯，可是爭辯的意義到底是什麼？《莊子・齊物論》說：「聖人懷之，眾人辯之以相示也」，道家的聖人不是好辯的。

我小時候有一次聽到廚房裏傳來兩個女人的爭執聲，母親與祖母，不是嚴重的吵架，可能就只是對一道菜要怎麼做有些不同的意見，卻也算得上一般認為最難處理的婆媳問題。我就在一旁靜靜地等爸爸下樓，準備看好戲。可沒想到父親下來沒說奶奶對，也沒說媽媽對，只悠悠地講一句話：「唉，人活在這世上，不是要來爭辯的。」意思是人不是為了爭辯而存活在天地之間——徹底否定了爭辯這事的意義。

等我再大一點，有一次姊姊把我搞哭了，我就跑到父親那兒去告狀，結果父親說：「妳哭了，心亂了，妳就輸了。」什麼呀？我哭了表示我被欺負，很可憐，怎麼我哭了就輸了呢？後來慢慢成長，我才了解父親的教育。

我的家庭教育是和《莊子》很像的價值觀。哭鬧表示你失去了心的平和，當然就輸了。覺得哭也沒用之後，反而能夠很冷靜地釐清事實，其實也就沒事了。於是愈來愈了解父親所教的「人不是為了爭辯來到這世界上的」。

各位從小到大一定聽過別人爭辯，特別是每次選舉一來就會有無數的爭辯。我以前也曾經為了一些社會議題熱血沸騰。我關心的問題通常和民生相關，像是牛肉有沒有瘦肉精這種事。可是我後來就告訴自己：「只要你還不是政府官員，你做的所有努力就算有影響，也是微乎其微，幾近於零的。」影響最大的就只是讓你自己累得半死、心情不好。可是你在乎的議題真的改善了嗎？可能沒有。當我們努力地去爭辯之後，不免疑惑：辯論的意義到底在哪裏？所以「善者不辯」。為什麼不熱衷辯論了呢？因為你有太多更重要的事情要做，有更重要的心神氣血需要陶養、維護。人一輩子的時間這麼有限，就算要辯，也要用最小的力氣、花最少的時間，把更多寶貴的時間留下來做更有意義的事。「辯者不善」，如果你還是好辯，覺得辯輸了沒面子，但你是否想過這個面子老了以後就會皺，死了以後就會消失？可是你卻這麼在意。

「知者不博，博者不知」，有智慧的人不一定很廣博、很博學，知識廣博的人也不一定有智慧。中文系有兩門非常重要的課，一門是「中國文學史」，一門是「中國思想史」。可是一旦真的深入研究某一家、某個學派、某個年代，就會發現：文學史、思想史裏詮釋、傳遞的概念有很多需要修正、補充。也就是說，很多東西不是這麼簡單可以以偏概全的。如果真相那麼難明白，而有一個人說自己很廣博，上知天文下知地理，那麼他很有可能每件事都一知半解，不夠通透。有一次父親跟我開玩笑說：「拿到博士學位了嗎？研究什麼呀？」「研究《黃帝內經》。」「就研究一本《黃帝內經》嗎？」我說：「嗯。」「那怎麼可以叫『博士』呢？博士怎麼只知道一個彷彿尖端、可是小小範圍的東西呢？如果要正名的話，應該說：璧名，恭喜你拿到『狹士』學位了，狹隘的『狹』。」有可能這就是真相吧。「知者不博，博者不知」，不知道各位閱讀這段文字的時候，會不會想起之前在《莊子．德充符》讀過「知不出乎四域」的哀駘它？他知道的東西好像不多。可是大家想像一下，要是你將來遇到一個飽學之士，開始和他一起過日子。你問他：

「三餐吃什麼？」

「不知道。」

「會不會做菜？」

「君子遠庖廚。」

「做什麼運動？怎麼養生？」

「養什麼生？沒時間。」

相較之下，另一個人不一定有多高的學歷，但你問他：「今天吃什麼？」他會告訴你：「配合夏天的節氣，我準備了一點瓠瓜、一點絲瓜。」然後家裏環境，他都可以整理得很好，甚至馬桶壞了、電燈壞了，他也可以修得很好。他特別關心生活的事、關心這些攸關生命的核心價值，或者保有安適心身不可或缺的東西。兩相對照，你忽然間會重新思考：「這兩個人到底哪一個才是真有智慧？到底哪一個人的學問真能為生活所用並有益身心呢？」

《莊子》，或說道家，是在中國的經學或說儒學已經非常成氣候、非常流行之後才誕生的，可說是對儒學的反思。同樣地，我們生活在這個時代，到底什麼學問是最重要的？我認為現在也是該提出反思的時候了。

也許就是在這種反思的脈絡下，《老》《莊》常常和儒家打對臺。儒學多麼歌頌博學，《中庸》說：「博學之，審問之，慎思之，明辨之，篤行之」，孔門四教「德行、言語、政事、文學」，儒家之徒學習六藝「禮、樂、射、御、書、術」，不覺得挺忙的嗎？可是學了那麼多，真的讓自己長智慧了嗎？揚雄《法言》也說「聖人之於天下，恥一物之不知」（〈君子卷第十二〉）。有人問你一件事，你卻不知道，儒者會因此覺得很可恥。以前的我也這麼想。年輕時候我很崇拜一位師長，每次我問問題，老師都知道答案；就算不知道，也會告訴我在哪一部叢書裏可以找到。我那時候的夢想是希望自己到了老師這個年齡，也可以成為這樣的人，學生問什麼都知道。可後來《莊子》對我的影響越來越深，我現在不害怕告訴學生說：「我不知道。但我可以盡其可能幫你查，下禮拜給你答案。」因為道家的學問是「為學日益，為道日損」，假使在「體道」這部分是需要身體力行的，那倒也不必每天在意著不斷地讓自己腦子裏所裝載的知識愈來愈多。知道得越多，反而未必對心神、氣血的陶養有正向的幫助。學術圈中，有時候會看到一些學者因為太在意自己的學問，已經不只疏於照顧好心身，甚至於走上自殺一途。所以有些近代西方哲學家才會認為，所有的哲學最後一定要回歸照顧自我或照顧周遭的人，否則要這哲學何用呢？從這個觀點回頭檢視中國傳統哲學，真會覺得特別有意義、特別有價值。

接下來《老子》帛書本在這裏多了一句「善者不多，多者不善」，「善」用白話來講就是好。《老子》說好人擁有的不會太多，擁有太多的不會是好人；或說好事不會讓你擁有太多，讓你擁有太多就不會是好事。當你想要抓住的東西很多的時候，反而抓不住；或者抓住了，卻賠了自己——賠了自己的心神和氣血。我出書以後，真的了解很多人有這樣的憂患。我曾在新書發表會上遇到一家公司的高階主管，一位在事業上非常成功的女性讀者，她說自己來聽演講目的只是想知道「怎麼樣才能入睡？」當自己的身體進入很不好的狀況，人最後想要的東西竟然是睡眠——這項人天生就有的能力。我覺得《老》《莊》就是一門讓我們保住天生就有、卻越來越多人日漸丟失的能力的學問。人真的需要擁有這麼多嗎？我想各位聽課聽到現在，對《老》《莊》思想應該有一定的掌握了。其實整個老莊思想的工夫就是那麼地簡單，不管講愛情、講心、講身體，依循的都是同樣的價值和工夫。

這段文本特別提到「聖人不積」，什麼叫「積」？想要擁有的愈來愈多。就好像你希望存款簿的數目，每月、每年都是積累的、增多的；或者你的朋友、人脈，隨著歲月愈來愈廣。當然更不用講，許多人可能希望家裏的房子愈換愈大，車子、電腦愈換愈好，擁有的財富愈來愈多。這是很世俗的、大多數人都會有的想法。可是聖人不是這樣，「聖人不積」，他不會囤積東西，也不會想要擁有過多的財富、榮譽、名位，因為他要的就是顆虛空的心靈。

「既以為人已愈有」，「為人」是為別人想。你可能會覺得：我為別人著想，那誰為我著想？——傻子才這樣想。其實當你為別人著想，別人會很開心，你會因為別人很開心，也覺得很開心，自然就會有越來越多真心待你的朋友。我有位朋友就是這樣，她對我做的每一件事都讓我覺得：怎麼一個人能對朋友做到這個地步？我這位朋友是一位華人女性，原本在日本的大學當教授。各位知道一位華人女性想進入日本的大學體系當教授有多麼困難嗎？可是後來因為她的孩子在成長的過程中身體有一點小小的問題，她為了全心照顧孩子而辭職了，全職當個家庭主婦，我覺得非常了不起。她讓孩子自學，幫他安排多元化的課程。兒子小小年紀，跟他談過話、幫他上過課的文化人包括海峽兩岸知名詩人、畫家、導演……等等，不可勝數。一個十幾歲的孩子，具有深度的哲學思考，詩也寫得好，文字功力在臺灣絕對是中文系碩士生以上的水平。後來她兒子看到我的書，跟母親說想認識這位作者，我便是因為這樣認識她們母子的。我同孩子的母親後來變成好朋友，讓我深覺世界上竟然有一種朋友對你的好，就算是親人也很難做到。後來有個機緣她請我吃飯，我唔面兩桌她的朋友，發現她對每個朋友都是這樣，所以每個朋友和她的情誼都深厚地驚人。如果用燈泡的瓦數來譬喻，一般人對朋友付出的情感如果是六十瓦，比較亮是一百瓦，她每次給出的就是兩萬瓦！她就是有這麼多愛的人。從她身上完全可以感受到「既以為人己愈有」，因為她這樣待人，無怪她的人脈非常地驚人，和每個朋友的情誼都非常深厚。

《老子》這句話也可以念成「既以為（ㄨㄟˋ）人己愈有」，「為」是「施為」的「為」。為別人做得越多，其實你是越富有的，因為這個世界不為了什麼而對別人好的人很少，所以一旦你不求回報、不計一切地幫一個人，那個人絕對會感受到。如果你對人、對朋友都超過一般人對兄弟姊妹，那就有很多人會把你當成兄弟姊妹來看，你就變得很富有。

「既以與人己愈多」，有些人怕付出，會想：與其遇到一個我愛他超過他愛我的人，不如遇到一個他愛我超過我愛他的人。可是讀了《老》《莊》，根本不怕自己愛別人比較多，會覺得自己給越多，就擁有越多。因為愛也是一種需要培養才能日漸增長的能力。

我有個可愛的學生，他說自己以前是一個很節儉的人，因為必須節儉，日子才過得下去。他有一個好朋友，朋友的媽媽對他很好。有一次他在朋友家看到一盒好喜歡的彩色筆，可是一盒要臺幣五千塊，他買不起。不知道朋友的媽媽是不是看出來了，他生日那天，竟然得到這盒五千塊的彩色筆做為生日禮物，我這學生非常感動。他告訴我：「我那時候心裏想，原來被很慷慨地對待是這麼幸福的事。」後來他就決定要成為這麼慷慨待人的人。一個人真的在情感上這樣去付出過，就會懂「既以與人己愈多」，會感受到付出越多，得到的也就越多。

接下來《老子》說：「天之道，利而不害；聖人之道，為而不爭。」這是我們跟上天學的道理，不管是太陽普照萬物，或者是大地承載萬物，都公平無私地給世間萬物很多好處，不會冷落、漠視某個個體。「聖人之道，為而不爭」，同樣的，聖人效法天道作為，卻不和人爭奪。聖人的作為是什麼？好多人讀《老》《莊》都只注意到不作為的部分，忘了注意作為的部分。然而在《老》《莊》中作為的部分是更重要的——我們要非常注意去陶養自己的心神，讓心神靜定；要注意去陶養真陽之氣，直到達到「旁礴萬物以為一」（《莊子．逍遙遊》）的境界。至於其它身外之物不必與人爭奪，順其自然就好，那些都只是繁華過眼。

活在這世上，既然我們都不與人爭了，那還有什麼要爭的嗎？有的。這裏舉受到道家文化影響的太極拳當例子，我的太老師鄭曼青先生有句話我非常喜歡：「與天爭氣，與地爭力，與人爭柔」。「與天爭氣」，我們想要長養、積累體內的真陽之氣，想要擁有像孟子一樣的「浩然之氣」（〈公孫丑上〉），像《莊子．逍遙遊》裏姑射神人一樣的「旁礴萬物以為一」之氣，所以要「與天爭氣」，希望能將天地間的清和之氣攝入體內，為我們所擁有。「與地爭力」，人與大地之間該是要追求共生共榮的。我們想在這塊土地上孕育培養出更多吃了對身體有益的蔬果、食物，就要愛護這塊大地，讓它能夠永續經營，而不是農藥、化學肥料越用越多，讓土壤越來越貧脊。也不是讓所有的泥土地都變成水泥地，毫不在乎水土保持或環境護育。這是生活在這片大地上的每一份子都應該關注的事，要讓承載我們的大地，永遠保有最多的資源與財富。「與天爭氣，與地爭力」，那麼，與人要爭什麼呢？我太喜歡這句話了，「與人爭柔」。跟別人比試不是比拳頭大、力氣大，也不是比強、比兇，那是不文明的人。在與別人互動的過程中，要比誰能更謙下、更溫柔。念博士班的時候，我開始很喜歡《莊子》，這當然和我尊敬的張亨老師當時講授「先秦諸子論心」這門課有關，雖然課名叫做「先秦諸子論心」，但老師幾乎整個學期都在講《莊子》。《莊子》甚至影響了我對待別人的性情態度。我念碩士班的時候，是一個在學術圈發現同儕、師友講錯什麼，就會馬上舉手提出意見的人。可是上博士班後，有一天一位好友跟我說：「今天跟某某討論功課的時候，妳為什麼要那麼謙卑呢？妳謙卑到讓我覺得太過分了，妳明明懂得比他多。」我回答：「第一，我不覺得我懂得多；第二，我覺得那是和別人互動最理想的樣子。」其實這樣的改變，當時的我是不自覺的，後來回想才發現可能是和喜歡《莊子》有關吧，這是「與人爭柔」。各位可以發現，不同的生命價值，會形塑一個人不同的性格。

《老子・八十一章》的最後，我們看到《老子》定義下的「天之道」、「聖人之道」這種「利而不害」、「為而不爭」的典範，和當時的儒學是很不一樣的。這樣的人願意不斷地去做他覺得有意義、對別人也有益處的事。他付出一切以後，你問他：「你圖什麼？」「我不圖什麼。」各位不覺得這樣的個性也很像《莊子・德充符》裏的哀駘它嗎？這世界上，有人是這樣活著的，他覺得自己好像沒有特別付出什麼，可是又帶給別人很多，若能遇到這樣的人那真的太幸運了。

這個單元是「願意給，不願爭」，當你覺得這樣做就是一種收穫的時候，你就不會再想成為一個「all take and no give」（「只取不予」）的人，只想要拿，但不願付出、不願給予的人，這樣的人其實反而是最貧困的。道家這些典範人物乍聽之下好像有點傻，只會傻傻地一直付出。然而一旦真正進入這樣的狀態，你會忽然發覺——原來這才是最快樂、最富有的人生。

甘為溪澗、川谷的道家身影

知其雄，守其雌，為天下谿。為天下谿，常德不離，復歸於嬰兒。知其白，（守其黑，為天下式。為天下式，常德不忒，復歸於無極。知其榮，）守其辱，為天下谷。為天下谷，常德乃足，復歸於樸。樸散則為器，聖人用之則為官長，故大制不割。（《老子．二十八章》）

《老子．二十八章》用了幾個象徵和譬喻，第一個是「為天下谿」，「谿」是山間的流水；第二個是「為天下谷」，天底下最低最低的山谷，這兩個譬喻都是很低的位置；第三個是「為天下式」，「式」這個字是法則的意思，我們效法這樣的精神、這樣的法則。各位，儒家或是世俗價值認為「人往高處走、水往低處流」是理所當然的現象、再自然不過的追求。可是在道家之徒的心目中，卻認為「上善若水」，樂意「為天下谿」、「為天下谷」。我們先暫時擱置這些象徵，從頭來看《老子．二十八章》具體的內容，也許更能明白為什麼老子以谿谷、以水來譬喻理想的生命狀態。

「知其雄」，「知」是動詞，知道的意思；「雄」代表的是「先、尊、剛、動」。「先」，做什麼事情都想走在別人的前面；「尊」，如果有尊卑之分，「雄」一定是比較尊貴的角色；「剛」，比較陽剛的；「動」，比較積極、主動的。「守其雌」，相對於「雄」的「先、尊、剛、動」，「雌」就是後手，是較為謙卑、柔和、安靜、被動的。「知其雄，守其雌」，很多人講解這個段落的時候，會忽略《老子》說「知其雄」這三個字，而過度強調「守其雌」，所以在這裏我要先講「知其雄」。很多事情你不是不會，也不是不懂，其實你知道要怎麼爭先、要怎麼樣被認為尊貴、要怎麼樣剛強，你知道怎樣舉動能讓自己出頭——但是你選擇不為、不做，寧願謙下、願意讓先。眼看著別人爭先恐後地積極爭取，你願意守靜。願意把尊貴的位子給別人、甘願居於卑下；任憑別人去扮演那剛強、出頭的角色，你願意虛懷、柔順。

雖然《老》《莊》所有的工夫，都是歸返生命內在最核心的價值，可是你清楚知道往外的追逐是什麼，甚至於也知道要怎麼辦到，但你沒有做這樣的選擇。而不是因為辦不到，所以只好如此。怎麼可以不「知其雄」呢？人活在天地之間，當然要知人，如果想要做到設身處地，也要知人，所以我認為這個「知」很重要。你知道那些尊榮的、顯貴的、剛動的、躁進的，可是卻選擇了卑微的、柔靜的、謙下的，為什麼呢？因為這樣的選擇讓你更能專注在自己更想做的事。把心身擺在第一位，好好長養自己的心神、積累真陽之氣，好好吃三餐，人生最重要的功課、根本鞏固了，立基於這樣的根本之上，再去實現在這個世界經世濟民的理想。這一切都是有先後次第的，不會為了成就外面的功業，就把最核心內在的東西給丟了。所以《老子》的消極其實是非常積極的，「守其雌」這個看似消極的行為本身其實就蘊含了主宰自我心身、主宰人生價值本末先後的意義。

「為天下谿」，做到這樣，你就能成為山中的溪水。山中溪水的位置是很低的，然而有低下的溪水才顯得山很雄壯，而你甘於扮演溪水這樣的角色。我以前有一位政大新聞所畢業的助理，是一個學芭蕾舞的女孩兒。有一次有學生與這位助理聊天，很訝異地跟我說：「老師，妳知道她未來想做什麼嗎？她想做清道夫耶。」我聽了以後對這位助理刮目相看，我相信在她心目中，那份工作一定是有著特殊的意義與價值的。如果能看出一般世俗價值界定下很卑微的工作其意義所在，你的人生價值就能不為世間的地位、階級、榮華富貴所決定。

那麼為什麼一個人會選擇「守其雌」，甘於扮演山中溪水的角色呢？原因是「常德不離」。因為你內心深處有一個非常重要的德性追求，片刻都不想離開這樣的努力。你時時刻刻都在注意自己不要有負面情緒，「虛其心」（《老子・三章》），不只把負面情緒空掉，把成見空掉，也把多餘的念慮空掉，你很希望這樣的德性不要離開自己。致力於不論遭遇生死、存亡、富貴、貧賤、榮辱等各種生命境況，都不會讓自己的心受到影響，時常注意著「喜怒哀樂不入於胸次」（《莊子．田子方》）。「常德不離」，注意不離開那個在核心價值上不斷長養心身的自己——不離開那個只在意要樹立好核心價值，此外一切都順任其自然發展的自己。

「復歸於嬰兒」，當你這樣做以後，一定會看見功效，你會從僕僕風塵的傷痛倦累，慢慢走向嬰兒時期的精、氣、神。想想自己嬰兒時期柔嫩的肌膚，小手小腳總是暖呼呼的，那時候我們可以整天哭，喉嚨都不會啞，精神非常地飽滿。

除此之外，「嬰兒」也象徵一種境界。《老子》強調「專氣致柔，能嬰兒乎？」（〈第十章〉），匯聚真陽之氣直到筋絡非常地柔軟，彷彿嬰兒般一點緊張、僵硬也沒有。「嬰兒」真的是人一生中，最具備「雌」的屬性、最接近「雌」的狀態與階段。

有些同學上我的課之後，從一個四體不勤、五穀不分、不太做運動的人，變得開始比較重視自己的三餐進食與心身鍛鍊，並會規律從事體育活動。有學生告訴我：「老師，我現在好喜歡運動的感覺，因為我會不斷地和更年輕的自己相遇。」而年輕的極致，不就是「嬰兒」嗎？當我花更多時間認真打拳，感覺這顆心離成敗毀譽、功名利祿越來越遠的時候，也會有這樣的感覺。

你或許會問：「我為什麼要注意自己的心身？」各位不妨用自己的人生做個試驗：你可以和滾滾紅塵中的多數人一樣任感官一味迎向外在世界，每天注意外在世界的房子、車子、愛情；但你也可以留一點心思回頭觀照自己。當你把注意力全然放在外面的房子、車子或愛情的時候，看看其後房子會比較大、車子會比較高檔、愛情會比較順遂；還是操持返本全真的工夫，會有比較順遂的人生？我這個在臺大教書的老師，常可以看到學生一旦開始操持老莊的心身技術、擁有較清明、充沛的心身能力之後，原本在滾滾紅塵所抱持的理想抑或世俗追求，確實都變得更順遂了。這是你我都可以致力從事的「嬰兒」修行與實驗。你我都曾經是嬰兒，因此絕對具備重返這個境界的可能性，既然嬰兒就是曾經的你，你自然有機會可以再次和嬰兒相遇。

第二個段落，《老子》說：「知其白，守其黑，為天下式」，這個「式」是規矩、法則，是可以讓大家效法的。效法什麼呢？「知其白」，「白」是光亮，河上公的注解說是「昭昭明達」，可以說是聚光燈的焦點。你知道怎麼樣成為眾人矚目的焦點，也知道做到這一步能夠享有多少好處，所謂「有關係就沒關係，沒關係就有關係」，你看那些人脈四通八達的人，政通人和，和許多人關係這麼好，做起事來太容易了。但是你卻選擇了「守其黑」，這個「黑」不是黑心，而是默默的、闇昧的、不起眼的。很像辛棄疾〈青玉案〉寫的：「驀然回首，那人卻在燈火闌珊處」。很多人說辛棄疾這闋詞是譬喻他自己不是那種趨炎附勢的人，梁啟超詮釋這闋詞，說辛棄疾是「傷心人別有懷抱」，表面上寫元宵燈會，其實是講自己雖仕途不得志，但內心高潔，不去追求那種同流合污的顯達。這裏的「守其黑」，講的就是這種甘於平凡、甘於在聚光燈外不顯眼的地方的抉擇。用現在的語言講就是選擇低調，即使大家不認識你，你也一點都不在意，願意這樣沒沒無名地活著。就像《周易．乾卦》說的：「遁世無悶」，「遁」是逃，彷彿逃名於世，就算整個世界的人都不認得你，你也不會因此減損一分內心的愉快。

社會上其實非常需要這樣「知其白，守其黑」的人，有一回我看一部日本片，在白天好多家長都帶著小朋友去遊樂場玩，可很少人知道，到了夜裏會有維修人員把每樣器材都仔細檢查過，隔天遊客才能開心地在遊樂場遊玩。這些人在社會上沒有很高的薪資，也可能終其一生都沒有人知道他做了些什麼，或知道他是誰。可是因為有這樣的人的存在，才能保護每一位造訪遊樂場的遊客的安全。

其實我很高興有這個機會出版這本書。我年輕時候讀《老子》不是那麼有感、那麼喜歡，覺得這個人說起話來像老爺爺，書裏的內容也比較空泛、深奧一點，不像《莊子》那麼有生命感、那麼具體、那麼容易落實。可是現在年紀夠了再讀就覺得《老子》很像精簡而韻味深長的詩歌！就好像《詩經》的精采常見段落之間用層遞的筆法來呈現，比如〈綢繆〉：「綢繆束薪，三星在天。今夕何夕？見此良人。子兮子兮，如此良人何！綢繆束芻，三星在隅。今夕何夕？見此邂逅。子兮子兮，如此邂逅何！綢繆束楚，三星在戶。今夕何夕？見此粲者。子兮子兮，如此粲者何！」每一段都會比上一段更深情，層層堆疊。我發現《老子》的行文也常見這樣具層次的美感。本章第一段是「知其雄，守其雌」、「常德不離」，明明知道怎麼樣能往前衝，但你願意後退，因為有一種德性你不想離開，這當然不容易。可是來到第二段「知其白，守其黑」就更不簡單了，你知道怎麼樣可以站到聚光燈下成為萬眾矚目的焦點，可是你甘願「守其黑」。先前提過無垢劇團林麗珍老師的學生即是如此。舞跳得好、長得也好，可是從來不爭排名、不搶主角。甚至於能夠隱身幕後，沒有人知道她是誰，她也不在乎，這又更難了。

第一段說「常德不離」，你注意讓自己不要離開這樣的德性，注意著：今天夠不夠老莊呢？夠不夠愛養心神呢？有沒有留意「守靜督」（《馬王堆帛書老子乙本殘卷》）、「緣督以為經」（《莊子・養生主》）呢？當你還發現：我疏忽了、慌張了，沒有好好地照顧自己的心神，沒有放鬆周身、豎起脊梁，那就還在努力邁向「常德不離」的階段，還需十分注意不要離開這個軌道。第二段進步一點，「常德不忒」，這個「忒」是差錯，道家講的差錯主要是心靈的差錯，你煩惱了，有了負面情緒或過多的念慮，或有著牢不可破的成見。所謂「常德不忒」就是說，你已經不會發生偏離軌道這樣的差錯了，因為隨時都注意著。碰到一件你過去會激動、會害怕、會緊張、會憤怒、會不滿或煩躁的事，但今天你都可以淡然處之。因為在這件事情還沒發生以前，你就「神凝」了，已經準備好了，心裏十分淡定。

第一段說「復歸於嬰兒」，《老子》還說：「專氣致柔，能嬰兒乎？」（〈第十章〉），我們貪戀嬰兒的肌膚、嬰兒的手腳暖和、嬰兒的通體純陽。可是第二段更高端一點，「常德不忒，復歸於無極」，我們知道太極是陰陽，「無極」在太極之先，是陰陽還沒判分的時候，是更純粹、原初的，如果用《莊子》的語言就是「渾沌」（〈應帝王〉）。生命開始的時候，受精卵還分不出哪兒是鼻子、哪兒是眼睛，還看不出一個人形的樣子，很像《莊子．應帝王》裏描述沒有五官七竅的「渾沌」。「無極」指的也像《莊子》書裏講的「而已反其真」（〈大宗師〉）章句中那個最真實、永恆的自己，而非在死生流轉中必需寓居在這具短暫形軀的你。有沒有可能我們能歸返生命最原初的那個時候？

歸返生命最原初的樣態有什麼意義呢？《老子》說：「吾所以有大患者，為吾有身」

（〈十三章〉），我們之所以有很多憂患，是因為有這具身體。現在許多藝人、網紅去整容、整形，把自己整美一點，希望因形貌之美能更受歡迎些。好像這張臉、這形軀有多好看，就決定了有多少人愛他。——可是若回到還沒有這具身體之前，哪來的形可以塑？哪來的臉可以整呢？也不會覺得受別人歡迎是多重要的事吧。所以《老子》這個地方說「復歸於無極」，很像《莊子．人間世》裏，莊子筆下的顏回同莊子筆下的孔子討論「心齋」時，顏回最後講的那段話，他說：「老師啊，我學『心齋』之前，就只是這個顏回。」就是這個夏天會熱、冬天會冷，照鏡子反射出一個人影的顏回。「可是做到『心齋』的工夫以後，我居然回到那個還沒有顏回的狀態了。」什麼叫還沒有顏回的狀態？就是顏回生前已經存在、甚至顏回身後依然存在的那個存在。那是什麼樣的存在呢？如果用中國傳統的觀點，「未始有回」之「回」（《莊子．人間世》），顏回身後依然存在的那個存在，與「反其真」之「真」（《莊子．大宗師》），生命最真實、永恆的原初樣態，指的就是靈魂吧，就是心神吧。

「復歸於無極」是道家希望達到的境界。當你自覺地用這樣的姿態活著，便不會執著於有這個形軀以後才接觸、才擁有的一切。各位如果讀《莊子．大宗師》，會看到聞道者女偊所揭示的得道階梯：首先要「外天下」，這裏的「外」和「忘」是一樣的意思，就是要看淡。「外天下」的意思是不要讓我們的心情被外在世界左右。這並不是教你對公共議題不要關心、不能有主張，而是要盡量讓自己的心身不因此而攪擾動盪；甚至於你可以有積極的作為，但在心上是放下的、是不記掛的，知道什麼時候念頭該關機。「忘天下」是最容易的，如果你連天下事都放不下，那其它更切身的事就更放不下了。當你對天下事已經能夠看淡、能夠釋懷，下一步才能「外物」，這個「物」包括你在這世界上貪戀的東西，比方說房子、車子、電腦，或者你所擁有的資產。你能看淡你所擁有的東西了，再往下才能「外生」，沒有對活著的執著、能看淡自己此世生命的生死。

我養寵物，會從自己遭逢每一隻寵物的過世，或是和每一位親人師友的道別中，去感受自己對於生命的執著是否已經淡了些或少了些？當然這也含括自己在世活著的感覺。如果你明天或在一個鐘頭以後就要跟這個世界道別，你走得掉嗎？還是有很多不捨？或者是可以了無記掛？若連生死都能看淡，才表示你已格外重視你的心靈，才能真正去擁抱它、更專注地去治理它。這樣一步一步進階，最後就能進入所謂「不死不生」的境界。

什麼叫「不死不生」？《老子》講：「當其無，有車之用」、「當其無，有器之用」、「當其無，有室之用」（〈十一章〉），那個「無」，就是生命中看似無形無用，卻能使一切作用得以實現的心神靈魂。在身體這個我還沒有出生之前，以及在身體這個我死亡之後，老子所言「君」（《老子・二十六章》）、「營魄」、「玄覽」（《老子・十章》），莊子所謂「真宰」、「真君」（《莊子・齊物論》）都一直存在。如果人的生命是永恆的，我們理該重視心神、用主宰感官一切嗜欲的姿態活著。

《莊子》書裏一直告訴我們「攖寧」（〈大宗師〉）的概念，「攖」的意思就是擾動，己心因遭逢外在世界的動盪而嚴重擾動。「攖寧」的意思是，正因為內心嚴重擾動，太痛苦了，不得不認真對治，所以終究才能全心全意致力恢復己心的安靜寧定。

人身處逆境時，常忽略了這反而是一個最能讓你學會安寧的機緣。我身為教《老》《莊》《黃帝內經》的老師，最了解這種經驗的可貴。每次班上有那種樂觀開朗的同學來跟我說：「老師，我想好好學《莊子》，還想學穴道導引和太極拳。」結果都很難學好、學完。那麼哪種人最容易學得好？就是他最親愛的姊姊剛好失戀了，整天哭，身為弟弟的好想幫姊姊分憂，於是開始閱讀《莊子》、殷勤看「正是時候讀莊子」視頻；或者孩子的母親忽然間罹患癌症，孩子於是覺得穴道導引該好好學學；又或者他自己深受憂鬱症困擾、在心身科徘徊，希望找到一門思想能陪著自己走出情緒的黑洞。這些心身的苦楚與擾動，有時候反而會讓人更容易走上尋求心靈靜定之路。

十年前我得了癌症第三期，面對人生第一次生死關卡。奇妙的是，那時那種身體的痛楚反而會促使自己致力讓心安靜下來——一方面當然也因為有《莊子》、醫道經典的閱讀經驗，但更重要的是，生命得緣經歷嚴重擾動的人，對安寧的渴望會比沒有經歷這般擾動的人強烈許多。經過癌症一劫歸來，有一回我和幾位學術圈的朋友重逢，聊到我在病房裏的想法。一位在臺灣思想史領域十分拔尖、卓犖的學者楊儒賓老師也在場，便問我：「蔡璧名，妳生完一場病回來，怎麼講話變得這麼像哲學家？」而我自己原先並未意識到這樣的改變。生命當中，其實真有太多東西我們死後就不需要了，從生病那天起，我希望我能正視死的時候還需要的東西，那屬於心神靈魂的。在這裏，我要同各位說的是「復歸於無極」的意義。如果靈魂是永恆的，那我們在靈魂上做的所有功課，也就好像具有永恆的意義了，而你也不會把出生和死亡當成一生的起點和終點了。「復歸於無極」，就是行走在那條永恆生命的路上，而且不斷地提升自己的心神。這麼說來，各位該聽得出來「常德不忒」的境界又更優於「常德不離」了，對吧？

那麼，還能再進一步嗎？可以的。第三段老子說「知其榮，守其辱」，你知道怎麼樣讓自己備受尊榮。大部分的人都希望被人看到，甚至受眾人矚目、享有特殊的榮耀和顯達，可是你居然情願「守其辱」，守在一個屈辱的位置。這聽起來簡直不合常情，可是當你真的把心身修鍊當一回事，就能夠理解了。

十幾年前我在得癌症之前，在《莊子》課堂講了一段很張狂的話。我說我這個人因為過得太幸運平順了，實在不太合適教授《莊子》，教來頗欠缺說服力。我有這麼好的爹娘、家庭、哥哥姊姊，這麼好的感情對象、這麼好的朋友……，好像沒有遇到什麼能讓自己很不開心的事或怎麼都難跨越的檻。這樣的我跟別人說自己逍遙，不是很缺乏工夫意義嗎？但就在我講完這話的九個月後，老天爺就送給我一個直徑九公分的惡性腫瘤。這是我人生的第一道檻。

可是生命中還會有第二道檻。前幾年，國際學術的交流越來越頻繁，很多臺灣學術圈的人被挖角，也有國際排名比臺灣大學前面許多的學校與我聯絡，但我還是選擇留在臺大。幾年過去，我出了直面大眾的書，大學校園也許不習慣將研究、教學內容大量推廣的老師，我開始遇到很多不尋常的對待。剛開始也會難過，漸漸可能因為《老》《莊》閱讀經驗的影響，所謂「死生存亡、窮達貧富、賢與不肖毀譽、飢渴寒暑，是事之變，命之行也」、「不足以滑和」（《莊子．德充符》），我逐漸能鍾鍊自己不受這些外在事件的影響。打太極拳、鍊穴道導引也可說是我例行實踐《老》《莊》之道的方式，我讓自己的身體和心靈在一趟一趟拳套或導引中不斷往理想的方向走。可能剛踩踏到泥土地，開始打起勢的那一瞬間，心上是有點悲傷難過的，感覺因為出了這些原以為饒富文化意涵的書，在校園裏怎麼就忽然間變成一隻眾人喊打的過街老鼠。可奇妙的是，當我鍛鍊一個時辰後，就覺得：「同仁講同仁的，干我什麼事呢？」鍊功時想到幾張莫名對你謗毀、誣陷的嘴臉，內心真會從覺得可惡、覺得難以理解，變成可以理解，甚至覺得有點可憐。為何可憐？因為看到他或她的白髮，想到當他們用力地砍伐你的時候，其實也消耗了自身的精神力氣；或者你今天機緣遭逢的處境，他終其一生未曾擁有，於是內心難平。你發現在鍊功步履虛實，韶光流轉之間，那些原本輾過你心頭的事情，後來已經遠在門外了。待我打完拳回家的路上，那些事好像變得和月亮一樣地遙遠，遠到你能微笑遠觀、根本不在乎了。累月經年，我常常打拳打到讓自己對那些原本在乎的事都變得不在乎了，心情到位才回家。於是慢慢覺得，扮演一個被人打壓，必需低調過活的人，也很幸福——每天單純地過著打拳、鍊穴道導引、做三餐的日子，擁有更多時間陶養自己的心身。「守其辱」，所以說受辱、被別人誤解，是另一種幸福，相信有一天我回頭看自己的人生，會這樣覺得。這就是所謂「外」、「忘」的工夫，你對身外的一切能夠慢慢放下，也就是「攖而後寧」。

十年前我面對死亡那時，為了活下來而認真打拳；可後來學校復課、研究、出版，便又日漸忙碌起來，慢慢又開始疏於鍊功了。人生有時候的確需要有這種出乎意料的事件，讓你身居必須非常重視心身而不重視外在的處境。因此我覺得《莊子》說「攖而後寧」是非常有道理的。從十年前那場病到近年的遭遇，剛好滿足了《莊子．人間世》講的「陰陽之患」和「人道之患」兩種狀況。真的遇到之後才發現，這樣的惡劣遭遇，其實正是讓人可以提升心身的大好機會。

「常德乃足」，你希望有一天，自己的德性是充足的。什麼叫充足？「充足」就心靈而言，《莊子》告訴我們「水停之盛」。我們的心量可以有多大？喜歡《老》《莊》的東坡在詩裏說：「是身如虛空，萬物皆我儲」（〈贈袁陟〉），感覺自己的身體好像達虛空之境了，這世間萬物都可以被包涵在東坡的懷抱裏。德性的充足，是可以一步一步探索開啟的。

就真陽之氣而言，也是可以不斷地積累擴充的。《老子》講「專氣致柔」（〈十章〉），講「綿綿若存，用之不勤」（〈六章〉），我們的真氣究竟能夠多磅礴？可能就像《莊子》說「旁礴萬物以為一」（〈逍遙遊〉），就像《孟子》講「我善養吾浩然之氣」，可以不斷積累擴充到能「塞於天地之間」（〈公孫丑上〉）。

《老子．二十八章》說了三個恆常的「常」字，「常德不忒」、「常德不離」，還有這裏的「常德乃足」。有人誤以為長短的「長」比較長，讀了道家，你會清楚知道恆常的「常」比較長。因為長短的「長」還有止境，恆常的「常」才是永恆。《老子》說的「常德」，就是一種歷久彌新的德性。

「復歸於樸」，「樸」是質樸自然。這個「樸」指的不只是出生以前的心神、靈魂，而是「道」。什麼是道？「道」是大宇宙最值得實踐的道理，也是所有生命能量得以產生的根源。歸返於道就是體現道，就好像印度瑜伽經典所言：一滴水如果堅持做自己，會被陽光蒸發；可是如果甘願投入海洋，就會成為遼闊無盡的海洋。我覺得「復歸於璞」或說「復歸於道」，和忘掉自己、投入海洋的那滴水，其實是非常近似的，這是更理想的境界。

各位，「常德」從「不離」到「不忒」到「乃足」，可以看見心靈的追求不斷地往一個向度前進——讓煩憂越來越少、包容力越來越強。現代人看起來好像活在一個文明進步的當代：我們使用的３Ｃ產品古人無緣使用，我們甚至不用再到實體店面買東西，人與人之間也不再需要晤面即能相見，一切都可以用網際網路搞定。可是人類真的進步了嗎？我們呼吸的空氣、吃喝的食物變得更乾淨、更安全、更健康了嗎？更遑論社會新聞層出不窮的失心瘋、殺人案了。我們是不是失去了在嬰兒時期具備的健全完足的心神、氣血？是不是科技往前發展地越遠，人的根本就遺失地更徹底呢？這是我們要反省的。

〈二十八章〉最後一小段提到：「樸散則為器，聖人用之則為官長，故大制不割」。

宋儒說「月映萬川」、「一物一太極」，每個人心裏都有一枚月亮、每個人生命中都有一個蘊含萬物之理的太極。這樣的道是可以進入每個人的生命裏，人人都可以體現的。「樸散則為器」，《三字經》裏說：「玉不琢，不成器」，我們都有成大器的可能。成器之後，「聖人用之，則為官長」，聖人把這個道體現在他的生命裏面，就可以勝任官長之職，可以是一國之君，可以是牧民之官，可以對社會、國家做出極大的貢獻。什麼樣的貢獻呢？「故大制不割」，河上公的注解說：「以大道制御天下，無所傷割」，因為這樣的人沒有成見，很能站在不同立場設身處地為人民著想，用這樣的道治理天下，才能「無所傷割」。王弼注解「大制」時說：「以天下之心為心」，也就是以百姓之心為心，今天百姓有多少心事，上位者就有多少考量，多少種設身處地，不會割捨任何一部分的人，也不會傷害任何一部分的人，因為是沒有分別心、包容整體的，所以也能尊重、關懷所有的少數和異類。

「大制不割」，這個制服的「制」也可以解釋成治理的「治」，當你對自己的心身、自己的人生有最好的治理，很多事情是不切割、不分割的。你用老莊之道來制御自己的心身，就絕對不會傷害你的氣、血、精神，因為這就是一門「自事其心」、「哀樂不易施乎前」（《莊子．人間世》）、「喜怒哀樂不入於胸次」（《莊子．田子方》）、「不可以滑和，不可入於靈府」（《莊子．德充符》）的學問。這些不開心的事既然不會讓你產生負面情緒，也不會上心，當然就不會傷害你的精、神、氣、血。各位，同一個道，用來治身、治國都是如此。這個道，告訴我們什麼是本、什麼是末。你說：「老師，我喜歡儒家講的『成器』。」不妨礙的，你能體現這個道，在你的專業領域裏面也絕對能夠成器。「聖人用之則為官長」，將這個道在從政上體現，便能成為非常好的牧民之官。

我一直希望能夠推廣《老子》、《莊子》的學問，讓它更加普及，總覺得使用漢字的地方如果能有更多人瞭解、體現這個文化，人與人、地區與地區、國與國之間的糾紛都會大幅減少。

我們發現老子在這一段文本用了三個譬喻：一個是「天下谿」、「天下谷」，一個是「嬰兒」，一個是「樸」。這三個譬喻所表徵的特質，就顯現在「甘為溪澗、川谷的道家身影」中。在這裏我不用「德」來講，「德」字太抽象了，我想用比較日常生活的語言來向各位說明：一個人如果像天下的溪谷，那麼他一定是謙下的、是有包容力的。謙下的人才容易看到別人的優點，才能夠容納異己。那什麼是嬰兒呢？陳鼓應老師說嬰兒「象徵純真」，我認為在這裏用「純真」描述嬰兒之餘，似乎還可以更進一步。用《老子》的語言是「專氣致柔」（〈十章〉），筋絡要像嬰兒這麼地放鬆柔軟。各位如果注意自己的身體，會發現當肌肉越緊張，表示你的心情也很緊張。各位不妨觸摸一下自己的頭皮，如果頭皮是硬的，就表示你有壓力、比較不放鬆，或者籠罩著風、寒、濕、熱等外感。穴道導引有一個動作就是去按摩放鬆頭皮，讓它變得柔軟。頭皮如是，筋絡也一樣。我們能讓自己的真陽之氣匯聚、讓自己的筋絡鬆柔，那心靈肯定得是空虛的，沒有成見、沒有負面情緒、沒有多餘念慮。「樸」，質樸自然，這樣的人的生活一定是質樸、自然的。比如說，夏天在戶外吹著晚風、吃著西瓜來取涼，絕對比關在冷氣房吹冷氣自然。配合太陽週期作息，當然比日夜顛倒，晚上活動、白天睡大覺的生活來得自然。除此之外，不染髮比染髮自然，不整形比整形自然。在做抉擇的當下，你要選擇比較自然的、還是比較不自然的？當我們一味地重視、追求那些之於生命其實是很邊緣的東西，便很容易忽略了生命最核心的價值。

各位，當我們認識「甘為溪澗、川谷的道家身影」，看到一種不分彼此界線、能夠包容他人、能夠為別人設想、能夠治理或者療癒自己心身的形象。你可以想像，如果有個人在與人互動的時候，總是扮演「守其雌」的角色，把聚光燈投照所在的位置都讓給別人，有什麼好處都讓別人先享有，有什麼榮耀都歸功於別人，他自己願意居於屈辱的、默默無聞的、謙下的位置，試問人們怎麼可能不喜歡這樣的人呢？這樣的形象不就像《莊子》裏的哀駘它嗎？這一章透過《老子》的語言、《老子》的方式，讓我們看到老莊所推許的「甘為溪澗、川谷的道家身影」。

什麼樣的人格特質，能教人心歸往

在進入這個單元之前，我想先問問各位：什麼樣人格特質的人會讓你想走向他？我有兩個好朋友，在我出書的宣傳時期因為工作的關係，大概平均每兩個禮拜會和這兩位朋友見一次面。他們是一對戀人，在各自的領域都做到全臺灣前五名，是我很欣賞的專業人士。認識他們的時候我覺得他倆太登對了，能在一起非常幸福。可是當我同時成為他倆朋友，和他們越熟，就知道越多事。有一天我先見到男子，男子就跟我講了些心酸史，說他們前幾天同幾個朋友一起吃飯，那時這名女子很想跟她男朋友說些話，而男友剛巧在回手機訊息，就對女友說：「我回完這則訊息再跟妳說。」結果女孩的反應是當場走人，而且接下來四天完全不和她男友說話。

各位可能會覺得這女子無理取鬧，可是她其實也已經隱忍多時。因為她覺得男友總是工作到太晚。可是男子這廂的想法又是什麼呢？他每次加班的時候，想的是：「我就快要做完今天的工作了，現在好餓喔，但我不要在外面吃飯，只要回到家就可以和她一起吃飯。」可是女子和他的約定是七點以前得到家。男子有天匆匆地趕回家，早已餓壞了，雖然只遲了二十多分鐘，但他想終於可以和她一起吃飯了，沒想到女子說：「又超過七點了，我已經吃飽了，你自己去吃吧！」男友當然覺得委屈。最後這名男子向我求救：「蔡老師，你能幫我教教她嗎？我現在對她有百分之五十的愛和百分之五十的疲倦，我不太知道能不能繼續走下去。」

才聽完男子的心事，待我和這女子同處一個空間的時候，換成她跟我抱怨：「蔡老師，大家都覺得他是好人、我是壞人，都覺得他很好，是我不知珍惜。但妳知道嗎，這世界上有些東西不是當事者是看不清的。」這時候我該回答什麼呢？我是這樣說的：「其實在感情的世界裏面，沒有誰比較愛誰、沒有誰對誰比較好、也沒有誰比較委屈誰比較不委屈，談這些都沒有意義，只會使彼此更加對立。重點是，你們之間溝通是否良好，能不能感受、體貼對方的心意。你們倆都是我的好朋友，當我個別跟你們聊的時候，覺得你們都挺愛對方的。而從旁觀者的角度看，你們倆都挺優秀、登對的，可是為什麼會虐待彼此至此呢？」我接著就說：「不然這樣吧，找一天我請你們吃飯，同你們聊聊。」這女子就有一點靦腆地說：「好吧，我考慮。」這時候她男友進來了，我順著話題繼續說：「考慮？

我知道妳不喜歡同我吃飯，全世界妳就只喜歡和某某吃飯。」我講的是她男友，結果這女生冷冷地回答：「對，我曾經是。」眼眶立即泛上淚光。

各位可以想像在那個當下場面有多麼地冷、多麼地尷尬。其實當我看到這麼匹配、這麼相愛的兩個人互相送給彼此的竟是負面情緒與不斷相互摧殘的記憶，真的很不忍心，就只因為他們少了點了解、少了點設身處地，並且欠缺對彼此更多、更深一點的愛與包容。所以我更加真切地覺得，一個人的生活哲學為何，真的會嚴重影響人生價值、專業表現與感情世界。當你有著另一種迥異的生活哲學與人生價值，你碰上事情的時候就會有和過去全然不同的認知、感受以及對待的方式。

各位知道什麼叫幸福嗎？一個人的幸福不是取決於遇到一個有多愛你的人，也不是因為你擁有多少財富——幸福不分古今中外、男女老少，都是一種心靈的感受。你一旦感知不到、感受不到你擁有的幸福，可能就會變成一個不那麼幸福，甚至於很不幸的人。反過來說，如果在任何處境你都能感受到幸福，那你就是這個世界上最富有的人。聽我這麼提點，各位難道不覺得生活哲學真的很重要嗎？

所以今天要講的這個單元十分重要，我希望我們不是只在概念上認識經典，而是能夠知道經典的精髓是什麼，然後在生活中運用，並享受這樣的成果。可能你聽了會說：

「老師，原來在愛情生活裏，我們就是要鍾鍊自己擁有江海一樣的胸膛，那多無聊、多沒有美感呀！」可是我想先強調一種在愛情生活裏不可或缺的智慧，那種智慧用最通俗、最能讓各位感受到的兩個字來說，叫「示弱」。示弱的相對是什麼？是逞強。到底逞強比較強，還是示弱才是比逞強更強的呢？我們一起來思考這個課題。這就進入《老子・六十六章》：

江海所以能為百谷王者，以其善下之，故能為百谷王。是以欲上民，必以言下之；欲先民，必以身後之。是以聖人處上而民不重，處前而民不害，是以天下樂推而不厭。以其不爭，故天下莫能與之爭。

先說明版本的問題。「是以欲上民」這一句，在帛書甲、乙本、景龍本、河上公本都多了「聖人」兩個字，寫作：「是以聖人欲上民」，可是今天通行的王弼本沒有。不過有沒有「聖人」這兩個字影響不大，義理上沒有什麼不同，只是讓各位知道有另一個不同的版本。

「江海所以能為百谷王者」，我們看到許多《老》《莊》的篇章，常用「水」來象徵最高的德性。《論語》說：「知者樂水，仁者樂山」（〈雍也〉），這個「知者」講的莫非就是道家？《老子》告訴我們，江海為什麼能夠匯聚這麼多的溪流，成為百谷之王？是因為「以其善下之」，水從某座高山裏的源頭往下奔流，最後眾水在位置最低的地方匯聚成汪洋。我們很容易體會這樣的流水意象，可當譬喻的是人呢？就人與人的交流互動來說就是：永遠讓自己居於下位。這樣的思想是貫穿《老》《莊》的，道家的理想人格典範從來不是富有領袖魅力、領導他人的人，而是「常和人」（《莊子．德充符》），一個配合者、善於配合他人的人才是《老》《莊》最理想的典範人物形象。什麼是配合者？當奴才的人和當主子的人哪個是更需配合他人的人？顯而易見是當奴才的人，所以《莊子》書裏說「以隸相尊」（〈齊物論〉），把自己當成小廝、僕役來伺候別人，那麼尊敬地善待每一個往來的人。如果有一天你居於高位，也許是一個企業、組織、一個單位的管理者，當然也可能是一個家庭的家長，那你要怎麼樣「善下之」，成為百谷之王呢？

《老子》說有兩個辦法，第一個是「欲上民，必以言下之」，你要做一個好的上位者，那麼在言語、行動上姿態都要低，或是能扮演位階比對方低的傾聽者，這樣才容易有順暢的溝通。老是高高在上，下面的人自然不敢說出真正的心聲，不可能盡情、徹底地表達想法。第二個辦法是「欲先民，必以身後之」，做為牧民之長想成為萬民表率，那絕對要「以身後之」，要讓別人先走。讓別人先走是什麼意思？如果那是別人需要的東西、是別人覺得有利益的東西，你能讓先、願意處後，先成就別人的利益，先把別人的需要給滿足了，再滿足自己，這樣才能服眾。你一旦居上位，要提醒自己先把機會讓給下面的人，這也是上位者必須有的器量。

如果上位者能做到這樣，能具備什麼功效呢？「處上而民不重」，就是這樣的聖人居上位，老百姓不會覺得活得很沉重、疲累。為什麼？居上位者如果橫征暴斂，向老百姓徵取重稅來建設園林或是重大工程等等，那人民當然覺得沉重。反觀如果上位者能為下面的人設想，就不會造成下屬或百姓的壓力。牧民之官不就是為了讓老百姓有更好的生活嗎？當他出現時能讓大家覺得「太好了！照顧我們的人又來了。他能帶來很多的利益，又不會讓我們覺得負累。」

「處前而民不害」，聖人身居前面的位置，可是老百姓不會覺得受害。什麼叫身居前面、走在前面？這裏當然不是說有什麼好處，就自己先占去。而是好比今天要推一個人上戰場，如果領頭的人說：「就我的孩子去吧！」老百姓一定很樂。老百姓在意的，是上位者是否只在乎自己要特權，還是當仁不讓、以身作則。這樣一個願意把利益讓給下屬的人，就算當上部長、董事長、總經理，也不會讓大家覺得妨害到自身的權益，因為好處都讓大家賺了、分了，而大家不想要的工作，上位者卻願意第一個去做。如果真能做到這樣，那肯定大受歡迎，這麼一來，「天下樂推而不厭」，因為知道他當高層，利益都分給大家，自己又很有擔當，能夠為大家做事，所以眾人樂意推舉他，不會有人討厭他。「以其不爭，故天下莫能與之爭」，大家要的他不搶著要，誰還會把他當對手呢？大家會覺得：由他來當領導，最符合每個人的利益需求！

現在複習一下《老子・六十六章》。江海之所以能成為「百谷王」，是因為「善下之」。在人事上實踐就是「以言下之」、「以身後之」，那麼自然「處上而民不重，處前而民不害」，進一步就能「天下樂推而不厭。以其不爭，故天下莫能與之爭」。

接下來我們想進一步探討：「這是什麼樣的人？他具備什麼樣的人格特質，能教人心歸往？」

各位想像一下電影或電視劇裏關於愛情的橋段，許多情侶的爭執是從哪來的？不就是「爭」、不就是「計較」嗎？比方剛開始約會的時候，彼此通常都不太計較，就算一方遲到，另一方也不會太介懷。但過了幾個月或幾年，那態度可就不一樣了。開始有一方會覺得：「你是不是不那麼愛我了？」——這就是一種「計較」、一種「爭」；或者有一方會覺得：這樣公平嗎？我怎麼對你的？你怎麼能這樣對我？——這不也是「爭」嗎？這種情況用《莊子》的語言是「得其偶」，用白話說就是「對立」。其實沒有必要在這些地方糾正對方或是與對方槓上，因為人與人之間一旦對立了就很難再溝通。

莊子如何教會我們不計較？〈齊物論〉說「得其環中」，認清彼此本來就站在不同的位置，自然會看到不同的光景，一旦你做到「得其環中」，越是能站在圓心的那一點，越能看清圓周上的不同處境，就越容易做到不對立、不爭。《老子》給的建議則是「下之」，如果對方和你相處，他永遠讓著你，永遠把比較好的那份給你，你一定覺得幸福得不得了，不是嗎？就像好多人寫「我的母親」這樣的作文題目，都會提到小時候生病，媽媽是怎麼樣地照顧自己；或家裏有好吃的東西，母親總是讓給自己吃。當自己最需要幫助的時候，有個人來照顧你，把你的麻煩都給解決了，每個人都會覺得很溫暖，誰不愛這樣的人呢？

有一次我媽給我兩顆進口的超級大梨子，在臺灣不容易吃到，我就請幫我工作的一位女助理一起吃。梨子削好了，我說：「妳男友在圖書館幫我找資料，叫他一起來吃吧。」她起初說好，無料吃完一片之後改變主意了，她說：「老師，這梨太好吃了，我覺得我們兩個人分，一人吃八片剛剛好呢。」我那一剎那非常地訝異，就想起好久以前聽母親講過一個故事。

母親在生我姊的時候，父親給母親買了很好吃的梨子。母親切開來吃了一片，實在是太好吃了，捨不得一個人吃完，就決定給父親留一半；可是父親一直還沒下班，母親忍不住又吃了一半，就只剩四分之一個；後來又等了好久，我爸怎麼還是沒回來呢？於是又吃掉一半，父親最後只吃到八分之一個梨。各位，八分之一雖少，也是一番心意啊。對照前面的故事，各位是不是覺得能吃到對方留下的八分之一，已屬珍貴。那為什麼有人樂意把美好的東西分享給別人，有的人會不願意呢？這便可以看出一個人的器量，《莊子》用來描繪大器量的語言是：「水停之盛」〈德充符〉，你心中愛的容量有多大，有多少愛可以給你以外的人；還是你一毛不拔，通通自己獨享？

人人都知道能夠謙讓、習慣分享容易受歡迎，可是為什麼不做？因為覺得吃虧。而老莊之徒所以願意讓，還有一個更重要的理由：因為知道生命中最重要的事，是「自事其心」（《莊子．人間世》），照顧好自己的心靈。老莊之徒為什麼最在乎這件事？因為知道在百年之後，人間世的一切都將繁華過眼、灰飛煙滅，只有心神是唯一帶得走的。當你面對如此無常的人生，而在這般無常之中唯一的恆常就是自我的心神，所以對心神以外的東西就不那麼在意，也不那麼計較。而就是因為把心神看得太重要了，其他東西自然都是可以讓的。學過道家思想以後你會知道，只有能夠淡然於外物、願意吃虧，才能占便宜。

占什麼便宜？占重視一己心神靜定、情緒逍遙、生活安樂的便宜，這才是人世間最無價的東西。

當你能做到這樣、能用這樣的心靈去觀照你的事業，你一定會比別人更靜定清明。而在人際的相處上，因為你願意讓，就不容易樹敵。在情愛的世界中，因為你能讓、有很多的愛可以給對方，所以會有非常美好的情感關係。這裏講的情感世界不只是愛情，也包含友情、親情。

各位去看偶像劇中的男一和女一，是不是都多半具備這樣的德性？其實這就是大家覺得最理想的愛情。我特別推薦戀愛中的人去翻閱拙作《勇於不敢　愛而無傷》這本書，因為看了這本書，你的用情會不一樣。我那天問一個相識快二十年的學生：「妳覺得認識老師這麼多年，這些課、這些書妳都聽好多遍了，對妳的人生真發生了什麼影響嗎？」她說：「當然有啊！要不然我早就趴在那兒哭了。」因為她當時剛巧遇到感情上的挫折，和心裏那個人的曖昧空間好像忽然消失了。以前的她肯定肝腸寸斷，現在卻覺得其實這樣過日子也不錯，心情挺淡定的，該做的活兒好像反而更積極了。所以一個人可以因為你的哲學思想，使你在人生際遇相同處境的時候，能有完全不同的感受。

如果各位還沒有熟悉這樣的價值，還沒有走上以提升心身為最重要價值的路，看到這樣的思想可能會覺得不可思議。怎麼有一個人，大家喜歡的他都不爭，都讓給別人？可是你一旦感受到這樣的心身修養是很有滋味的，願意在這個大前提、大目標之下，去從事你的專業、去談你的感情，慢慢會有一種和以前不同的感覺。你還是很重視專業和愛情，可是那個重視永遠不會優先於你的心身。而且因為你重視心身，所以在從事專業或談感情時會顯得更從容、更清明，而這般從容、清明的狀態在各行各業、在每個人的情感路上都是至要的，對你專業上的表現、情愛的過程與結局，都會有關鍵性的影響。

最近因為備課和寫作的緣故，我一直在感情這個課題打轉，愈是發現愛情的難處，在於要如何置身濃如醇酒的愛情之中，還能保有淡如水的心？聽到我講這句話的朋友，都立刻回答說：「怎麼可能！」「絕無可能！」但老、莊卻認為這是絕對可能的，只是需要鍛鍊的過程。如果你了解負面情緒對生命、對生活、對人與人情誼的傷害，就能教育自己不要有負面情緒。那我們如何讓自己成為不會爭、不會計較的人？各位有這樣的經驗嗎？同一件事如果發生在你和這個人之間你會很生氣，可是發生在和另一個人之間你就沒脾氣。各位想過為什麼嗎？是不是當很喜歡、很欣賞一個人的時候，我們就不計較了；當有更多的愛、更大的胸懷與器量可以包容這個人的時候，我們就不會錙銖必較，不會連對方的一點小錯都容受不了。因此，如果我們學習擁有更多的愛，是不是就能變成一個越能謙讓、更不會計較的人？甚至「讓」到後來，你會感受到「讓」的光環、「讓」是何等的美好！

前頭說過幸福是用心在感受的，當你能感受到別人給你那麼多愛的時候，會覺得這種感覺很美好，希望自己也能成為這樣的人。我有個來自上海的朋友，每次出現都會做一件教我難忘的事。有一回她一見到我就拿了一隻小小的玻璃金魚，說她有個朋友是陶藝家、玻璃工藝者，那個人送了她好可愛的小金魚，她也一定要送我一隻。於是要我拿出錢包來，她把那隻小小金魚放到我破舊的錢包裏去，對我說：「年年有餘。」其實也許我們根本不在乎小金魚放進去之後，錢包裏的錢究竟是否真能變多還是變少，可是這樣的記憶讓我每次打開錢包看到那條小魚，都忍不住微笑。人世間的一切都是聚散離合、若有似無，一個人能送給對方最珍貴的財富，或許就是在對方想起你時，嘴角浮上的一抹微笑吧。

這個單元我們探討的是「什麼樣的人格特質，能教人心歸往」，我舉了大量的生活事例與人生經驗，是想告訴各位「江海所以能為百谷王者，以其善下之」，我們如何在姿態、在言語上表現得謙下；如何把需要與利益先讓給身邊有緣相逢的人；面對大家可能不太願意做的事，如何能當仁不讓、勇往直前。我想《老子・六十六章》可以教育我們成就這樣的人格特質。乍看之下像是傻子，可是真的實踐之後，會覺得自己變得很富有、很幸福，因為如果人與人之間的情感也是天地間很珍貴的財富的話，你將會感受到自己是多麼地富有。

海的器量，人的體諒

這個單元我們要回到《莊子・德充符》。連續這幾個單元談的內容重點相仿，但我們一下講《老子》、一下講《莊子》，藉此一層一層加深對於《老》《莊》理想人格特質的印象。就像上好的家具要上九道漆，才成就漂亮如鏡的漆的顏色。我曾說過，我不知道誰是蔡璧名，到底是原先那個愛哭、膽小、怕鬼的小孩，還是後來受到很多文化薰陶的那個。如果醉心於這些文化，你就不會不願做任何改變，不會堅持自己遇見經典以前的樣子，你會探尋什麼是真正的自己？自己又可以變成什麼樣？怎樣陶養出自己最滿意、最喜歡、最無憾無悔的模樣。

平者，水停之盛也。其可以為法也，內保之而外不蕩也。德者，成和之脩也。德不形者，物不能離也。（《莊子・德充符》）

這個段落前面解說過，但在這裏我們要聚焦來談「平者，水停之盛」。莊子筆下的孔子回答魯哀公「何謂德不形？」的提問。究竟什麼樣的德性才是莊子認為理想的德性，而這樣的德性又如何能是不顯露於外的呢？

孔子的回答首先提到了「平者，水停之盛」。之前和大家談過什麼情況下我們自覺望見了水平面？第一，有大量的水匯聚；第二是沒有驚滔駭浪。如果拿水來譬喻人的德性，形容一個人的心靈，成語說心平氣和，一個人能做到「心平」，心靈平和，無情緒攪擾，「氣」的狀況才能「和」諧，和諧暢行流動輸布於各經絡、臟腑，氣不逆亂，才不容易生病。如果心動了、亂了，氣也將跟著動亂消散，人於是就生病了。就個人生命而言，體內之氣的和諧與否關係著我們是健康還是生病，因此情緒對個人的影響是很巨大的。我有一個很好的朋友，腎功能不好，在當代醫學的認知裏，腎功能一旦變差是很難逆轉的，但他很喜悅地告訴我：依他原本的狀況，西醫曾預告現下一週至少要洗腎二次甚至更多次了，但由於他時時刻刻注意自己的念頭，努力做到全數正向、都能給予這個世界正能量，便發現腎功能不但不會惡化，甚至有所好轉。各位如果讀過中醫的典籍，聽到這個案例就不會過度驚訝。因為傳統醫學素來認定：心神靜定與否，確實是影響著精、氣、血、肌肉、骨質密度等，非常重要的關鍵所在。所以我們就要問：一個人的心為什麼能像水平面一樣平靜？怎麼樣才能做到情緒平和？

各位千萬不要覺得自己的個性、情緒無法改變，其實這是可以經由努力而大幅改善提升的。如果每個人都只能是天生的樣子，那我們就不必讀東方的哲學經典，學怎麼樣能體道、實踐道了。就是因為人可以改變，日子才能漸入佳境，生命才能更趨美好。

那麼為什麼有的人會為了一點點事情就非常生氣？有的人卻不會？你去觀察身邊的朋友，會發現那些容易原諒別人的人，都是比較大器的。什麼叫大器？用具體的東西來想，容器的尺寸越大容量就越大。那麼怎麼知道心的容量的大小呢？比方說在一個三、四十個人的班級裏，你能欣賞的人有多少？如果只有一個，也就是你自己，那就顯得小器囉！你說：「我還好，我能欣賞五個。」那可能就是大於量米杯的浴缸的容量。你說：「每個人我都欣賞，都能欣賞他們優點。」那你可能就離海洋的器量不遠了！能欣賞多少人和你的器量大小有關。為什麼？能欣賞一個人，其實就是你能設身處地看到那個人的好處。你雖然知道他有缺點，可是同時也能看到他的優點。頂多覺得：「他這麼好，有這個缺點好可惜喔！」而不是因為他有缺點就認為：「這個人好糟喔，簡直一無可取！一無是處！」因為你能體貼、欣賞對方的優點，所以就容易包容他的缺點。人心的容量是無限的，同樣一個人，或許你過去覺得很難原諒，如果你現在不只能原諒，還會想幫助他，那就表示你進步了、器量變大了。當你的器量越大，就越不容易覺得有什麼人是看不順眼、甚至難以忍受的。

讀完這個單元以後，希望各位未來在感受到怦然心動的那一剎那，先去注意兩件事：第一，對方器量大嗎？第二，他的心是容易波動的嗎？注意這兩件事，你大概就可以想像將來兩人一起生活的模樣。脾氣不好的人很可能是個永遠覺得自己對、別人錯的人。這樣的身影在《莊子．人間世》頻繁出現，更是所有暴君的基本特質。所以如果遇見一個吸引你的人，可是他卻永遠不覺得自己哪裏錯，那你就要好好考慮了。你和這樣的人過一輩子會幸福嗎？這是個非常重要的考量點。如果你讀過《莊子》後依然只重視才華、外表、財富等條件，不在乎器量大小、脾氣如何，那麼當有一天你覺得日子不太好過、發現兩人因為價值觀不同而產生許多扞格，甚至覺得自己在感情中承受重大創傷時，要記得那是因為你沒有聽進莊子的叮嚀。

在這個競爭激烈的社會，我覺得「體貼優點」是非常重要的教育，人與人之間將因此能多一點溫柔的對待。我有一位女學生特別細膩體貼，她曾告訴我：「老師，我是個非常膽小的人。」她告訴我她讀國中的時候，同班同學在網站上罵老師罵得很開心，老師後來知道了便在課堂上哭得非常傷心。她雖然完全沒有議論、謾罵老師，可是身在其中，眼見耳聞而默不作聲，感覺自己仍舊參與、見證了這件事情，她因此決定往後餘生對任何人講話都要特別留意。於是不管我在人間世遇到什麼樣的人，誇張的、難處理的，每當我訝異地問起她的意見，她總說「這沒什麼」。有一天我告訴她說：「我收到一個助理學生的信，她說有時候會想殺了我、想在食物裏下毒，我需要疏遠她嗎？需要害怕嗎？可以因為她的誠實而開除她嗎？」她想了一下，對我說：「我覺得不必。因為我讀過一本小說，它說外星人如果要攻打地球，只要讓地球人所有想過的念頭都成真，地球就毀滅了，再沒有人了。」這麼說來，每個人生命中恐怕難免都會遇到討厭你，甚至想要殺了你的人。我聽了她的話以後忽然覺得：「的確好像不必過度驚嚇。甚至只是反映這個人曾經大量接觸相關題材的電影。」我認識莊子之後，遇見曾經覺得意外的事，會較不覺得意外；曾經覺得不正常的人事物，會覺得：這也不算太不正常，這也是自然的一部分。而我認識這位特別細膩體貼的女學生之後，每件事便更容易覺得：好像也不必太在意！我覺得她真是個細膩體貼又大器的女孩，在她的世界裏真沒有什麼需要太過驚訝或覺得不正常的。

一個人的心究竟要有多大器，才能包容天下各形各色、千千萬萬、完全不同的人？如果你能體諒別人和你的不一樣，明白這些人從小和你誕生在不同的地方，吃不同的東西、住不同的房子、在不同的城市裏長大，受不同的教養，身處不同的歷史文化背景、不同的風土民情，世界上有那麼多千差萬別的國家、千差萬別的家庭，你又怎麼能要求每個人都和自己一樣呢？能體諒這一點，你就能包容各種與你不同的人。就好比同住在這塊土地上的人們，有著不同的信仰、不同的政治立場，有的吃葷、有的吃素，有的重視環保、有的重視經濟發展，倘若你能設身處地地包容，你的心就不容易隨著立場與你不同的言行而波動。

其實大器和沒有負面情緒並不是兩回事，而是同一心靈境界、不同面向的表述。因為能包容，覺得正常、覺得理所當然，就不會有負面情緒。這樣的心靈「其可以為法也」，就像平靜的水面能成為測量的基準和法度，這種沒有負面情緒的、平靜的、安定的心靈也值得我們效法。

即便現在是價值多元的時代，應該也無人反對「人人都想要健康」這件事。如果知道吃什麼會早死，我們都不想吃；如果做什麼運動會對身體有害，我們也不想從事。那心靈呢？西方很多以Emotion為名、研究情緒的書告訴讀者：所有情緒都是正常的，都應該發洩出來。可是如果閱讀東方養生書籍，絕對不會認為過度的情緒波動是好事。而是把心如「水停之盛」當作心靈的典範，不要有過度的情緒擾動、沒有負面情緒的心靈是比較理想的。但這不表示我們要壓抑情緒，而是透過價值觀的改變，比方去樹立一個比追求愛情或功名利祿更加重要的生命目標，去追求更大的心量，更健康、大器的心神靈魂。一旦樹立了這樣的目標，當負面情緒一產生，你就能馬上遏止，因為你認定那是不好的自殘行為。透過換位思考，所謂的「得其環中」、「照之於天」（《莊子．齊物論》），設身處地去轉念，來讓自己沒有負面情緒。你會發現自己心中原本覺得討厭、憤恨難平的負面情緒，變成同情、可憐，甚至變成一種類似慈悲的情緒。很多人說「因為愛，所以恨」，我覺得後續應該追加一句：「因為更愛，所以慈悲」。因為太愛對方，你就都能包容了。

我父母親在臺大念藥學系的時候，做過一個小白鼠實驗：不斷地把水打進實驗盒裏，讓小白鼠自覺快淹死了。雖然盒子底下有個洞，水其實會緩緩流出去，小白鼠並不是真的面臨生命危機，可是每一分秒都維持在「我快淹死了！我快淹死了！」的緊張狀態，四十五分鐘之後，所有的小白鼠都緊張到罹患胃潰瘍。由此可見，情緒一定會在身體上留下印記。我得癌症時看過一條資料，人生氣時細胞液會減少，細胞液不足整個人身體狀況就不對，那就是負面情緒對身體的影響。可是這個時代怎麼會流傳著「情緒都是正常的、甚至是好的」這樣的價值觀呢？難道有一天我們也會認定：「這世界上沒有叫做『病』的東西，發燒、得癌症都好。」那才怪呢！

日本漢學家湯淺泰雄說：「西洋的近代醫學，是以大多數人的正常（normal）狀態，亦即以不特定多數的案例為基準來進行思考的」，[13]西方認為正常的標準是人類的平均值。可是東方修鍊認為的正常，「是以『積累了長期的訓練，而獲得高於普通人的能力者』為基準來進行思考的」，[14]訓練的目標是邁向極少數達到最高心身能力知識分子的境界。因此中國傳統經典告訴我們，理想的心靈就像平靜的水面，是測量的基準，所以我們會不斷自問：「動心了嗎？」「氣亂了嗎？」「被激怒了嗎？」「被影響了嗎？」這些問題都是在向內觀照自己的心是不是還維持在水平面的狀態。能一直維持在平靜無波的心靈才是值得我們效法的。因為不僅能讓我們遠離病痛，也能讓我們的精、氣、神都更充沛。因此，就算你在世界上遇到了讓你怦然心動、讓你深愛的一個人，也不要忘了「寵辱若驚」（《老子・十三章》）。一旦心動了，就要問問自己：「你還心平氣和嗎？」「你的氣也跟著亂了嗎？」「你因為這世界上出現了一個你很愛的人，而情緒波動得很厲害嗎？」「你和他之間發生一點小問題，你就會遷怒於別人嗎？」當生命處在和原來狀況不一樣的時候，我們要不斷地去考察、照看自己的心，是不是因此就失去了原有的平和靜定？

13 譯自（日）湯浅泰雄，《気・修行・身体》（東京：平河出版社，一九八六），頁九四、九五。
14 同前註。

心是會傷、會亂、會壞的，所以使用自己的心時，要像端著稀世珍寶一樣端著自己的心，格外小心謹慎，照看它永遠不要被打破，甚至永遠不要亂、不要受傷。如果你對自己的心有這樣的重視，「內保之而外不蕩也」，當你內在的心靈能保持清明，這時候外來的干擾就沒有辦法讓你的心動盪，因為你每一秒鐘都在注意「我的心不要受擾動」。活在天地間，只要你還很容易被外在世界影響心情，你就還沒達到這樣的境界。這也是為什麼《莊子》講「攖而後寧」（〈大宗師〉），當「外蕩」，外來的干擾動盪了你的心，讓你覺得不舒服，你就會了解心靈修養的重要，再遇到什麼事，就會很注意自己的心。然後可以慢慢走向「水停之盛」，變成一個大器的人。

我的廚房有六個爐口，可以同時做很多道菜，偶爾鍋鏟沒有拿好，不小心便掉到地上。我忘了從哪天開始，鍋鏟掉的那一剎那，我會本能反應地注意自己的心動了沒有，那日起鍋鏟掉那一刻我再沒有絲毫懊惱、煩躁。當你時時注意、勤於練習，就能夠越來越不輕易動心。對人也是一樣，慢慢地我也會思考，遇到誰我會很開心，遇到誰一定要特別注意。練習去包容，去欣賞對方的優點，就能漸漸養成「水停之盛」的心靈器量，這是一個可以不斷努力的進程。

「德不形者」，這樣的德性是不外露的。並非歸屬於所謂的言語、文學、政治，也沒有特別透過「禮、樂、射、御、書、數」、「揖讓而升，下而飲，其爭也君子」（《論語・八佾》），沒有透過這些外在的評量標準來展示你的德性。維持內心的平和，當然不是彰顯於外的。你有沒有「神凝」、「一志」有沒有「坐忘」、「心齋」，別人怎麼知道呢？可是真的做到器量寬宏、心神平和，這樣的人「物不能離也」，大家都想要親近、難以離開。

各位一定遇到過一種人：不管你今天心情如何，遇到這個人就覺得很開心，就忍不住笑了，他未必能幫你把任何事搞定，卻能讓你很放鬆。還有一種人，他雖然能力很強、知識淵博，可是容易讓你的心失去平和、跟著緊張起來。各位覺得長久下來，會想要常常接觸的是讓你放鬆的人，還是讓你神經緊繃的人？

在莊子眼中，人世間的職業沒有光榮顯耀或卑下屈辱的分別，不管從事哪一行都屬自然，「為是不用而寓諸庸」（〈齊物論〉），每個人都可以寄託在三百六十行的很平常的一行中，磨鍊長養一己心身。有了《莊子》文本這樣的閱讀經驗，我們將能更公平地對待每一種行業，只去重視一個人的心靈是不是大器、平和，是不是有很多的愛能給別人。有一天你會明白身邊的那個人是這樣與否，對你未來幸福的影響著實巨大。

這一段的最後說「物不能離也」，萬物都想要親近、難以離開擁有「水停之盛」心靈的人。《莊子》說出了每一個人內心的渴望。我們都很希望成為家人、朋友、情人都喜歡親近、相聚的人。特別是當你愛上一個人，就希望對方也是這麼地愛著你，永遠不離開。〈德充符〉的篇名告訴我們，德性充實於內，就會有感應符應於外，當一個人德性充足，就會像哀駘它一樣，成為一個男人喜歡同他做朋友、不斷有女人想嫁給他、君王想讓他當宰相，最後連國家都想給他的人，所謂的「物不能離也」。大家想像一下，如果你和這樣的人一起生活，所有你不喜歡做的事他都樂於做，而且這個人又很大器、心情非常地穩定，又非常地愛你，這是不是一個完美情人呢？之前和各位提過，偶像劇中所有的男一、女一，如果不是儒家筆下的聖人，就是老莊筆下的神人、至人、真人，這話絕對是禁得起考驗的。

在第三講柔情似「水」這個主題，我們透過每一個單元讓各位知道：《老子》的觀點、《莊子》的觀點、《黃帝內經》的觀點。就是要讓各位意識到《老》《莊》《黃帝內經》的理想和價值觀是共通且契近的。而《老》《莊》定義下的「德」是什麼？「德者，成和之脩也」，所謂的「德」就是讓心靈能維持平靜安和的一種修養。要是各位與我一樣看過印度片《三個傻瓜》，男主角藍丘常常會摸著自己的胸膛，告訴自己的心「沒事」。人人都想維持好心情，心情好的話，每天都是開心的一天。所以我們祝福別人「生日快樂！」顯然「快樂」是正面的價值。可是明明知道心情安和比較好，為什麼沒辦法安和？那是因為你還沒學會這個方法，而這個方法其實人人都學得會，很簡單的！

說到這裏，到底什麼樣的人是《老子》、《莊子》、《黃帝內經》理想的情人？什麼是天地間最重要的才華？真的不是幫我們搞定一切、也不是拉非常好聽的小提琴給我們聽、也不是為我們煮出一桌滿漢全席，而是一個讓你心情很放鬆的人，這真的是很重要的能力。這樣的人沒有人離得開他，這是身為人最重要的德性。

各位，我們在這世界上會認識很多人。年紀越小的時候，還沒有什麼非要不可的欲望的時候，還不覺得同學是未來的競爭對象的時候，總覺得天底下好朋友還挺多的。可是我們慢慢會知道，人是有脾氣、有私心的，如果你具備一些可以幫助別人的能力，別人願意與你為友不見得是喜歡你這個人，也可能只是需要你的幫助。如果有一天他覺得可以沒有你了，或是他需要的所有幫助都已經得手了，他就不需要你這個朋友了。那時候你可能會覺得：原來友情不過是這樣。可是反過來說，如果你遇到一個人，他對你自始至終都是一樣良善的態度，你知道當你有負面情緒，只要遇到這個人和他聊一聊，你就可以放下人世間的一切煩擾。如果是這樣，你一定會很喜歡和那個人說話，甚至捨不得離開他。來到某個年齡，我真的覺得要成就這樣的人格並不容易，可能因為我們在受教育的過程不是很重視這件事，可是我認為這樣的教育才是能更深刻地內化到我們生命中的。我相信推廣老莊的心靈教育，對於每個地方、各式各樣的人應該都是有幫助的。

「海的器量，人的體諒」這個單元告訴我們，什麼是我們可以達到的目標，達到這樣的目標有什麼樣的功效。別忘了，朝這個方向努力的你並不孤單，你不需要刻意去討好別人，為別人做些什麼，你只是在與人互動時保持謙卑的語言與態度，有什麼好的東西不要只想到自己，多想想別人；有什麼你覺得有意義但懶得做的事情，就勤奮地多做一點。最終自然而然很多人都會因此無法離開你，你會成為大家的好朋友、大家都喜歡的人。

我覺得樹立這樣一種在世俗價值量尺之外的人生目標，是件很有趣的事，你慢慢會品出它的滋味來，會讓你在這混亂的世局中因為這樣的修鍊而不覺得徬徨。你知道有一個目標讓你一直在往前走，我覺得是蠻美好的經驗。

平靜的水，才能照見

什麼樣的人讓我們總是樂意與之相處、不想離開？絕對不會是挑剔的、小器的、不包容的、負面情緒很多的人吧？如果有個人能讓生活變得很美好，不管什麼場合，只要有他在，工作成果、吃飯氣氛、一切都很美好，我們肯定想常常和他相處、不會想離開他。所以其實每個人都懂《莊子》，只是自己沒有意識到而已。也許今天的你我還不是這樣的人，但我們可以用一輩子的時間走向這個目標，去成為一個有大海般器量、能體諒更多人的人。如果有一天你遇到一個對象，他也希望自己能具備這樣的特質，也正朝著這個方向努力，那麼你們肯定會過得很幸福。

我們來到第三講最後一個小單元：「平靜的水，才能照見」，從這個標題就可以看出，它和前一個單元「海的器量，人的體諒」有類似的內涵，這段文本同樣出自《莊子・德充符》。

人莫鑑於流水，而鑑於止水，唯止能止眾止。受命於地，唯松柏獨也，在冬夏青青；受命於天，唯舜獨也正。幸能正生，以正眾生。

這段故事是魯國賢人常季詢問莊子筆下的孔子：王駘先生是個怎麼樣的人呢？為什麼追隨他的弟子竟然與孔子門下弟子的人數差不多？常季說：「王駘先生致力於『為己』」，什麼叫「為己」？「古之學者為己，今之學者為人」（《論語・憲問》），「為己」不是自私的意思，是這個人求學的目的就是不斷提升自己的心身。這和提升自己的學歷、提升自己在別人眼中的形象不一樣，是提升自己的生命實相。

王駘怎麼提升自己呢？「以其知得其心」，這個「知」是感知，人能感知到事物，有分辨事物的能力，再用這個能感知、判別事物的心智，去感知自己有得失分別的內心變化。這段不太容易懂，你要在明白「負面情緒是不好的」前提下，去觀察自己的心。所謂負面情緒不只是別人看得出來的生氣、憤怒而已，還包括你心裏沒有表現出來的不滿、糾結、嫉妒、抑鬱，那都算。當你有觀察自己的習慣，這些狀況出現的時候，你就會感覺到所謂有得失分別的內心變化，像是別人問你問題，你為什麼不直接回答？因為你開始想：「我照實答他會不會討厭我，為了不要被討厭，扯個小謊可以吧？」你感覺到內心在糾結。或是當你知道這件事成功了，會得到讚美，失敗了，就失去別人對你的認同，於是你發現自己的內心會因為成敗得失而有明顯變化。這就是用自己感知、判別事物的心智去感知有著得失分別的內心變化。感覺到之後呢？

「以其心得其常心」，當你意識到自己這種患得患失、害怕得失變化而有哀樂憂患的內心以後，你為了想解消這樣的痛苦，就會去洞察：其實你可以不要這樣，其實可以做出不同的選擇。就像《莊子》講的「咸其自取」（〈齊物論〉），你可以選擇去修養、以達到那個恆常凝定的心靈境界。換句話說，當你意識到自己習慣在別人的眼光裏過活；期待著別人的讚美、仰仗著別人的口水來評價自己；或者時常猜想著別人聽了會有什麼想法……，一個人存活於天地之間，如果要在乎這麼多操之於外的事物，當然會患得患失、當然容易糾結。於是你想要學習把注意力放在能操之在己的事物上，讓自己的心能夠因此恆常凝定。

我非常尊敬的、對我影響非常深遠的張亨老師，曾經在課堂上提到：「『以其知得其心，以其心得其常心』這個說法的困難處在於，我們要怎麼用這個起分別作用的心，得到那個沒有分別作用的心？」我覺得老師留下的問題是珍貴的，萌發我去尋找答案的強烈動機。後來我從《莊子》文本提到的「攖而後寧」（〈大宗師〉）得到解答。「攖」是攪擾，「攖而後寧」的意思是：因為攪擾方得安寧，換句話說，生命中的紛亂反而成為我們致力於獲得安寧的契機。我回顧自己年過半百的人生，有兩次最大的災難，一次是身體上的陰陽之患；一次是人事上的人道之患。當這兩場災難降臨的當下，我都是很痛苦的，都是心不平、氣不和的。可是最後，這兩場災難都幫助我提升到一個比之前更強大的心身境界，因為只有這樣，我才能超越病苦而活下來、才能淡然於這場人事災難，活出一個不受外界干擾、能繼續前進的自己。所以我知道莊子為何說「攖而後寧」。在我教《莊子》

課、寫《莊子》書，或者出版《穴道導引》書的過程，真的遇到眾多讀者在生活中非常需要一套強化心身的技術，而我也發現當真正有需要的人開始實踐，效果往往非常顯著。「攖而後寧」，因為非常需要，所以殷勤實踐，只有真的非常痛苦、攪擾過的人，才會如此渴望安寧。這就是在一個會起分別作用的心上，體會到痛苦，所以才會想把給自己帶來無窮痛苦的分別心拿掉。

我以前告訴學生：「如果你年紀輕輕，十幾、二十歲，你最愛的那個人就跟你提出分手，那我要恭喜你。因為你還這麼地年輕，有很多機會可以認識更好的人。如果是在已經快結婚，帖子都發了，那個人才忽然甩了你，那我也要恭喜你。因為婚禮還沒有舉行，或許還沒有送入洞房，還是一個非常好的時機。如果已經結婚了，那個人忽然和你告別，那也值得恭喜。因為你們還沒有孩子，影響不會擴及第三個無辜的生命。如果已經有了孩子呢？那更該恭喜。因為那個拋棄你的人已經走了，有他一切的可愛與優點，卻沒有他的缺點的人留在你身邊陪伴你。」「那如果到了五、六十歲，他才外遇呢？」我大學的時候有一位同學，她父親一輩子循規蹈矩、專心善待她母親。但是在她父親六十歲的時候，去調停朋友老婆外遇的感情糾紛，沒想到調停到最後，朋友老婆的外遇對象居然換成了她的父親。那時候同學的母親氣壞了，我就對她說：「妳要安慰妳母親。妳爸爸已經有點年紀了，我想他這輩子最帥、最美好、精力最旺盛的時候已經陪你們一家人度過了，現在有人要回收，就給她吧！」我同學說：「蔡璧名，妳的說法非常可怕！可是這說法卻讓我心裏舒坦許多。」那假使你說：「如果七、八十了，真的很需要個老伴兒，那時候他卻離開怎麼辦？」那我就告訴你：「人都七、八十了，像南宋詞人蔣捷〈虞美人〉說的：『而今聽雨僧廬下，鬢已星星也』，不妨就老僧入定了，也該可以體會什麼是『悲歡離合總無情，一任階前點滴到天明』，階前那些走遠的就讓他去吧，圖個清靜，也好在哲學思想、人文領域好好追求心靈的成長。」你說：「照老師這麼說，好像隨時分手都值得恭喜。」是啊！際遇變化都有它值得感激的一面，取決於你如何看待它。同樣的，天下大亂有什麼不好？天下不大亂，人們怎麼知道太平的可貴呢？你慢慢會在所有身體或人事的創痛中發現：只要能超越，這件壞事就會變成一件「超級好事」。

所以我們從人生的實踐會發現，就是因為感受到痛苦，才會想要放下這樣的紛擾、執著，「以其知得其心」；然後藉這顆因為得失變化而有哀樂憂患的內心，去洞察如何把動盪攪擾的內心修鍊、陶養成恆常寧定的心靈境界。就是因為傷心過、悲痛過，反而會想要把心靈安定下來，「以其心得其常心」。我曾經遇到一個女學生，她覺得自己常常會很緊張、很容易受傷，所以在她遇見《莊子》之前，就一直閱讀很多心理學的書籍，並且以成為一位優秀的心理諮商師或者精神科醫師為人生職志。我出書之後，她聽到我在廣播節目受訪，就閱讀《正是時候讀莊子》和《莊子，從心開始》書系。接著又考上臺大，修習我的課。她說，就是因為知道自己很容易緊張，不想要這樣的自己，希望自己能更清明、淡定、從容，所以很認真地在日常生活中實踐這些道理。「以其心得其常心」，就是因為曾經很脆弱或容易受傷，甚或需要求助於心理諮商師，以及心身科醫師，你反而會比別人有更強大的動力，想要找回一顆恆常寧定的心。抑或一個人失眠，失眠到真的覺得身體很不舒服，就會想要回復嬰兒時期那躺下去就能酣然入睡的狀態。這麼想來，便覺遭逢心身的災難也是幸福的，因為可以及早走上愛養心身之路，開啟此生愛養心身的課程。而且一旦真的這麼去做就會發現：它不只平靜了你的心靈，還讓你生命中想要從事的一切，都變得更順遂。

我剛開始寫書時，會找一間理想的茶館坐上大半天，強迫自己每週固定要寫出多少。後來忙了，沒時間坐茶館了，就去校園打拳。打拳之初根本沒想要寫作，可當我進入「神凝」的心靈狀態，發現靈感就會源源不絕地湧現。而且在這種情況下寫出來的東西，我的第一讀者試讀後，反應通常都挺好。所以如果讓自己常保這樣的心的狀態，你不只沒有煩惱、沒有攪擾，還可以讓你原本想做好的事因此做得更好。

當你觀照自己的心，同時觀照你感興趣的範疇、你的專業、情感、家人，就都能感受到這樣的好處。除此之外，別人眼中的你呢？下面這段譬喻寫得很好，「仲尼曰：人莫鑑於流水，而鑑於止水」，沒有人會用波動的流水當鏡子，肯定得找一片平靜無波的水，才能把自己看清。

各位，我們人生多多少少有心情不太好的時候，你會覺得需要一位非常冷靜的人，可以淡定地為你分析一切，讓你感到：「只要同他說說話，一切就會安定下來。」或者，當你聽到一些話覺得這個世界真可怕，那時候也挺需要有一個人，和他聊聊便足以讓你知道：「這世界還是美好的。」我想每個人的生命中都有這樣的朋友。我以前工夫還不到家的時候，每次遇到教心有點不平靜的事，就會打電話給一位學長。有次我看到一則新聞，覺得傷感，便打電話問他：「怎麼會這樣呢？那個人以前在學校任職的時候人非常好，學問也好，怎麼會當了官就都不一樣了呢？怎麼會別人說話他都再也聽不進呢？」學長對我說：「這種轉變也很正常，人就是這樣的不是嗎？換了位置，換了腦子。璧名，妳不要那麼激動，妳不可以因為聽到這樣的事情就讓情緒有這樣的波動。」我掛下電話深感慚愧，怎麼一個教《莊子》的老師會讓另一個人對妳說：「妳不可以讓情緒有這樣的波動。」所以一方面很高興自己有一位心地常保平靜的朋友，一方面面對他，知道自己需要致力提升的空間還很大。這位學長，可能就是我遇到任何困難都可以攬鏡自照的對象。「人莫鑑於流水」我們都想和這樣一個安安靜靜，可以為你解析事理的人交談，我們都想對著靜止無波的水面照鏡子。也或許這個人並不懂得什麼大道理，但是當他對你說：「不要那麼在意嘛，不要往心裏去，心情好就好了。」你好像就得到一種「我也可以」的激勵。

「唯止能止眾止」，只有當自己的心先靜下來，沒有擾動的時候，才能夠如實照見這個世界的真實樣貌。而當旁人發現原來你是這麼平靜、遼闊的水面，也才可能隨著你靜下來，也覺得靜下來真好，而不再攪擾內心。我自己常有這種感觸，因為我還不是個很莊子的人，而是一個喜好學習莊子、十分需要莊子的人。在事情發生的當下，有時我會不高興地想：「這個人怎麼那麼糟糕！請他做東，他偏偏做西。」可隨即我便知道不能這樣，馬上讓自己恢復平靜，平靜了便能體諒，會想：「我的表述可能不夠清楚，所以他才沒聽明白。」一旦意識到自己的情緒是沒有道理的，幾秒鐘之間心情就可以馬上轉變。

我發現自己果真是在心靈靜止、沒有擾動之後，才能如實照見事情的真相。也發現當我生氣地和別人講什麼道理，對方是很難受用的；但是同樣的內容，當我心平氣和地說，對方明顯地比較能接受。我有很多這類和學生或助理互動的經驗。當你講他的時候如果有一點負面情緒，不管講得多義正詞嚴，他都聽不進去；可是當你內心非常地平靜，只是很關心、很愛這個孩子，希望他在這一席話之後能過得舒坦些、好些，通常對方是比較容易因此安靜下來的。我後來覺得身為一個教《老》《莊》的老師，需要的不是什麼了不起的概念或知識，而是要先讓自己的心能做到這樣的狀態，這時候你也才能讓對方靜止下來。「唯止能止眾止」，如果連自己都不安定，怎麼叫別人安定呢？就像看到一個人在水裏就快淹死了，你總不能在自己還不會游泳，或者還游得很不好的情況下，就奮不顧身地跳下去救人吧？假使你每天都能往更加穩定、更加強大的方向走，才能具備讓自己也讓身旁的擾動越來越平靜的能力。

「唯止能止眾止」這句話，在成玄英疏中非常仔細地做出了層次的分別，「唯止是水本凝湛」就是當你的心能不動的時候；「能止是留停鑑人」，因為你的心安定了，別人發現你的心好平定，就會想要待在你身邊映照自己，來問問你，自己是怎麼回事？「眾止是物來臨照」，然後就會有更多的人來，想要投照這面鏡子。而王叔岷老師的《莊子校詮》講得簡單一些：「此謂惟靜止乃能停留一切歸止者也。」只有靜止，才能讓所有想要安定下來的人聚在你身邊。

「受命於地，唯松柏獨也，在冬夏青青」，「松柏」的「柏」，臺灣念「ㄅㄛˊ」，大陸念「ㄅㄞˇ」。大自然中這麼多的草木，可是唯獨松樹、柏樹是如此的不凡，無論在寒冷的冬天或者炎熱的夏天，都一樣青翠茂綠。閱讀莊子對松柏的描述，馬上讓我們聯想到人。人都會遇到順境、逆境，可究竟是甚麼樣的人不論置身順逆，都能淡然處之、從容面對呢？果然接下來莊子就說：「受命於天，唯舜獨也正」，植物能這樣，人也能這樣。每個人都一樣受上天的賜與而成為一個人，可卻只有舜的心靈言行如此端正。同樣學習一門學問，具備「聖人之才」的人就是特別有慧根、學起來特別快，雖然有聖人之才與體現「聖人之道」，是兩回事。但這裏要講的是：舜，就是這種天生心靈言行特別端正、具備聖人之才的人。「幸能正身，以正眾生」，很幸運地，舜能夠端正自己的心身，才有辦法教化、端正芸芸眾生的心身。從儒學的角度立論，因為這個人對父母能孝、對兄弟能悌，所以他就能帶領眾生也做到孝和悌。

至於為什麼萬物會匯聚到這樣的人身邊？正因為他不是流水，而是止水，「唯止能止眾止」。各位會發現《莊子》《老子》不同的篇章，不斷地把重點輻輳到「平靜的水」，也就是一顆至為平靜的心靈。

我們一起從經驗現象來回顧一下，什麼是水？水沒有自己的形狀，就這樣依傍著山，環繞而走，迂曲而行。而水所處的位置，正是大家通常最不喜歡的卑下的位置。而且，水永遠覺得自己是匱乏的、不足的，不是完善的、盈滿的，因此小溪會匯聚到大河，大河會奔流到大海。小溪位置雖然高，但不足傲，因為河的水勢比它強得多；河再怎麼浩浩湯湯，也不足誇，因為海洋比它要遼闊得多；可是海洋再遼闊也不會驕傲自大，因為它的位置是最卑下的，是大家都不甘願待的位置。水的個性不硬，不像山就站在那兒「一夫當關，萬夫莫開」；水甚至是很沒脾氣的，有東西擋著就繞路，所以「曲則全」，它不善於爭。可你說它什麼都沒有嗎？它有它的才和德，它的才德就是像海洋這般遼闊的心地，很大器、能包容，而且有著水平面的平靜，一個人一旦有這樣的德行，萬物就不捨離開。各位是否想過，如果你是一條魚，你想住在一個小量米杯裏，還是想在遼闊的海洋裏度過一生呢？「物不能離」，因為水面是這麼平靜，大家才想靠近去照，因為能照清楚自己，你才能跟著安定下來。萬千生物，海洋都能包容，不管這生物長得什麼模樣，美或不美，是什麼種類，它都接納。

偶爾我學生說：「老師，你膽子怎麼這麼大？這麼晚還敢在臺大打拳。」夜裏有時我遠遠聽到有人在打籃球的聲音就覺得：「還好啊，不晚。打籃球的還沒停，打太極拳的怎麼能停呢？」像我小時候那麼瘦弱膽小，愛哭又怕黑，一顆這麼脆弱的心靈，都可以變成現在這樣，心的轉變同身體的鍛鍊一樣，真的都是可能的。當然，我們的世界總是有些風雨、有些不平，你會希望至少自己能平靜下來。也許哪天有個人覺得你比他平靜一點，跟你聊聊、傾吐他的心事，你也能成一方鏡子為對方照見。倘能遇見一個我們稱之為「海洋情人」的愛情對象，你可以不用擔心、害怕對他講任何話，就像林徽音對梁思成說：「思成怎麼辦？我好像同時愛著兩個男人。」梁思成居然不怪她，只是失眠一晚，去設想徽音和誰在一起會比較幸福？而當林徽音跑去和金岳霖說：「思成願意成全我們。」金岳霖也是個大器的人，聽了以後對林徽音說：「看來思成是真愛你！我不能奪人所愛。」那樣的時代、那樣的知識分子的胸襟情懷，真的讓人大開眼界。也許經典的傳播與閱讀，就是有一天當外人望見華人世界時，不禁會讚嘆：「在這般肥沃的文化土壤中繁衍的生命，就是不一樣！」而不是質疑：「怎麼有這樣悠久豐饒的文化，還會有心靈這般貧瘠澆薄的社會呢？」這也是身為從事學術研究與教育工作者，還需要更加努力的。祝福各位能成為心胸寬大如海洋的人，也祝願你能遇見一起朝這個方向走去的偕行者。

國家圖書館出版品預行編目資料

學會用情：當老莊遇見黃帝內經2 / 蔡璧名著.
-- 初版. -- 臺北市：平安文化, 2019.11 面; 公
分. --(平安叢書；第 643 種)(致知；3)
ISBN 978-957-9314-40-4 (平裝)

1.內經 2.中醫典籍 3.老莊哲學

413.11 108016869

平安叢書第 0643 種
致知 03

學會用情

當老莊遇見黃帝內經2

作　　者—蔡璧名
發 行 人—平　雲
出版發行—平安文化有限公司
台北市敦化北路120巷50號
電話◎02-27168888
郵撥帳號◎18420815號
皇冠出版社(香港)有限公司
香港銅鑼灣道180號百樂商業中心
19樓1903室
電話◎2529-1778　傳真◎2527-0904
總 編 輯—許婷婷
責任編輯—蔡維鋼
美術設計—楊啟巽工作室
著作完成日期—2019年7月
初版一刷日期—2019年11月
初版四刷日期—2024年3月
法律顧問—王惠光律師

讀者服務傳真專線◎02-27150507
電腦編號◎570003
ISBN◎978-957-9314-40-4
Printed in Taiwan
本書特價◎新台幣499元/港幣167元

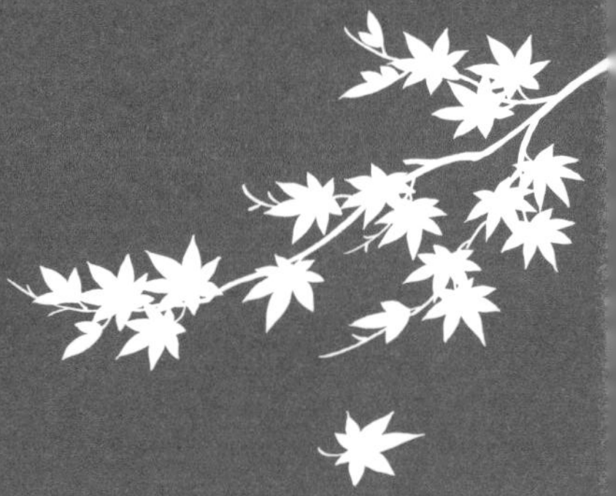

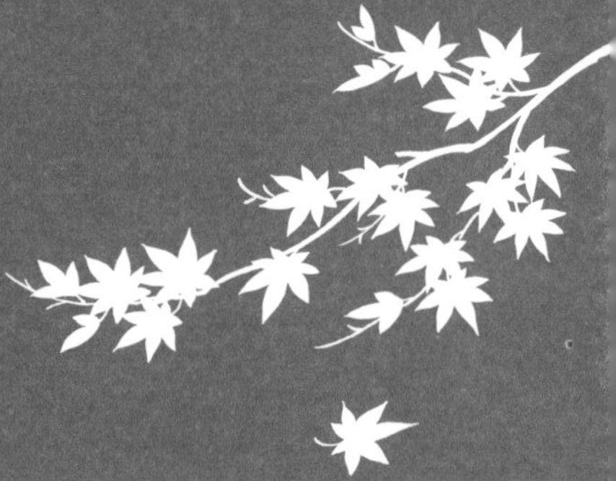